FUTURE

FUTURE

FUTURE

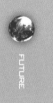

FUTURE

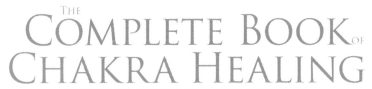

THE
COMPLETE BOOK OF
CHAKRA HEALING

ACTIVATE THE TRANSFORMATIVE POWER OF YOUR ENERGY CENTERS

脈輪療癒全書

啟動人體能量中心，轉化身心疾病之源

精微能量解剖權威 辛蒂·戴爾 CYNDI DALE —— 著

韓沁林——譯　羅美華——審訂

········ 目錄 ········

前言　　能量提升：人類的新夢想　　　　　　　　　　　　009

第 *1* 章　旋轉門：人類能量系統　　　　　　　　　　　　015
創造的過程 028　量子的世界：關於療癒的解釋 037
練習：穿越自我的大門 052　練習：對你的能量系統冥想 053

第 *2* 章　你是無限的：你的十二個脈輪　　　　　　　　　055
脈輪的結構 65　七個獨特的體內脈輪 70
五個體外的脈輪 94　其他能量體 115

第 *3* 章　你的二十個靈性能量中心　　　　　　　　　　　119
各靈點介紹 122　練習：遇見你的靈性能量中心 143
練習：其他的練習 144

第 *4* 章　發展中的自我　　　　　　　　　　　　　　　　145
解析阻塞 155　心智阻塞創造的六種負面信念 161　靈性阻塞點 167
完整的脈輪發展系統 170　練習：探索你的脈輪發展 191

第 *5* 章　從前至後：運用你的體內能量中心　　　　　　　193
身體後側的能量體 193　練習：運用你的體內脈輪 216

第 *6* 章　你周遭的你：你的能量場　　　　　　　　　　　217
靈光 218　存有的區塊：靈魂的療癒之地 250　整合靈光層 255
其他的靈光層 256　靈光層的魔力：第十一和第十二脈輪 258
練習：解讀靈光 268

第 *7* 章　在你的場內：更多位於你周遭的事物　　　　　　271
自然場 272　人爲的場 274　精微場 276　其他人類的場和體 277

第 *8* 章　進入流動：能量的光束　　　　　　　　　　　　283
主要的六種光束 286　運用光束 288　練習：運用你的光束 293

第 *9* 章　**守護通則** —————————————————————— 297

人體能量運作過程的通則 300　應用通則 303　練習：運用通則 304

第 *10* 章　**靈性的設計** —————————————————————— 307

為何靈性療癒可以造成改變？ 308　勞動、魔法和奇蹟 313
一天三個奇蹟 319　練習：寫奇蹟日記 336

第 *11* 章　**靈魂與療癒上的能量索和其他能量束縛** ————— 337

關於源頭 338　能量束縛 341
練習：尋找並判斷守護靈或其他精神性源頭是否合格 345

第 *12* 章　**運用身體：關鍵點** ————————————————— 347

脊椎是關鍵點的基礎 347　運用關鍵點系統 367

第 *13* 章　**能量通道** —————————————————————— 373

脈與脈管：眾神的通道 373　經絡：亞洲文化的「氣」之通道 374

第 *14* 章　**認識情緒** —————————————————————— 376

情緒的剖析 376　感覺的剖析 378　五類感覺 382
感情用事和情緒敏感 386　練習：描繪你的過去 404

第 *15* 章　**釋放你的情緒** ———————————————————— 407

療癒的三個內在條件 410　釋放情緒四步驟 411
練習：寫下自己的人生故事 425

第 *16* 章　**當你的神性本源自我** ————————————————— 429

拯救世界 429　活得像個能療癒世界的薩滿 438

第 *17* 章　**全脈輪療癒者對於疾病模式的觀點** ——————— 441

各種疾病的起源 441

能量提升：人類的新夢想

　　十多年前，《全新脈輪療癒》（*New Chakra Healing*）初版問世。我還記得自己當時有多驕傲。書的封面閃閃發亮，嶄新的每一頁，圖解的部分是如此明亮而色彩豐富。更重要的是，內容或許可以幫助讀者滿足生命最重要的需求——身心健康、圓滿的關係、有意義的工作和靈性的連結。

　　此後，《全新脈輪療癒》被譯成十二種語言，再版十四次。這本書已被視為有關身體脈輪和精微能量體的權威。它開創了全新的局面，整合跨文化的療癒通則、科學分析和能量法則，也幫助了全世界數以千萬計的人實現自己最重要的夢想。

　　我不可能列出我收到的所有評語，也無法表達自己有多麼感激能幫助這些人，讓他們認識物質以外的能量世界，其中蘊藏的力量及美麗。然而，還是有幾則評語令我印象深刻。在愛沙尼亞，一位生活貧困的母親，運用這本書介紹的通則創業，讓五個孩子得以溫飽，接受教育。在俄羅斯，有一位醫生開始應用書中有關能量的知識，親手替病人治療，最後人們大排長龍，等待他提供獨特的療癒。還有一位父親失業四年後，背部終於康復，脊椎恢復正常排列，可以重返職場。還有無數重要的人們，因為這本書而擁有了自我治療的能力。

　　這些人都因本書而受惠。還有些人利用這本書，幫助別人打開自己，

面對自己的內心和眞我。但是這還不夠，因爲這個世界需要的遠多於此。身爲《全新脈輪療癒》的作者，我想要回應這些需求，而這本增修版的《全新脈輪療癒》就是我的回應。

你如果運用過初版的《全新脈輪療癒》，當你翻開這本書時，感覺就像遇到一位熟悉的友人。兩者的差異在於，這本書是要滿足新時代的最高挑戰。

《脈輪療癒全書》就像它的父母《全新脈輪療癒》一樣，依舊爲療癒和顯化指引出一條革命性的道路，繼續介紹走在知識尖端的十二脈輪系統，列出對應的十二個靈光帶，還有二十個靈點，靈點的能量可以幫助我們獲得更高層、更有力量的智慧。

書中也繼續介紹大量跨文化、科學的資訊、智慧和概念，揭露你的能量本質，你就是自己的宇宙，也是充滿智慧、靈性的存有。不過，《脈輪療癒全書》不只是《全新脈輪療癒》的增訂版，主要有四個不同之處：

當你在翻閱本書時，首先會發現，書中針對時下最先進的科學、物理學和研究，提供豐富且嚴謹的參考資訊。十五年前，當我一開始爲《全新脈輪療癒》進行調查研究時，科學證據很少見。當時的先驅者已經開始打破牛頓的概念，這種概念把整個世界鎖在「安全思考」的範圍內，但是對於主流人士而言，啃牛頓的蘋果還是比去摘天上的星星來得自在。然而如今，有越來越多大量的科學資訊認爲，脈輪、氣場和其他的能量組織的存在是千眞萬確的。

其次，你會看到各式各樣的個案故事和範例，這些都是經過精心挑選，與現代人關心的議題有關。隨著世代交替，有些生命課題依舊不變，然而時間的腳步則會繼續前進。自完成《全新脈輪療癒》後，我已經替兩萬多人進行過一對一諮商，在世界各地還有數千人曾參加過我的研討會。我一路走來，觀察到人們關心的議題有什麼變化。就集體層面，我

們提出的問題已與二十年前有所不同，代表這個世界變得更複雜了，我們的「靈性追尋」也是如此。

　　第三，你將會在書中獲得許多新的資訊，從介紹重要的能量體和能量場，到新的療癒技巧。就架構而言，我增添了十二個新的部分、章節和索引，延伸解釋一些概念，像是「拙火」（kundalini），並加入圖解，介紹一些疾病的能量徵兆。我還會介紹現實中各種不同的能量層級，像是威廉·提勒（William Tiller）提出的場域（domain），這指的是我們與其他場域的連結，還有四個區塊，也就是我們在診斷療癒的課題時的部位。這個世界的知識正在迅速擴張，我已經從我全新的療癒工具箱裡面，挑選出最有效的療癒資訊和技巧，在《脈輪療癒全書》這本書裡與你們分享。

　　最後，《脈輪療癒全書》奠基於獨特的哲學觀。最初的《全新脈輪療癒》主要是針對滿足個人的需求，其重點在於你除非能先療癒自己，否則無法付出愛或達成更高的目的。你無法讓自己臣服於自己的目的，除非先有一個可以臣服的自我。

　　相較而言，《脈輪療癒全書》的整體目的是要喚醒更高層的世界秩序。現在應該為全世界的（就算不是全宇宙的）夢想努力，而不只是專注在個人目的上。

　　我們不得不承認，這個世界越來越紛亂，看看那些飢餓的孩童，還有他們絕望的雙眸，多麼令人心碎。再進一步想道心臟病和癌症機率與日俱增，就知道人類是多麼需要幫助。我們如果想要熬過來，或是想要變得更好，還能繼續興旺發展，就必須開始活得像個「人」，必須像是融合的、整體的族群，而不是分裂的、與眾不同的個體。我們在文明上已有各自的發展，現在必須擴展到我們的思考和心，集體跨步向前。現在的我們，必須開始建立並追求人類的新夢想。

　　所有的人、事、物皆是由能量構成。包括脈輪和氣場在內的精微能量結構，是所有物理性實體的基礎，形成了所謂的「現實」結構。《脈輪療癒全書》教導人們這個概念，也賦予個人和集體力量，將能量運用在更高層的目的上。我們何不利用這本書中提到的概念，學會我們追求的最高戒律——「愛鄰如愛己」？我們何不取用脈輪和靈點的能量，在人世間打造更多天堂？我們何不應用精微能量的知識，邀請更多高靈來到這世界？這本書最後還提出獨到的見解，告訴我們如何用和平寧靜的方式來服務這個世界。

　　最初的《全新脈輪療癒》有一些抽象思考，帶領我們邁向新的領域。這是首次有書提到十二個脈輪系統，與西方普遍接受的七個脈輪系統形成對比。

　　「十二脈輪系統」，是把脈輪和靈點與體內的脊椎結合，並引進其他的新概念。這些其實就是許多古老的系統——例如一些印度、瑜伽和原住民的系統，在嚴謹的西方界線之外添加豐富的色彩。

　　全世界各地經過時間演變，已經出現四個脈輪、九個脈輪、十二個脈輪或其他數目的脈輪系統。我們會在第一章裡，繼續討論一些脈輪系統。許多靈性或療癒的方法會強調脊骨或其他重點，以利用體內更高的靈性能量。《脈輪療癒全書》會繼續延伸介紹這些主題，但這不是要公然挑戰最常見的方法，而是因為它們的確有用，可以為療癒和顯化找到幾近奇蹟的潛力。

　　你也會在書中發現許多新資訊，我仔細籌整這些資訊，希望能為療癒者本身和其他人提供嚴謹的見解和資源。過去這幾年，我個人的學習也加速前進。自《全新脈輪療癒》問世後，我接觸了新的薩滿、宗教界和醫學領域的老師們，他們來自俄羅斯、摩洛哥、威爾斯和南美洲國家，豐富了我的知識。我也與歐美一些頂尖人士一起研究。除了在網路上進行

研究調查，也在一些機構裡鑽研知識，像是亞利桑那州塞多納市的「世界研究基金會」（World Research Foundation）。能夠接觸到這些資源，還是要歸功於全球各地掀起精微能量的熱潮，人們的求知慾大增。

因此，我在我的「進階能量療癒」系列中創造了一種突破性的制度，稱爲「四通道療法」。這些書是《脈輪療癒全書》完美的姊妹作，因爲其中介紹可以透過脈輪取得的四種層級的覺知和能量。我除了寫過幾本有關脈輪的實用書籍，包括運用在財經領域，以及如何達成最完美的體態，還完成《精微體：人類能量解剖全書》（2014，心靈工坊）。我因爲寫這些書進入新的思維和知識領域，並盡量將我的發現收錄在《脈輪療癒全書》裡。

在《脈輪療癒全書》裡，你會發現我針對能量體、能量場和療癒技巧，提出一些新的描述，不曾收錄在《全新脈輪療癒》。祕傳派的哲學家在運用「阿卡西紀錄」（Akashic Records），裡面儲存我們說過、做過或思考過的一切，那麼與「阿卡西紀錄」密切相關的「生命之書」（Book of Life）呢？我們研究過氣場的外在範圍，那能量蛋或乙太模板呢？這些其實包含了部分的氣場。這些東西和其他一些精微解剖學都是療癒者的醫藥箱裡的必備工具。

我鼓勵各位讀者，要親身實驗書中的概念，但切記別忘了最重要的核心概念：信念。你要相信自己的認知、能力和智慧。洞察力會幫助你釐清哪些是有用的資訊，哪些又是不相干的內容，特別要好好根據自己的眼光來過濾資訊。

你的辨別力中，包含你最眞實也最偉大的自我。最重要的是，我鼓勵你相信自己在這世上的重要性。你很重要。在你的靈性任務裡面，沒什麼好競爭和比較的。

我們若對自己的任務和自己缺乏信念，就不可能於內、於外創造我

們渴望的世界。就許多方面而言，我把對自己的信念，還有對上帝的信仰放在《全新脈輪療癒》這本書中。當這本書問世時，「正常世界」裡幾乎沒有人知道什麼是脈輪。

　　我的家族迫使我培養出信念。有一次在明尼蘇達州，我參加一場大型家庭聚會，大家聚在我阿姨家的甲板上。我就像其他人一樣，正在開心地享受馬鈴薯沙拉和野餐，此時我堂嫂的年邁父母問我最近做了什麼。我向他們解釋，我剛完成自己的第一本書，他們問我書的主題是什麼。當我回答：「脈輪」時，感覺自己臉都紅了。我解釋：「脈輪是身體的能量中心」。

　　當這對可愛的夫婦提出問題時，我感覺其他所有人都不打算靠過來聽我的答案。其實所有人，大概有二十人，都擠到甲板的另一端，盡可能地遠離，避開我的回答。我甚至可以感受到甲板的樑柱都彎了，我很確定再這樣下去，最後所有人都會掉到湖裡。

　　家人的反應對我來說其實是有幫助的。這迫使我問自己，我真的相信脈輪存在嗎？我是否願意運用這些知識來幫助自己和其他人？我是否真的準備把脈輪的智慧拓展到新的層次？我是否願意拿自己的職業聲譽當賭注，押在某種精微又看不見的東西上，還是我其實根本不願意？當我在回答這些問題時，我發現我的確在對一個新的人生許下承諾，而這個人生一直充滿意義、挑戰和恩典，令人興奮不已。當你探索脈輪這個革命性的世界時，當你探索構成你的人生，以及看似不可見的精微能量時，我希望你會發現跟我一樣的喜悅，那就是為了一個夢想而活的喜悅，而這個夢想是建立一個所有人都被愛、都被珍惜的世界。

第 1 章

旋轉門：人類能量系統

　　我們喜歡想像生活裡「如果」如何，那會變成什麼模樣。如果我們很富有、如果我們很苗條、如果我們更有成就、如果我們開輛更好的車……你是否注意到，當你真的達到其中一個「如果」的目標時，會有什麼感覺？你還是無法真的滿足，對吧？等到一陣雀躍過後，你可能會更加空虛。這是因為真實的快樂並非來自外在的成就或財產。我們最深的渴望是追求意義，這是看不見也碰不著的一種境地。

　　我們都想要感到滿足。我們想要知道自己的人生能夠舉足輕重，知道我們可以為他人的人生帶來不同。我相信這股對於「意義」的渴望，就是二十一世紀最明顯的特徵。我們渴望更多，而且不僅限於物質。我們正跟隨著一種心心相印的靈感，透過彼此連結來喚醒我們的靈性。我們努力追求和平，無論是個人內心的，或是集體的和平。

　　我們必須觀察四周，才能理解為何我們渴望並且需要為和平貢獻一己之力。戰爭粉碎了無數家庭，而每個家庭裡也都在開戰。母親們擔心明天如何餵養孩子，父親們則在納悶是否還有明天。善良的個人和組織擬定和平協議，領袖們和恐怖份子則撕毀協議。這也難怪大部分人只想要當這世上的一道光，而不是黑暗的源頭。很不幸地，全面性的比重失衡和越演越烈的問題，導致我們覺得自己很無能，被徹底擊潰。

我們都想做出改變，但這裡有一個必要的前提，我們要先知道，沒有人的付出足以「拯救世界」、沒有任何人的付出是足夠的。**我們必須把自己的努力放在真正重要的地方，才可能帶來真實的改變和轉化。這些行動必須從我們的內在開始，從內在的場域開始，我們可以在這裡付出看不見的、靈性上和精微的努力。**

我們必須在能量世界裡開始探索真理，而這裡也是最終的解答。因為正是這個肉眼不可見的世界，以及其中的架構，創造並維持著物理性的宇宙。如果你想實現天命，擁抱並活出你具高度創意、令人滿意的爆炸性潛力，就必須了解如何辨識並引導這些在現實底下的系統。

你如果先認清，山只是一堆沙，那麼移動一座山會變得多麼容易？如果你可以先移動一粒沙，然後剩下的山就會自動移動呢？如果真有可能如此，這都是因為能量的本質。這就是所謂「用能量的方式運作」，運用精微和靈性的層次，而不只是專注在現實的物理性或物質層面。

● 肉眼可見的事物，以及底下所潛藏的不可見事物

現實中的一切都是由看似「不真實」的能量組成。但，能量是真實的，只不過我們無法用已知的工具看到、碰到、聽到或衡量它們。這些是精微的能量，是無法衡量、無法被看見的，以不可思議的速度移動著。它們就跟物理的、可見的能量一樣真實，只是我們不習慣去理解它們，大部分的人也不懂得運用它們。

精微能量構成了物理性的現實。當一種疾病或問題變得很明顯時，其實都早已在表面下醞釀了很長一段時間。當一種疾病或課題消失時，這是因為我們已經下了必要的工夫，從內而外地消除它。所有持續的改變，無論好壞，都是由物質世界底下精微層面的移動開始的。

我們如果真的想要幫助這個世界，首先必須盡可能成為最好的自己。我們的身體如果不夠強壯，情感上、心理上和靈性上也不夠強壯，要

如何幫助別人？我們除非有一個自我可以「放棄」，否則我們如何為一個高層的目的「放棄」自己？你如果真的想要達到最健康幸福的狀態，就必須學習認識自我底下的自我，也就是由書中描述的能量結構形成的精微自我。當你認識了內在的自我，就更能優雅、有力地幫助這個世界。接下來，你才可以實現自己的靈性天命。

● 為什麼我們看不到自己的真實模樣

當你照鏡子時，你會看到一個影像。大部分人會認為這個立即呈現的影像就是真實的自我，其實不然。它反映了你的靈魂嗎？還是你的靈性？當我們只看到自己的外在特徵時，甚至連自己當時的真實心情為何都無法確定。那我們又如何能開始辨識神性的自我，找到我們存在的目的？

鏡子本身沒有問題。但是這個影像就像物質世界中的一切，無法顯示底下發生的真實狀況。我們如果真的想要看見真相，就必須使用不同的工具箱。我們需要直覺、內在的覺知和抽象的知識，還有關於精微能量的教育。我們必須練習尋找和引導看不見的能量，這股能量才能創造實質的改變。

為什麼學校沒有教導我們這個看不見的世界呢？為什麼我們這種對科學無法解釋或超自然事物有興趣的人，常會被認為很奇怪呢？為什麼大部分的人都不相信世界的命運，其實取決於如何控制存在於物質世界內部和其底下的力量？

這有許多原因。我們的社會被濫用、低標準和恐懼所荼毒。對於意識形態和制度本身的混亂，以及它們所製造出來的混亂，使我們疑惑迷惘，令我們無從觸及真正該關切的課題。即使是宗教，也常常強調現實的具體面，並且透過教義來說服我們不應該探索表面底下的事物。我們也很恐懼自己的力量，認為展現自己真實、具有魔力的一面，只會引來譏

諷，對我們所愛的人或自己造成危害。這些因素造成我們的內在自我和外在自我之間出現分裂。兩者之間沒有連結，導致我們很無能，無法召喚必要的靈性能量來幫助這個世界。

除此之外，造成內在和外在自我之間的隔閡還有一個主要的原因，也就是我們的家庭模式。根據統計，無論在任何地方，幾乎都有百分之七十至百分之九十九的家庭功能失常。許多人的原生家庭都受到某種形式的虐待影響，而大部分人都曾經直接或間接地受到忽視，或是肉體、性、言語及情感的虐待。

虐待會以許多形式出現，包括酗酒、物質濫用，以及藥物或食物成癮。虐待無處不在，無論是被毆打，甚或被威脅，以及情感和心理的創傷——來自於不斷的批評和輕蔑，或是缺乏接受或支持。只要是對於個人權利、個體性或隱私的漠視，都算是虐待。

任何極端的體系，不管是極度專制或毫無規範，都稱得上是虐待。我們比較少討論靈性的虐待，但是這帶來的傷害性和肉體的虐待一樣嚴重，無論這是源自於強迫否認一種神性和基本的信念系統，或是強迫依循一種武斷又批判的系統。虐待的衡量標準就是，任何讓我們覺得自己是不好的事情都是虐待。我們多少都曾經歷過一些狀況，讓我們覺得自己天生就是個壞胚子、充滿罪惡或缺陷。

大部分人會用標新立異、惡作劇或刻意忽視，去隱藏一個看不見的自我，以應付童年的困境，而這個自我是：

- 敏感的；
- 脆弱的；
- 想要被愛、被滋養的；
- 本能想要去愛別人，想要滋養別人；
- 了解動物、植物和大自然；

- 與神性本源（就如你所了解的，這是最高層的力量或神性）、靈性和宇宙連結；
- 了解大自然及神性本源的內在靈魂，知道它們的語言；
- 直覺的，可以看見圖案、聽見聲音、體悟感受，也能用最深層的真理來理解事情。

無論如何，在這冷酷的景象之下，蘊含了宇宙的真理。我們之中沒有任何人能完全成功隱藏這個看不見的自我。舉例來說，你如果發現自己覺得受傷、開心、被愛、想要被愛，發現自己喜歡獨自在戶外散步，或是對繁星的美麗好奇不已，你就仍然與這個看不見的自我有所連結。有時候，我們想要壓抑這個內在的自我，只為了能保護它、破壞它或隱藏它，但是沒有人能完全做到這一點。

活著就是要把我們明顯可見和不可見的部分連結在一起，讓兩個部分相互支持。我們如果活著，這是因為我們某些明顯可見和不可見的自我層面仍在合作，並一起發揮作用。我們之所以活著，是因為我們有某部分是真的想要活下去，無論生命有多　糟糕，或是目前看起來有多不堪。疾病、混亂、沮喪、否認、問題、困境、災難、壓力、創傷、混亂和懷疑，這些都是因為兩種自我沒有建立完整的連結。

我把明顯可見的自我稱為「物質自我」，把不可見的自我稱為「靈性自我」。物質自我也常被稱為肉體或感官為主的自我。靈性自我也常被稱為精微或精神為主的自我。所謂的疾病（英文是disease，拆解成dis-ease，就是缺乏輕鬆的意思），像是自尊低落、童年創傷、性功能障礙、成癮、金錢問題、關係的苦惱和生活方式的困惑，都源自於物質自我和靈性自我之間的誤解和缺乏連結。

● 療癒和靈魂工作

療癒，是指物質自我和靈性自我、明顯可見的自我和不可見的自我、

以及肉體自我和精微自我的結合過程。療癒的過程可能包括重新連結我們的一些部分，這些部分雖然之前連結在一起，卻因為經歷重大的創傷，導致它們切斷連結，或是偽造其實不存在的連結。如果是前者，我們可能需要運用記憶、能量和信念系統，經歷放在心裡很久的、受傷的感覺，紓解身體受傷的部位，或是釐清過去和現在的關係。如果是後者，我們必須檢視從未探索過的身、心、靈的部分。無論是哪一種情形，**真正的療癒是一種變得完整活著及快樂的過程，而這都仰賴於我們如何融合物質和靈性的自我。**

我們要如何做到這一點？關鍵就在於鏡子的矛盾。當我們照鏡子時，第一眼只看到肉體的自我。這等於是看到肉體的症狀以及問題的紓解方法。我可以學習如何利用這些已經存在的肉體課題，把這當成出入口或是旋轉門，用來連結明顯可見和看不見的自我。我們可以透過分析導致某種人生課題的能量問題，發現挑戰我們的真實原因。在路易斯‧卡羅（Lewis Carroll）的《愛麗絲夢遊仙境》裡，愛麗絲就是掉入一面鏡子，然後發現自己跌進了一個完全不同的世界裡，這可只是藏在「真實世界」底下的另一個現實。有效的療癒有點像是兩個世界之間的橫渡，或許「跌進」是比正確的字眼，而這通常是經由連結我們不同部分的旋轉門。

運用我們的旋轉門可能很困難，這必須有痛苦的自我檢視、困難的糾正和重要的演練。然而，當我們重新建立物質自我和靈性自我之間的連結，我們可以擺脫束縛，而且正是這些束縛導致我們無法完整的表達。我們會釋放自己，變得真正地如實存在、開放、快樂。我們必須釋放自己才能進行療癒。

● 現實的層次

療癒通常包含引導內在和外在的旅程，帶領我們穿越一個或數個現實層次。這些層次就像是冰淇淋聖代，在底層可能有餅乾屑，再來鋪

一層美味的冰淇淋，然後是一團鮮奶油，最後是巧克力糖漿加上一粒櫻桃。現實也十分相似，唯一不同的是，底層（物質現實）是振動最慢的，頂層（靈性層次最高的現實）是振動最快的。

　　史丹佛大學物學家威廉‧提勒博士曾經針對現實的層次提出更科學的模型。他描述從最高層到最低層的振動，這些層次分別是神性場域、靈性場域、心智的三層場域、星光場域和乙太場域，最後是肉體層次的場域。能量會從較高的層次往較低的層次流動，比較高的場域會指導比較低的場域。

　　每個場域都有不同的時空連續性，並各自有一套運作的法則。無論如何，每一個振動層次都與其他層次連結相通。除了物質的場域，我們也會經歷一些無法衡量的場域，也就是精微的場域。不過對於我們當下的生存而言，乙太層是最重要的，因爲它能穿越物質性的所有層面，創造出物質，與我們的心智整合，產生模式，讓我們可以與高層的場域連結（參閱圖1.1）。[1]

　　明顯可見的自我和不可見的自我之間有一扇旋轉門，基本上療癒就是要操縱這扇門。我們如果想要造成眞實的改變，就必須解釋最初的課題的位置，指出一開始的場域，然後才能釋放問題。這段從鏡子開始的旅程會帶我們進入肉體的物質，或是強迫我們檢視自己情感的自我裡，心智、靈魂、甚至精神內在的某個課題，不過這終究會與一堂靈魂的功課有關。我們的靈魂會記載我們曾經做過、想過或說過的所有一切。正如札克里‧F‧藍斯登（Zachary F. Lansdowne）在 《光束與祕傳心理學》（*The Rays and Esoteric Psychology*）說過：「人類出生之後，就開始學習整合乙太體和密稠的肉體，然後學習整合心智體和情緒體。當我

1 www.biomindsuperpowers.com; www.tillerfoundation.com/energyfields.html; Tiller "Subtle Energies," Science& Medicine; Tiller, Science and Human Transformation.

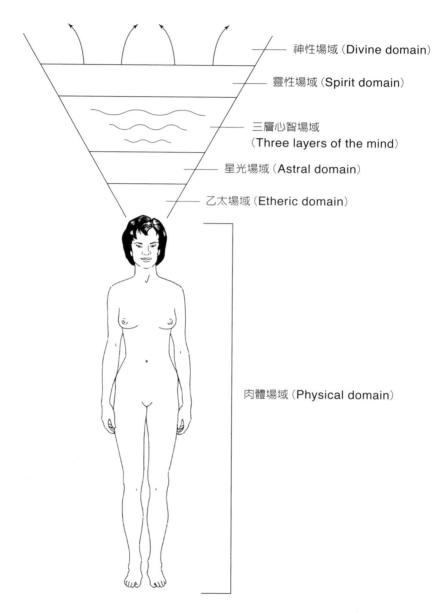

神性場域（Divine domain）

靈性場域（Spirit domain）

三層心智場域
（Three layers of the mind）

星光場域（Astral domain）

乙太場域（Etheric domain）

肉體場域（Physical domain）

圖1.1　威廉・提勒的現實層次

威廉・提勒提出現實層次的說法，其中包含的場域，可以將能量從高層振動轉至低層振動。
神性場域是最高層的，肉體場域是最低層的。

們學會如何協調人格的所有層面後，我們就開始人格與靈魂的整合過程。」[2]

● 將門打開

要進入旋轉門，就得跨越門檻，前往終極意義的國度。我相信每個人生來都必須達成一個特定的目的或靈性任務，而這個目的是我們最終極的召喚。這個目的源自於我們的精神或本質，也源自於自我，這個自我在過去與現在都與神性本源同為一體，也是一切造物背後的能量。我們每個人都有不同的目的，因為我們都是獨特的造物。

活出背後的意義是一個動態的過程，我們會在表達真實自我的過程中，療癒自己的阻礙和誤解。就實際層面而言，所謂的「活出終極目的」就是在物質世界裡徹底表達靈性的自我。活出自我是一個過程，我們在其中達到完備的境界，或是體認完整的自己。即使我們的靈魂無法辨認其中的神性，神性也不會因此減少，只不過是我們真實靈性的「減速版」。我們的靈性自我會引領我們前進，而我們的物質自我則會創造具體的現實。當我們的這些部分都能完整連結時，就可能完整地活出自我。而這就是快樂的關鍵。

因為每個人都有不同的目的，所以每個人的療癒過程也各不相同，必須靠自己探索。當我們在改造自己明顯可見和不可見的自我時，我們也在學習接受責任，知道自己必須去認識非肉眼所見的那個自我，同時化解我們對它的所有誤解。不過，我們到底該怎麼進行？

根據令人尊敬的切羅基（Cherokee）[3]女藥草師黛安妮‧伊瓦合（Dhyani Ywahoo），我們首先必須放下負面的情緒，才能追尋合一。

---

2 Lansdowne, The Rays and Esoteric Psychology, 33.

3 Cherokee，東南疏林地區的原住民族群。現今大多居住於美國奧克拉荷馬州東北部。

接下來，我們才能「唱出光芒」，而這就是我們的神聖責任。

我們必須接受責任，將內在的靈性自我顯化於外在的物質世界中。真正的「自我負責」，就意味著知道何時以及如何去保護或揭露我們內在的真理。這或許意味著，我們需要實際的技巧以確保能夠達到這個目的。當然，這也代表我們必須清理物質自我與靈性自我之間的障礙。

透徹地了解箇中奧義對我們的終極目的來說不僅很自然，對我們的能量系統運作來說也很重要，因為我們必須透過身體、心理和靈魂，才能獲得對於自我和自我能力的知識。

學習這些能量系統得靠理解才行，這些知識絕非自然教科書能夠提供。你必須認識脈輪、能量中心、拙火和瑪那（mana）這些名詞，直覺很重要，因為我們可以利用它來融合我們的物質自我和靈性自我。理解並接受自己的恐懼、挑戰和機會，這也相當重要，因為我們需要用意志力去突破我們因目光狹隘而導致的限制。

我個人在這條路上遭遇過許多阻礙和挑戰，正因為有這些經歷，我才能掙脫那些主宰我有限認知的規則。我成長於一個中上階層的家庭，我對自己的了解，就如我的家庭和文化所教導我的，我的身體是由器官、組織和血液構成，而身體需要食物和衣服。我的心智需要教科書和指導。我的靈魂需要救贖，而我每週上主日學就能保證救贖。

我直到二十歲才開始質疑這些「具體」規則的正當性。我曾有兩次瀕臨死亡的經驗，沒有醫生能診斷出原因。儘管我一直在做「正確的事」，我的婚姻還是不幸福。儘管我富含智慧和想法，書本和大學教育還是無法回答我的問題。

我多年來不斷地探索，從祕魯的雨林到英國的格拉斯頓布里高崗，從解剖學到印度教神祕主義。我曾在研討會探討基督教義，也曾在哥斯大黎加發現布里布里印地安人。我在旅途中曾遇過許多同好旅伴。這浮

現了一個眞理，一個其他行者也重複述說的眞理：你如果要認識自我，就必須承認，在我們被告知爲現實的肉體軀殼外，還存在著更多的事物。伊瓦合曾用一種很美麗的方式描述這個眞理：「我們是白日，我們是黑夜，我們是照亮密室的繁星，星光燦爛」。她認爲，太陽和月亮在我們的體內翩翩起舞，揭開神祕的面紗。

　　除了靠一己之力，我相信在通往自我的旅程中，我們必須學習與人類這個大家庭以及大自然的無常力量合作。我們存在的終極意義是一扇通往自我表達的大門，同也是一個幫助別人的機會。由於具備了這個機會、實現我們的目的、活出我們的夢想，變得快樂，這些都端看我們如何轉化阻擋我們與別人建立完整連結的障礙。

　　關係之所以支離破碎，是因爲我們不認識自己或他人的眞實本性，或是對現實生活的創傷缺乏理解。當一扇旋轉門，就意味著必須跟一些搞砸我們的努力的人打交道，同時也要打開門迎接一些幫助我們在生命洪流中前進的人。由於我們的獨立性，我們與其他可見與不可見事物（像是天使、靈性指導者和神性本源）之間的關係，就被賦予了新的意義。

　　瑪洛‧摩根（Marlo Morgan）在《曠野的聲音》（*Mutant Message Down Under*）[4]裡傳遞她的原住民導師們的智慧，這些人被稱爲「眞人部落」：「所有的人類都是拜訪這個世界的靈，所有的靈都是永恆的存在。我們與其他人的所有遭遇都是經驗，而所有的經驗都是永恆的連結。眞人部落會終結每一次經驗的循環，我們不會留下殘局……你離開時，如果心中帶著對另一個人不好的感覺，這個循環就沒有閉合。這之後會在你的生命中不斷重複。你不只會痛苦一次，而會一再地受苦，直到你學會

---

4 Marlo Morgan，一位致力推廣預防醫學教育的美國女醫師，同時關心種族融合問題。著有《曠野的聲音》（*Mutant message down under*）一書，描述她前往澳洲大陸參訪一些原住民部落，觀察其習俗、生活方式等，以及旅程中獲得有關身心靈方面的感想。

為止。我們最好觀察已經發生的事，從中學習，因此變得更有智慧。」業力（karma）、法（dharma）、能量索（cord）、光束（ray）和通則這些概念，有助於更廣泛地解釋我們的關係。

相互連結和相互依賴都不是新的概念。我在執業的過程中，已經一再地看到這些真理不斷上演。最明顯的例子是我的一位個案，三十六歲的她對人生非常不滿。她想要一個愛她的丈夫，有目標的事業和健康的身體，卻覺得缺乏達成任何一個目標的方法。

我開始問她，她相信自己可以成為什麼樣的人。她答不出來。在長達幾個月的療程中，我們透過一些方法幫助她一層一層地剝開那些她用來定義自我的信念和經驗。

這個過程是很痛苦的。她回想起童年的虐待，想起人家說她是一個壞人。她說，她的父母常常因為一些她「就是知道」的事情來羞辱她，像是天使是存在的，或是植物會說話。她慢慢地開始想像出一個自我，一個在生活表面下的自我。她不再和我或她的治療師抱怨，反而開始思考應該如何面對自己的人生。她有什麼真實的天賦？她想要幫助誰？

她的向內探索逐漸消融了過重的身軀。她開始發展自己的事業，做一些從小就夢想要做的事。她透過事業創造一些可以幫助人們認識自我的藝術表述方式，讓這些人能夠透過外在的方法看到自己內在的本質。她又開始和天使說話，意識到自己值得擁有幸福。我上次看到她時，她正準備和她新一任丈夫搬家。

有時候，我們的疾病並不是源自於自身。我剛開始擔任直覺療癒師時，我曾有一位個案布萊德，他有一個三歲的女兒萊絲莉，萊絲莉罹患末期肝癌，已經轉移到腦部，醫生預測她只能活兩個禮拜。布萊德已經離婚，是女兒唯一的監護人。他來找我，看看是否會出現奇蹟。

● 是否有奇蹟？

　　我從來不曾保證或承諾奇蹟。即使有時奇蹟發生，也不是我的功勞，沒有任何療癒者能夠製造奇蹟，也不應如此。但是我曾看過我的個案領受奇蹟，對上天的恩寵充滿感激。針對奇蹟，一九五○年代的現象治療師哈利·愛德華茲（Harry Edwards）提出的解釋最適切，他曾經描述幾種有關奇蹟的源頭的理論：

　　其中一個概念是，有些規範療癒的通則是每一個人都可以運用的，無論你信仰的宗教或背景為何。另一種概念是，療癒是來自於一個神性本源，而這超越了宇宙的法則。還有另一種推測是，所有一切都源自於上帝，而智慧的存有（通常是無形的）可以透過神性的行為啓發療癒。愛德華茲代表了他自己的信念，他認為是一些由法則掌控的力量在控制宇宙，這些力量也能應用在療癒上面。所以沒有真正的「奇蹟」，一切只是上帝法則的應用。愛德華茲的理論認為，任何人都能援引宇宙的更高法則來進行療癒，而宇宙是由神性本源所建立並維護著。

　　當我看到布萊德哭泣時，我複習了愛德華茲的建議，同時因為自己的恐懼和無能為力掙扎不已。我是否具備必要的訓練，可以幫助這個小女孩？我是否具備必要的信念，相信這個小女孩能痊癒？身為一位基督徒，我相信上帝是慈愛的，但是我也非常清楚自己缺乏信念和信任。當我熱淚盈眶時，心中有一個聲音在對我說，我相信那是神性本源在對我說話：

　　「癌症不是她的。」

　　我並不總是聰慧過人，只能遲鈍地重複這句話：「所以癌症不是萊絲莉的？」

　　「癌症不是她的。」

　　在那一刻，我突然懂了愛德華茲的哲學觀。這世間有一些自然法則，我相信都是受到神性的啓發。我可幫助一個人療癒他的問題，但是如果他並不想要獲得療癒，我不能強迫改變。但也沒有任何一個因爲他人能量飽受折磨的人，能「療癒」這股能量。

　　我和萊絲莉的父親一起默觀冥想，請求神性本源能移除萊絲莉身上這股不自然的能量。幾個禮拜之後，萊絲莉的父親打電話給我。他告訴我，癌症消失了。萊絲莉現在也能繼續她的人生旅途。她擺脫非自身的能量的影響後，如今才能變成眞正的自己。

　　這個例子也揭露了，如果我們想要成爲眞實且快樂的自我，就必須踏上揭露自我的旅程。而了解世上有許多遠勝於我們眼睛能見的事物，這就是第一步。我們是全觀性的存有，這意味著我們是完整的，也活在完整之中。而所謂的快樂，就必須顯化這個存有其實存在於我們內在、同時也存在於物質世界的事實。

創造的過程

　　我們如何想像創造的過程？是從我們的靈魂開始，最後以肉體終結？我們可以把神性的源頭想像成一個巨大的太陽。我們的靈曾經住在裡面，就像微小但明亮的光點。這個源頭想要透過已知和未知的宇宙，創造更多的光，或者說──更多的愛，於是派出我們所有人去達成這個目的。我們每個人都會傳遞一種或更多種的靈性眞理或通則，而這要看下一個創造階段需要達到什麼目標而定。

　　我們會互相分享眞理。然而要做到分享，我們必須了解眞理，最終必須成爲眞理。我們必須透過經驗才能了解我們的神性本質，並且透過自

身反映出這個本質的真理。

　　靈魂要累積經驗並不容易。首先，靈魂就像空氣一樣。就好的方面來看，靈魂知道它與神性本源之間有永恆的連結，永遠會接收到無條件的愛，也總是能獲得全然的支持。批評、尖銳的抨擊或負面的想法，當這些通過我們的靈魂時，就像刀在空氣中揮舞一般虛無。然而缺點是，靈魂因為並非物質，意味著很難累積經驗，雖然不是毫無可能。一個人如果不用手，可以拿起一個杯子嗎？我們除非能拿起一個杯子，否則很難提供東西給別人飲用。

　　為了要解決這種難題，為了要提供經驗，神性本源就從「靈」中形成「靈魂」。我們的靈魂就像我們根本之靈的「緩慢版」，這是兩者的主要差異。靈魂的振動比較慢，因此相對而言也比較具體，而且會受經驗影響。靈魂可以學習，所以也可能受傷。靈魂會表達真理，但也可能相信謊言。我們的某些部分帶有經驗的印記，而靈魂可以根據這些經驗形成結論。其中許多結論可能是錯誤的。

　　就本質而言，我們的靈魂會重新創造原始的傷口。這是第一個誤解，而這源自於靈魂第一次決定要與「神」（譯註：作者原文為The Divine，此處的「神」無宗教意涵）分離開始。某些時候，當我們的靈魂與靈區隔開來後，靈魂可以自由翱翔，最後墜落。也許是靈魂被另一個靈魂背叛。也許是靈魂變得很驚恐，向神呼救，卻無法理解神的回應。也許是我們呼喚自己的力量，結果卻令我們失望。這裡最初的情節是如此的：我們的靈魂以為「我與神是分離的」。這種情節也往往造成我們今生的痛苦，痛苦會一再重複，甚至在其他世上演。

　　輪迴是一世又一世化為肉身的過程。我們的靈會鼓勵靈魂化為肉身，才能清理我們最初的靈魂傷口，學習如何表達我們的神性真理。我們的靈魂會在誕生之前同意這個過程，與神及其他靈魂形成一個靈魂計畫或生命約定。之後，這個靈魂會經歷一個事件，類似造成最初的傷口

的事件。此時，靈魂不會呼喚援助，也不會從靈性的觀點來處理，只會封閉自己。常識告訴我們，我們如果重複做同樣的事，只會得到同樣的結果。認知會創造信念，而信念會創造物質現實。因為我們的靈魂總是用同樣的方式理解事情，對事件形成同樣的信念，所以靈魂會不斷創造出它經歷到的黑暗和負面的現實，一成不變。

我們的靈魂會下載負面和正面的信念，進入自我的另一個部分，也就是心智。而心智會用這些信念來設計身體。身體用會用行動和感受回應，而這可能是支持或否認心智信念的正確性。我們如果太強烈執著我們的信念和認知，就會變得封閉，或是無法覺察愛。

● 全人

一位有醫德的醫生會告訴你，藥物只是有時見效，檢驗也只能揭露有限的結果，而治療也只能幫助到某些人。一位誠實的療癒者也會承認，你不能只靠「想像」讓自己變得很富有、苗條或快樂，也不能只靠著「覺得」快樂，就能付房租，或是療癒一段不健康的關係。就連一位典型的唯心論者也會警告你，信念只能帶領你到某一種境地。奇蹟能帶來驚奇，但是光是信念，並不能保證人會得到奇蹟。

你如果想要創造實質有力的改變，就必須先徹底改變自己。當我們把人類的四個次元結合時，就會出現改變，這指的是肉體、情緒、心智和靈性四個次元。就是這四個次元交互作用，創造出豐富的自我及生命。

每個人都是由肉體、心智、情緒及靈性四個次元構成的，這並不是新觀念。這個概念就被認為是整體論（Holism）。從物理學、醫學到唯心論的原則都支持並探討過整體論，而這是認為一個人是由幾種不同的面向組合而成，每一個面向都與其他面向互有關聯。肉體與心智的區隔只是表面的劃分，但就更深層來看，這些劃分是很模糊的。舉個例子，

我們的身體可能會保留、反映或演出心智經歷過的事物。當我們在療癒一個人的某個部位時，像是腿部骨折，我們也在其他的層次上進行了間接的改變，也許是心智或靈魂的層面。

我在我的許多書中提到了四種達到療癒的途徑，而從《進階脈輪療癒》初版，我開始對不同層次的覺察有更完整的描述。我鼓勵你閱讀這一系列的書籍，藉此認識存在的四種通道。例如療癒腿部，可能需要涉及感覺、想法和靈性，才能真正奏效。我們的心智如果說：「讓我們繼續生病吧，我想要休假不工作」，當然會需要很長一段時間來修復腿部骨折。

近來有大量文獻研究心智和肉體的連結。目前一份研究顯示，療癒腿部骨折的主要因素並不如我們認為的具有科學根據。這指的是照顧的品質？醫生的能力？或是接骨的速度？以上皆非，最重要的康復因素就是病人喜不喜歡自己的工作。目前已有許多研究證明這項事實，明尼蘇達州布魯明頓市的西北整脊神經學院有文獻紀錄。

對於疾病的產生和減輕，情緒狀態扮演了重要的角色。西方國家最致命的疾病心臟病，常與情緒的課題有關。舉個例子，杜克大學一份研究顯示，心懷敵意的人比起平靜的人而言，罹患致命性心臟病的機率高出百分之二十九，若是六十歲以上心懷敵意的人，罹患心臟病的機率會提高百分之五十。[5]

情緒問題常常源自於童年。美國「疾病控制防治中心」的瑪克莎·登恩（Maxia Dong）博士針對加州聖地牙哥區一萬七千名成人進行研究。結果發現，童年時期曾遭虐待的人，心臟病發的機率比其他人高出百分之三十至七十。

---

5 Underwood, "The Good Heart", 50.

　　我們如果要達到療癒的效果，就必須清楚地爬梳、整理這些信念和感覺，但一定要記得，即使是最顯而易見的問題，當中也有看不見的原因在運作。舉個例子，加拿大多倫多大學醫學院精神醫學博士喬伊·惠頓（Joel Whitton）曾做過一份研究，顯示我們在誕生之前所做的靈魂決定，和實際的生命課題有何關係。惠頓對一些個案催眠，讓他們進入誕生前的狀態。很多人都驚訝地發現，他們目前的生命課題，包括像是恐懼症和疾病，其實都源自於那個時期。這些「靈魂約定」就是一些生命事件，可以教導我們一些功課，幫助我們清除負面的靈魂認知。一個人可以重新改寫自己的生命腳本，一旦他或她從催眠的狀態甦醒，他或她會經歷一種幾近奇蹟的康復。[6]這個治療過程可以為我們開啟所有層次的現實及智慧。

　　摩根在《曠野的聲音》描述到一次接骨的經驗，幾乎是奇蹟般地療癒一名腿部骨折的患者，「在接骨的那一天，稍早有兩位原住民醫生對病患的身體傳遞完美的想法。他們的手、腦袋和心裡有太多的事情在進行。在美國，如果醫生也能如此相信人類身體的療癒能力，就像他們相信藥物可以或無法治癒某些疾病，會有什麼情況發生？」

　　許多東亞、非洲和南美的醫生在嘗試修復身體之前，會先試著找出靈性的疾病。有些日本和美國原住民的方法會先檢視病患的家庭、生活方式或環境。古早的波里尼西亞人相信，「靈和惡魔用超自然方式引發最內在的疾病，而不是明顯的、暫時性的不適，這都是因為當事人或他的家人觸犯了一些禁忌。」西方文明欣賞這些想法的腳步雖然慢了一點，但是證據就擺在眼前，有許多另類療法的照料者和受照料者可以作證。

　　當代物理學和數學已經很有趣地發展並探索過身心靈的連結。有些知名的物理學家現在已經能證實全息理論的成立，這是包含整體論的更大架構，更能解釋大部分的宇宙和人類狀態。新物理學知名作家麥克·泰伯特（Michael Talbot）曾在《全息宇宙》（*The Holographic*

Universe) 提到，「我們的大腦會解釋一些頻率，透過數學的方式建構客觀的現實，但這些頻率最終是來自於另一個次元的投射，這個次元是超越時空、更深入的存在秩序。」[7]在這裡，我們又想起威廉・提勒提出的場域理論，而這也鼓勵我們能同時反映實際存在的每一個場域。不只是宇宙是全息的，我們的身體也是如此。宇宙的全息意味著宇宙的每一個部分都能反映出宇宙的完整性，而宇宙的完整性也能反照出其中的每一個部分。

我們如果是全息的，當自我之中某一個部分不夠放鬆時，即出現病症、壓力或不良的關係時，這都會成為我們整個身體的疾病，反之亦然。有一種靈性的信念認為，我們如果做了壞事，就會感覺很差，對別人有一些不好的想法，最後身體也會不舒服。很顯然地，身心靈一定是相互連結的，才可能發生這種情形。在此，我們又看到了旋轉門的概念，這扇門就是顯而易見和不可見的事物之間、物質與靈性之間的連結點。

我們如果開始混淆了客觀和主觀的現實時，會發生什麼情況？當我們真的開始理解的自己的本質既是物質的，也是靈性的，既是肉身的，也是精微的，又會發生什麼情況？當這些規範漸漸式微，我們會很迷惑。但我們也受到鼓勵去形成新的典範，而這可以帶來療癒。我們如果不再把自己想像成片段的集合，就可以把自己想像成一系列的循環，存在於匯合的浪潮之中，並在其中展現自我。我們的肉身會流動進入我們的情緒現實裡，這會連結到我們的思考模式，也會連接到我們的精神或直覺，然後再返回我們的肉身裡。

---

6 Talbot, The Holographic Universe, 213-216.

7 Talbot, The Holographic Universe, 54

● 科學的身體

我們如果想要認識並引進療癒，一開始必須認識能量的本質和量子的存在。我對能量的工作定義就是「移動的資訊」或「帶有訊息的振動」。

醫生作家保羅‧皮爾薩（Paul Pearsall）在《心的法典》（*The Heart's Code*）提到，萬物都充滿資訊，並由能量構成。這意味著能量也充滿資訊。我們都知道能量從來不是靜止的。世界萬物都在振動。我們把振動和資訊這兩個因素結合，就能得出一個結論：能量就是移動的資訊。

能量有兩種基本形式。首先，有一種能量移動的速度比光速快，這被稱為超自然的、靈性或精微的能量。還有一種能量移動的速度比光速慢，我們可以把這稱為感官、物質或身體的能量。愛因斯坦和其他科學家曾經斷言，物質移動的速度不可能比光速快，但最近有一個實驗證明一種光的脈動（其中帶有資訊，而且會振動），其實移動的比光速快。

在這個實驗中，科學家用這道光射入一個房間，它通過的速度非常快，我們甚至可以說它在進入之前就離開了。[8]這種超級快速的能量存在可以解釋超自然現象、奇蹟療癒、顯靈和遠距離心靈感應，甚至是精微能量結構的運作方式。就基本層面而言，一個精微或靈性的能量體，像是脈輪，都可以把快速移動的能量轉換成慢速移動的能量，反之亦然。它也可以實際地把超自然的資訊轉換成物質現實，把具體的物體（像是一顆腫瘤）轉換成乙太。

當我們生病或受到挑戰時，資訊或振動（或是兩者）會有一些出了錯的地方在主導我們的身體、心理或靈魂。我們可能懷著一種嚴峻、破壞性的信念、壓抑的情緒，或是成千上萬有礙健康的片段資訊。而我們的問題可能來自於不和諧的振動，像是接觸有毒的化學物質或電污染，

或是接觸到一些電或地磁氣的力量，造成身體的傷害。我們有時很難把資訊與振動區隔開來，有時這根本就做不到。但是，療癒的過程通常至少能診斷出「壞的」資訊或振動，同時加入「好的」資訊或振動。

這聽起來很簡單，但是現代物理學的探索進入量子的世界後，事情是十分複雜的，因此也變得更魔幻，更令人迷惑。量子是次原子粒子，被許多科學家視為宇宙萬物最基本的構成元素。量子是微小的能量單位，可以存在於波與粒子當中，在不同的形式之間流動。麥克 · 泰伯特（Micheal Talbot）指出，量子通常都在波中運作，而波是一種自由流動、連續不斷的能量流。他曾說過：「量子只有被觀察時才會顯化成粒子。」[9] 不可見的量子只有在它們的影響力被衡量時，才會變得顯而易見。

當我們把量子應用在其他事物或我們自身上面，粒子和波的概念的關聯性就十分驚人了。我們如果像宇宙萬物一樣，都是由量子形成的，那麼我們突然之間就變成由顯而易見和不可見的能量所構成。我們可以同時存在於物質和靈性的形式之中。我們的立足點在於我們如何理解自己，以及我們如何反應其他人對於自身或我們的意見。我們只要改變自己的觀點，鏡子裡的模樣就會改變，我們的能量也會改變。我們可能同時占據真實空間和其他不明顯的空間。我們可能同時存在於不同的世代。我們可以被治癒，同時還是會不斷需要療癒。

我們如果要在量子的層次上有效運作，就必須能把我們的身、心、靈完整地帶入這個現實之中，讓三者達成平衡。

---

8 Suplee, "The Speed of Light is Exceeded in Lab"；Wang, "Gain-assisted Superluminal Light Propagation."

9 Talbot, The Holographic Universe, 34.

　　我們現在討論的是整體性，伊瓦合曾經討論過這種哲學觀，與她的切羅基族人有關。她曾說過，印地安人會看整體性，而人就是一種連續體，「我們如果只想著『部分』，我們就是在把能量加諸在問題上。最好要了解整體。」[10]這本書接受一個基本信念：我們是物質和靈性的存有，同時存在於兩個層面。基於這兩個層面互有關聯，所以也會互相影響，這可能是正面的，或是負面的，因此我們需要一套運作通則、工具和規則，讓我們能連結這兩個層面的自我，這不僅對我們個人有利，對集體也有好處。

　　三十二個脈輪就是這樣的一套通則。在量子的架構中，脈輪就像旋轉門，能把超自然能量轉化成感官能量，反之亦然；它們可以打開反世界之間的通道，消除問題，用光來取代一切。我們會檢視三十二個脈輪系統，以及它推理得出的概念，以讓我們的靈性自我和物質自我產生最正面的接觸。關於自我的不同面向的討論也很重要，而這與做決定有關，決定什麼事情可能發生，什麼事情應該發生。當我們在強調靈魂的目的時，特別需要深思熟慮，因為靈魂這個自我面向帶有從神性本源而來的個人目的，這個源頭可能是上帝、佛陀、靈性、造物者、基督耶穌或是其他較高層的力量。因此，我們需要掌握這個面向的自我。

　　本書假設的確有一個更高的靈性力量存在，的確有一個神性本源，在其中，所有的靈魂都是相連的。如果想要當一個全人，最重要的就是透過靈魂強化並維持這個連結。我和我的個案因為有共同的靈性背景，所以把這個神性本源稱之為「上帝」。不過，我鼓勵所有的個案和讀者，要根據自己的靈性傳統衍生出靈魂的工作。

---

10 Ywahoo, Voices of Our Ancestors, 263

量子的世界：關於療癒的解釋

全脈輪療癒者會攜帶大型的工具箱，其中緊緊塞滿著人們可以接受的健康療法。針對如何運用可以接受的工具和技巧，我們的訓練和能力各有不同，選擇也很多。藥袋裡通常會有最棒的對抗療法，其中包括手術、處方籤、診斷工具、固定用敷料和夾板，還有針對症狀的治療。

全脈輪療癒者還可以運用療癒的交流中幾乎源源不絕的另類療法工具。其中許多都包含東方藥材，或是從東方醫學演化而來，東方醫學擁有長久的傳統，從能量、情緒、靈性、心智和身體上下功夫。這種方法通常被稱為「全人醫療」，因為這是針對整個人的治療。在西方，我們把這稱為「補充」或「另類」照護，儘管世界上大部分的地區都認為這是「傳統」照護。全人醫療比對抗療法更容易針對治療的目的，接受精微或靈性世界的概念。

就療癒而言，精微療癒可以利用看不見的資源，轉換一些直覺性而非實體認知的能量，也常常具備「超」自然的本質。精微療癒剛好跟對抗療法形成對比，最好用量子而非傳統的物理學來解釋。

透過量子來解釋的世界，與傳統觀點解釋的世界是截然不同的。能量或精微的療癒也許有效，但我們很難看到它們如何運作。同樣地，我們也不能一直看到量子內或顯微狀態中發生的事。在傳統的療癒系統裡，我們會根據位置和速度，還有一套獨特的商數來描述一個物體。我們可以預測在哪裡能找到一顆保齡球，或是一個電子，只要我們知道它的位置，它指向的方向，還有我們指引它的速度。不過按照量子的標準，舉個例子，一個電子可以同時存在於很多的位置和速度之中。當它從一個地方移動到另一個地方時，它並不會走直線——它可能同時採用現有

的所有路徑。[11]對療癒而言，一個粒子（或是一個人或一顆壘球）有數個位置，這象徵著創造奇蹟的可能性，或者至少能有一些極佳的結果。大腦內的腫瘤可能也存在於南美一片雨林的一棵樹裡面。我們如果能「一瞬間」把它踢到腦外，只讓它存在於一棵樹裡呢？關於這個問題，我們如果也能在「一瞬間」用來自一顆星星、未來或其他次元的療癒對付它呢？

各種不同的量子理論認為我們能做到這一點。物理學家已經觀察到「現實世界」裡的每一個粒子，在「反世界」裡都有一個反粒子作伴。英國物理學家保羅‧狄拉克（Paul Dirac）在一九二八年提出這個理論，認為反粒子是質量和自旋中的同伴，具有相反的電荷。反物質（antimatter）是能量的來源。當一個電子遇到它的夥伴（陽電子）時，兩者都會消失，留下兩個光子，或是光的單位。我們現在有了光，還有可以使用的能量。反物質的存在也意味著「反宇宙」的存在，還有其他的世界能與我們接觸。

一些量子科學家認為有許多這樣的反世界或平行現實。這些同時發生的現實包含「沒有發生」的事物。如果一個世界保留我們生病的自我，另一個世界則擁有我們健康的自我。但是在另一個世界，我們可能已經死了。這個世界的臨終治療，也可能存在於平行的現實裡。一位有能力的能量療癒者可能只要用另一個更好的現實來取代這個現實，就能解決問題。

美國麻省理工學院科學家塞斯‧洛伊德（Seth Lloyd）曾經根據他對熵（entropy）的詮釋來解釋這些平行現實和療癒，而這就是經典的「熱力學第二定律」（Second Law of Thermodynamics）的主題。根據這個定律，能量的可用性會逐漸減少，直到無法完全被取用。洛伊德在《宇宙的設計》（*Programming the Universe*）一書中，其實就是在問「這些能量去哪裡了？」[12]

根據「熱力學第一法則」，能量無法被毀滅。這意味著「失去的」資訊一定去了某個地方。洛伊德認爲，失去的資訊可能滑落到一個宇宙的口袋裡，或是進入某一個反世界裡，但是人們要觀察它時，它又會被彈回現實之中。[13]根據量子物理學，資訊（或是能量）無法被毀滅，但只有被觀察的時候才會存在。

我們的夢又是如何離開那些私藏夢的口袋？當我們「看見」了夢，或是對夢產生內心的渴望，它們就可能下降穿越低於量子層的頻率，在物質世界裡變得稠密。[14]或許正如我們所認定的，它們是從反世界或提勒提出的某一個場域反彈回來，進入現實裡。無論我們的夢持續多久，我們必須看到它們，必須眞的渴望它們，才能讓它們化爲現實。

我想回頭討論前面提過的一個次要重點。我提到一個粒子和一個反粒子相遇時會產生光。有很多方式可以創造光，但是光都是由光子形成的，光子是能量的量子片段，以波和粒子的形式運作。打從有時間的概念以來，療癒過程常被比喻成把光引進黑暗的地方。現代的超自然療癒者常自稱是「光的工作者」。把療癒比喻成製造光，這並不是新的說法，其實這延續了千年，傳遍所有的文化。

脈輪和氣場是這本書提到的核心精微體，根據梵文字典的定義，它們也可以被稱爲「光的旋轉輪」和「靈光帶」。在印加傳統裡，經絡被稱爲光的河流，經絡是東方醫學裡最常提到的能量解剖的架構。人們常認爲經絡和脈輪可以將人與一個「發亮的能量場」（Luminous Energy Field）連結，然後創造並維持現實。[15]

---

11 Ambjorn, "The Self-Organizing Quantum Universe," 43-44.

12 Lloyd, Programming the Universe.

13 同上注，112

14 Ledwith, The Orb Project, 47.

15 Villoldo, Shaman, Heller, Sage, 42-43

　　神的第一個創造物是什麼？答案就是光。光是第一種物質或能量，而這也意味著我們基本上就是被光包圍，也是由光構成的。

　　現在有許多科學家推測，我們存在於一個極大的光場裡。包括哈爾·普索夫在內的研究人員都已經證明，有一個「零點」（zero-point）場包圍物質世界。這個零點是一個光場，看似真空，其實充滿大量的電磁能量，很可能散布著虛粒子。[16]

　　虛粒子是物質的單位，目前並非真實存在，但是當人們意識到它們時，又會變得十分真實。無論現實看起來有多黑暗，光總是存在。丹麥物理學家萊娜·豪·韋斯特葛瑞（Lene Hau Vestergarrd）證明即使在幾近零點的時候，光可能會消失，但是背景仍在發光。[17]這些發現意味著，我們不只被一個光場包圍，這些光之中可能還有我們需要的一切，為了我們的幸福，我們只能學會如何取用它。

　　還有其他的研究證明，我們是由光組成的。就如琳恩·麥塔嘉（Lynne Mctaggart）在《療癒場》（The Field）提到，人體其實是一個生物光子機器。德國科學家弗利茲-艾伯特·帕普（Fritz-Albert Popp）以及一些研究人員都已經發現DNA本身就是生物光子放射或光的倉庫。進化的有機體會比演化程度較低的有機體散發更多的DNA生物光子，而零點場扮演了重要的角色，這些內部的光源自於零點場，還會與零點場交互作用。當源自於零點場的光射入人體內的量過多或太少時，人就會生病。[18]宇宙基本上是由光包圍，也是由光構成的，我們的身體亦是如此。

　　我們如何控制或處理與零點場的關係？當我們就是這些光時，我們要如何活著？這些問題揭露了我們身而為人的基本探索。我們可能會猜到，我們如果知道自己值得被愛，我們的DNA就會用一種最有助於身體、情緒、心智和靈性健康的方式放射出生物光子。我們如果對這個世界或自己有破壞性的想法，我們就會抗拒光，活在黑暗裡。我們真的會

讓自己生病，或是讓別人生病。

　　試想我們跟超過六十億的靈魂一起居住在這個地球上，那我們又該如何計算在不可見的領域裡，存在著多少靈魂？能量可以從一個人的身上轉移到另一個人的身上。你是否曾經跟一些負面或自我輕蔑的人相處一段時間後，開始覺得心情低落沉悶，難道不是這樣嗎？我相信，我們有八成的問題不是因為自己的能量造成的，這裡講的包括身體疾病。你可能沒有讓自己生病，但別人卻會讓你生病。我還是要強調，我們也許可以在這個世界上創造一種和諧的狀態，互相幫忙彼此變好。

● 完整的人類能量系統

　　另類、超自然或AMA認證的醫療方式針對療癒的詮釋，沒有看到人體能量系統的清楚全貌，這個全貌不只呈現出我們的靈性或物質面，也呈現了物質和靈性領域之間的旋轉門。《脈輪療癒全書》提出的觀點，看到了我們可見和不可見的一面，強調可以透過各種方法，開啓這些通道。

◎ 脈輪和能量點

　　我在我的書中，根據全人的概念提出三十二個能量中心。其中十二個中心是脈輪，也就是我們身體能量系統的骨架。另外二十個能量中心存在於靈性層面。認識這些能量中心的本質，對於我們認識自己、自己的目的和真理都非常重要。

---

16 Puthoff, "Gravity as a Zero-Point Fluctuation Force."

17 Vestergaard, "Frozen Light," Scientific American 285 (July 2001) 52-59, and "Frozen Light: At The Edge of Physics," Scientific American (May 2003) 56-64.

18 同上注，44-51.

　　脈輪管理、維持並處理我們在物理層面的肉體、情緒、心智和靈性面向。脈輪就像我們的身、心、靈之間的旋轉門或通道。理察·蓋博（Richard Gerber）在《震動醫療》（*Vibrational Medicine*）提出，脈輪是特殊的能量中心，帶有多重面向的本質。根據他的描述，「脈輪就是精微體之中的能量通道，可以吸收並處理本質振動頻率更高的能量，讓能量被適當地吸收，用來改變肉體」。

　　在梵文中，脈輪的意義其實是「光之輪」。一個脈輪其實就是一個光之輪，在我們的能量系統中旋轉，通過我們的能量系統。C. W. 李德彼特（Leadbeater）在經典著作《脈輪》（*The Chakras*）如此描述脈輪：「脈輪或力量中心就是連接點，在這個點上，能量會從一個人的身上流動到另一個人身上……所有的輪都在不斷地轉動，進入一種力量的中心或開口之中，這股力量來自一個不斷流動的更高層世界。」

　　脈輪可分為主要和次要脈輪。主要脈輪處理我們最重要的功能和組織，次要脈輪管理比較非基本的需求。所有的脈輪都很重要，但是我們可以分辨它們的差異，就像我們可以分辨動脈和毛細管的差異。動脈受傷是一場大災難，我們只有數條動脈，每一條都攸關性命。而當毛細管受傷時，只會造成輕微的不適。我們的體內有數以千計的毛細管，儘管很重要，但是當有一條毛細管在進行修復時，它的工作可以由其他的毛細管吸收。

　　在十二個與身體有關的脈輪中，七個是位於實際的身體裡面。數千年以來，大部分的東方文化和一些南美文化都已經很熟悉這些脈輪。許多西方全人醫療的執業者最近也會採用脈輪治療。不過，我沒有看過任何執業者充分探索過七個體內脈輪後側的完整次元，通常都強調前側。這本書會解釋體內七個脈輪前後兩面的本質和功能，解釋脊椎和脊椎如何扮演旋轉門的角色，連接這些脈輪的前側與後側。

　　剩下五個體外的脈輪與我們可見的存有有關。我們只能在其他的物質中模糊地指出它們的存在。我主要是從自己的工作中意識到它們的存在。但是過去已有其他的療癒者知道這五個脈輪，有其他靈性系統描述過它們。換言之，我提出的系統，並不是第一個運用超過七個脈輪的系統。

　　「那羅延天」（Narayana）系統是瑜伽的分支，主張運用九個脈輪。「瓦地卡」（Waidika）系統是深定瑜伽（Layayoga）的方法，則提出十一個主要的脈輪。[19]其他派別還會在傳統的七個脈輪之外增加第八個脈輪，稱爲明點（Bindu）或蘇摩（Soma）脈輪。[20]

　　西方最常用的脈輪系統通常都認爲七個脈輪是在體內。但是瑜伽的傳統通常把第七個脈輪置於「頭的上方」，而非「頭頂」。[21]還有些療癒者會把一個脈輪置於腳底下，這包括大衛・費朗（David Furlong），他在《地能量的運用》（*Working with Earth Energies*）介紹過自己的系統。大部分的系統都認同次要脈輪或小脈輪的概念。像是喬治亞・藍伯特・倫戴爾（Georgia Lambert Randall）就在七個基本脈輪之外，提出二十一個小脈輪，還有四十九個微小脈輪。[22]還有許多系統認爲脈輪是位於手跟腳，這就是十二個脈輪系統中第十一個脈輪的基礎，第十一脈輪會環繞全身，但在手跟腳的能量最強。[23]

---

19 Layayoga，中古世紀印度喜馬拉雅山的隱士創出的一個很隱密的派別。這個派別主旨在將濕婆神精神上的進化傳給後代，把全部的精力都集中在將小我融入更高的大我甚至與神連結上。

20 Johari, Chakras: Energy Centers of Transformation, 141-143.

21 Varenne, Yoga and the Hindu Tradition, 170.

22 Randall, The Etheric Body; Randall, Esoteric Anatomy, 5.

23 Stein, Women's Psychic Lives, 26.

　　其他二十個能量中心存在於不可見的領域，沒有任何一本現代的書籍曾經討論過。我們將會在這本書裡探討所有的脈輪和能量點，找到身體之外的脈輪以及體內能量中心及系統的連接點（也就是旋轉門），此外還會介紹其他的能量中心，例如能量蛋，還有阿卡西紀錄、生命之書和次要的脈輪，這些脈輪能補充能量療癒者的工具箱。

◎ 靈光

　　我們的能量系統的另一個重要面向就是靈光（aura），靈光帶會環繞所有的生物。美國洛杉磯加州大學神經精神中心的研究就利用高頻率的攝影，顯示從人類指紋中散發的藍色和白色光束。被拍攝者如果在拍攝期間變得興奮，顏色就會變成點狀的紅色。被拍攝者如果喝醉了，照片上的手就會被一層黑暗的霧圍繞。[24] 還有一些其他研究支持靈光的存在。最具成效性的研究之一，就是「生物資訊中心」（Bioinformation Center）蘇聯科學家A. S. 帕波夫（A. S. Popov）的研究。帕波夫和他的團隊實際測量周遭能量體的生物電流（biocurrent），發現一個有生命的有機物散發的振動頻率約介於三百至兩千奈米之間。他們把這個場域命名為「生物場」（biofield），然後發現一個人如果擁有比較廣泛且強烈的生物場，就能更有效地轉移能量。莫斯科的醫學院（Medical Science Academy）稍後也證明了這個研究成果。[25]

　　我相信每個靈光帶都與人類的某一個脈輪連結，而脈輪本身就與可見的器官連結，所以也與我們的存有息息相關。曾任職於美國航太總署（NASA）的科學家芭芭拉·安·布里南（Barbara Ann Brennan）目前是一位備受敬重的療癒者，把這種連結視為一種掌管能量交換的封印（seal）。她認為，脈輪的點會與一種主要的電流連結，而這也是脈輪的「根」或「心」。在我們的心裡面，「有一個封印可以透過脈輪，控制不同氣層之間的能量交換」。每一個脈輪都有七層，每一層都與一層靈光場相互呼應。[26]

　　我也相信，我們十二個脈輪的每一個脈輪，都會被我們引進生命的能量、生命經驗和更高層的二十個能量點的反射影響，我們的靈光也會透過象徵的方式向我們訴說自身的生命故事。靈光帶會保留所有已經發生、正在發生或是即將發生的事情的投射。靈光帶就像靈性能量的輸入中心，而這些能量可以改變或療癒我們的過去、現在或未來。我們將會深度探討十二個氣場，還有其他幾個維持我們健康的場，像是型態發生場（morphogenetic field）、病蔭、乙太模板和能量蛋。

◎ 光束

　　影響我們的第三種主要能量就是光束，這通常被定義爲能量波，本質上是無所不在。光束的類型繁多，所以宇宙的能量也有很多種。我在工作的過程中，曾經看過這些光束有六個主要的旋轉門或進入點，還有三十二個次要的進入點。如何隔離我們體內或能量系統內的進入點，這是很重要的，因爲我們如此才能學會如何處理或應付宇宙能量的進出流動。我們藉由處理光束的過程，就能有效應付關係問題、事業問題、身體疾病和其他許多課題。

　　光束的概念源自於吠陀文學。吠陀文學認爲光束是神的七種屬性，這是一種精微能量，是可以把高振動能量轉換成可取用的物質性能量。每一種屬性都與一位特定的仙人聖者（rishi）或「絕對」的代言人有關。[27]

24 Steler, PSI-Healing, 75-76.

25 www.mietekwirkus.com/testimonials_friedman.html.

26 Brennan, Hands of Light.

27 www.sevenraystoday.com/sowhatarethesevenrays.htm.

如果能與特定的光束調校一致，這會很有幫助。你會受到特定的光束吸引，這取決於你的整體的能量系統、性格、療癒需求、目的和發展過程。許多人發現，如果能意識到自己是透過這些光束與特定靈性存有或靈體連結，這也是有益的。我在探索這個可能性時，特別強調可以接受和送出光束能量的另類方法，因為透過其他存有來進行，意味著挑戰和困難將會抵銷其帶來的益處。

◎ 通則

我們會把一套指導方針稱為「通則」，規範宇宙光束的流動，以及人類能量系統內的靈性能量與物質能量的互動。通則不是規定而是管理標準。兩者的差異在於規定是死板嚴苛的，管理標準是有彈性的。我們如果能理解管理我們系統的通則，將可省下許多力氣，還能夠避免錯誤，直接朝成功邁進。我們接下來會討論我運用的通則和各種應用方式。

● 其他的療癒概念

我們還必須知道一些其他重要的概念。大部分都跟找到自我神性目的有關，以此作為療癒的方式，而這個過程可能會有些微的性別差異。

當我們運用能量和其應用的方式時，我們必須記得，其中有性別差異。你要知道如何善加利用自己的能量系統，同時要依循不同性別的應用方式，這樣可以幫助你釐清許多時下針對能量的迷惑。

◎ 拙火

拙火（Kundalini）的使用就存在著性別差異。拙火是生命能量的力量，人們常用蛇來象徵拙火。拙火是爆炸性的能量。東方的傳統常使用拙火，也有詳細的文獻記載，其中許多將拙火視為意志、熱情和肉體性的能量。其他文化也支持類似的觀點。舉個例子，瑪雅的大師教導人們「我們

是七種光的力量的整合，在蛇的形貌中遊走，透過移動和步驟向外起伏波動。」[28] 當「新時代」（New Age）運動引進西方化的拙火觀點後，也隨之出現大量的誤解，有些誤解認爲拙火的本質是危險的，有些則對使用拙火的準備階段有誤解。還有一種關於拙火的混淆觀念，就是許多人認爲這是自我實踐背後的主要力量，這種觀念其實是源自於缺乏覺知。大部分的人都沒有意識到：

- 拙火其實是一股能量，連結至一個更高層、靈性的能量點。
- 拙火對男性和女性的影響不同。
- 我們可以透過物質和靈性的接取點取用並使用拙火。

　　的確有三種不同的拙火，分別可以透過身體健康、覺察培養和靈性啓蒙取用。這些分別是紅色（或是蛇的）拙火、金色拙火和白熾拙火。

　　我相信如果要追求成長、維持自我覺察，同時挖掘自己的力量，利用這股「蛇的能量」是很重要的。我認同理查・蓋博對於拙火的看法，他認爲拙火就是宇宙的創造性源頭，幫助「脈輪的調校、從身體的中心釋放儲存的壓力，以及將意識提升到更高層的靈性層次。」[29]我們接下來會討論三種形式的脈輪，把這當成有效的工具，當它與一種次級但同樣有效的能量合作時，就能全面聯繫人體的能量系統。

◎ 瑪那

　　瑪那（mana）是一種次級能量。夏威夷的能量療癒者認爲瑪那是滲透遍布宇宙的生命力，高度集中於有生命的事物裡。[30]由於療癒者通常

28 Men, Secrets of Mayan Science/Religion, 126.

29 Gerber, Vibrational Medicine, 389.

30 King, Kahuna Healing, 62-63.

用它來顯化並施展奇蹟和治療，所以瑪那能量對於療癒過程極為重要。

◎ 業力和法

　　我們在探索自我的過程中，常會不可避免地通過其他玄學家走過的道路。所以我們要探索兩種重要的概念：業力（karma）和法（dharma）。業力常被視為一種報應過程，我們會重複經驗自己的過錯或難題，直到我們糾正或克服為止。但我把業力視為完全不同的過程，一種我們的確可以選擇參與或不參與的過程。

　　佛列德瑞克・魏德曼（Frederic Widemann）認為業力是「我們所有行為的結果總和」。他說：「無論我們的行為造成正面或負面的業力，業力法則確保我們必須回頭經歷我們的行為的影響力。這看似有約束力，但在現實生活裡，其實非常自由。」魏德曼認為業力法則是一種宇宙的反饋制度，讓我們可以意識到自己的行為，然後從中學習。[31]我透過認識以下的概念，釐清我自己對於業力的一些混淆：

　　有一個業力中心與一個實際的能量體（脈輪）連結。如果要清理對於自己的誤解，就必須與這個能量中心合作。

　　我們可以透過任何能量中心（或是脈輪）的旋轉門接點，來改變業力。

　　因為業力可以引導我們走向法，業力才具有重要性。唯有法的轉變過程，才能幫助我們徹底改變業力的能量（從痛苦變成智慧）。

　　如果業力是一種把我們推回過去的過程，法就是把我們往前推往未來的過程。法其實就是目的的另一種說法。魏德曼解釋，「法的責任就是為生命服務，在任何最適合個人才華和成就層次的態度中增加神的意識。我們可以把靈魂的召喚視為藍圖，其中包含我們為何來到這裡的訊息。」當我們適度強化業力的能量時，業力就能加速我們的法的過

程，而這就能加速我們的療癒過程。法幾乎是隨時與靈魂和靈身相連，法必須有效地與我們的心理和肉體整合，才能獲得實現。我們之後會討論如何整合的方法。

◎ 能量索

另一個貫穿本書的概念，就是能量索（cord）。能量索是人與人之間、存在體之間，或是我們的各個部位之間的能量連結，這就像負面的關係綁定。神性目的和人際關係相輔相成。我們需要他人來達成自己的目的，而神性目的則有助於釐清我們的關係。當我們與另一個人立下約定，一起來滿足我們的目的時，就會形成能量索。這個約定表面上看似有益，其實都是基於恐懼和自我破壞的信念。這些信念會形成一些模式，製造出一些有害自我的習慣，讓綁定的關係被限縮在低標準的互動品質。

能量索非常危險，因爲它們的影響能夠超越時間。我們可能在存在時（過去世或這一世），形成靈魂對靈魂、心智對心智或身體對身體的能量索，或是在任何其他靈／心智／身體結構中形成。它們可能直接或間接影響我們，但幾乎都是有害的。唯一的例外是母親與孩子之間的能量鎖。能量索常會搞砸我們能量系統，塡滿了本來應該有洞的地方，模糊了必須清晰的鏡子，破壞了理應牢固的界線。簡單來說，我們如果沒有處理我們的能量索，沒有努力解決我們保留這些能量索的原因，我們就無法有效率地運作，或是完全無法運作。我在這本書中會探討能量索和其他的約束，或是能量限制，其中包括能量製造者和相互依賴者彼此的消長。

　　我介紹的這些名詞，像是脈輪、靈光、光束、通則、拙火、瑪那、業力、法和能量索，都是要讓你更自在地學習認識自己的能量系統。無論你對這些是否熟悉，它們都像一封邀請函，希望你能去體驗生命中最重要的一件事。它也邀請你通過自己的大門，遇見真實自己。

　　要知道，無論你對能量研究得有多深入，能量系統和你自己本身始終會有一些未解的謎團。無論你如何積極療癒自己和這個世界，你有一部分的靈性召喚仍屬未知，或是還無法做到。你可以極盡所能地運用療癒通則，但不能保證會收到何種成效。這是因為生命是建造在無常之上。生命是建立在不斷改變的優先通則之上。

　　過去不會重複。每一刻都是嶄新的。每一秒都會被收折成為不可逆的過去。然而，這會被保留成為記憶或一種印記，一直持續。但是，打開過去的人是「全新的自我」，一個必然會用不同眼光看待過去的自我。我們可以理解或猜測的未來，其實是建構在流沙之上。我們每一次稍微往左或往右改變方向，都會改變未來的「設定」，儘管只是以細微的方式改變。

　　改變會讓大部分的人感到壓力。我們總是在尋覓一些保證，以便確立某些權威或掌握未知的事物。進入二十一世紀後，我們只能翻開報紙、上網或讀一些書，了解我們有多 努力去發現已經被設定好，已經確定的事。末日預言者讀過二○一二年馬雅手稿，警告我們末日就要來臨。基督徒向人們解釋啟示錄的意涵，堅持人類已經邁向末路，時間所剩不多。樂觀主義者推測這些來自過去、來自亡者的著作，堅持我們只是要轉換到更高的檔次，我們可能揚升或是毫髮無傷地真正離開地球。我們也許會接通第五次元。或是我們可能即將要建立「一千年的和平」，這也是啟示錄另一種的虛構想像。

　　無論是哪一種情形，目的都是要我們不要再把過去當成解釋未來或通往未來的工具，而是要幫助我們找到對於現下所有一切的答案。因為即使是「上帝」也無法確切知道即將發生的事。神性本源是善於玩弄未知的大師，他如果想要塑造這個世界，想要分享愛，想要啓發人心，就一定得融入這個世界。當然，神性本源有些部分能完全確切地了解已經發生、正在發生和即將發生的事，但是其他部分則會被封印，選擇與我們在未知中共舞。保持不確定，就等於擁有改變的權力——能夠改變我們根據過去得出的理解、目前的行動，以及對於未來的態度。就像愛麗絲站在仙境最有利的位置時曾說，「我無法回到過去，因為我已經變成截然不同的人了。」[31]

　　能量的本質，也就是光的本質，就是每當你有一個新想法時，你就會變成一個新的人。這難道不美麗嗎？難道不偉大嗎？學習認識能量，就是學習如何選擇，然後就能確保這世界能有一個美好的未來。

---

31 Widemann, Between Two Worlds, 76-77.

練習　穿越自我的大門

我們都有能力認識自己，表達自己，做自己。練習可以幫我們抵達自己的內心最深處，我們有時最難看到、感受到這個地方。下面這些練習可以幫助你深入探究。這是一個連續六步驟的過程，可以讓你找到自己的直覺，找到一個切入點，發現不可見的自己。

1 扎根——這個過程會帶你完全進入自己的身體。當你打好基礎後，你可以感受到自己身體的所有部分，從頭到腳。你也可以感受到自己的能量系統的所有延伸，包括你的頭以上、腳之下的範圍。

2 集中——這個過程會把你帶到你的核心或是中央。你如果想要集中，就必須與你身體的這個部位完全連結，才能把這此作為你的所有能量的聚合點。這個聚合點通常都會在腹部、太陽神經叢或心臟部位。

3 保護——這個過程可以清理、修復和建立能量的界線，才能確保你的安全。當你對於自己可見和不可見的部分感覺越安全，你就的直覺就越強。

4 開啟——這個過程可以開啟你的能量中心。你可以在練習之後維持開放（如果你有適當的保護），或是在練習結束後關閉它。

5 存取——達成你計劃完成的事，像是進行療癒或獲得資訊。

6 關閉——開啟的相反。這包括適當地關閉能量中心、重新保護、集中和扎根。

練習　對你的能量系統冥想

如果想學習如何利用你的能量系統，最好的方式就是練習。第一次可以一邊閱讀，一邊嘗試這個引導的冥想練習，或是把內容錄音，然後反覆聽，或是請一個人唸給你聽。

1　先找一個舒服的休息姿勢。你的雙腳要觸地，開始深呼吸。一開始要集中注意吸氣，想像每一次吸氣都有一道溫暖的黃光進入你的身體。你要觀察或感覺圍繞在你的胸前的光，如何進行開啟和清理。

2　隨著每一次吸氣，這道光就會更深入你的身體，一開始旋轉進入你的頸部、肩部，然後穿越你的手臂及手。當這道光通過手時，會帶著你覺得準備釋放的所有能量。光會繼續向上擴散，進入你的頭，一路溫和地推向頭頂，然後向外擴散。此時，光也會把所有你不再需要的能量送出去，清理你對自己的感受、你內在的眼界、你個人的真理和光。

3　這道光會開始往下移動、跳動、清理和開啟，直到進入你的太陽神經叢，腹部，然後進入你的臀部。它會分為兩道光，向下延伸進入你的腿，最後匯集在你的腳。它會繼續往下找到一條途徑、一個通道，進入大地。在這裡，就在下方，你會發現有一部分的自我正在等著你，有一個能量中心開放接受這股能量（光）。這道光接著會穿過這個能量中心，帶著所有你不再需要的物質，將它們傳送至大地之中進行轉化。

你可以把注意力放在你在地底下的部分，然後發現它開始呼吸，頻率就如你的肺的呼吸。吸氣，然後吐氣。吸氣，然後吐氣。你會發現地面下和地面上的吐氣，現在正在移除所有無法再供你所用的能量、情緒、想法、顏色和經驗。你的上方及下方的呼吸能節奏一致。

4　你現在已經扎根了。你可以從頭到腳感受自己。你現在很安全。你現在可以把自己的覺知意識轉移到任何地方，把它帶入你的核心。你現在只要允許自己找到核心，你在這裡最能有家的感覺。在這裡停留一

會兒。感受一下你在這裡為自己保留的溫暖、顏色、感覺和知識。把一些光帶進你的這個自我面向。允許這個面向擴張，允許你與它融為一體。

5 當你的內在變得自在時，你就能覺察到你周圍的氣場和能量帶。你要讓自己的注意力向外延伸，問問自己是否有看到任何污點、痕跡、顏色或陰影，指出了一個洞或阻塞。你如果看到了任何東西，你就必須要求適當的顏色或色調來修復你的靈光。你可能會要求自己的內在或外界的嚮導告訴你，你是否需要修復某一部分的靈光。如果有，你就必須請求協助來修復它。你也可以把自己的能量向外擴張，進入自己的靈光，感覺有光遍布你的全身。你要讓光補滿任何裂口或洞。你要讓這道光把所有不想要的能量或人推出去。讓光溫暖你，保護你。當你覺得安全時，把注意力重新帶回自己的核心。

6 你要再次集中，想像有一個光的開關，這是你的能量中心的主要控制開關。你可以輕彈這個開關。透過這麼做，你可以喚醒你的直覺能力，看到、聽到或認識你必須理解的事物。當你安全地敞開時，你就可以再次擷取資訊。

7 現在你只能用自己的核心來觀察自己。你要問問內在的自己，你在日常生活中，什麼樣的覺知比較常幫助你維持專注。你要給自己一分鐘去看到、聽到、感覺到或意識到答案。你要花點時間，遵循所有出現的指引。

8 關閉的時間到了。在這整個過程中，你將會維持扎根和集中的狀態，之後你機會重新恢復完整的意識。你要再次檢查自己的靈光。你現在是否必須處理任何明顯的或新出現的洞、阻礙或問題？你要療癒任何阻礙你完整和積極活著的事物。這時候，你要再次想像你的光的中央開關，但這一次想像一個可以調整的開關。你要把光調亮或調暗，選擇你覺得最安全的強度。把你的覺察力帶回呼吸，當你的呼吸持續通過你的身體，在你的身體周遭圍繞，你要感覺每一次的吸氣和呼氣。你要感覺你的手、你的腳、你的頭、你的心，讓你的呼吸引導你，再次完整、有意識地覺察自己。當你準備好時，睜開你的雙眼。

第 2 章

你是無限的：你的十二個脈輪

我前面提過，你在物質和靈性的世界之間有許多的自我和連接點。最初的十二個脈輪與物質的自我連結。它們可以幫助我們把不可見世界的瑪那或精微能量粒子化為物質形式。能量的轉換器，就像是脈輪，則會執行相反的任務，將物質的能量變成精微世界的不可見能量。

當中的七個能量中心顯然就是「脈輪」，或稱「光粒子的旋轉輪」，它們是以身體為基礎，根據物質法則運作。另外五個能量中心也是脈輪，它們的連接點是在身體之外，但仍然是根據物質法則運作（參閱圖表2.1）。這些脈輪加在一起就變成十二個脈輪系統，這是一種革命性的療癒和顯化方式。我們接下來會檢視這十二個脈輪，同時介紹其他幾個重要的能量中心。

另外的二十個能量中心是以靈性為基礎，存在於時空之外。當然，你可能會好奇人們看不到、感受不到或聽不到它們，為何會知道它們存在。不過這就像其他許多理論一樣，這個存在的假設有因果脈絡可循。我曾在工作過程中看過這些能量中心的顯現。在祕傳文學、原住民的儀式和各式各樣的靈性傳統裡，都曾提過這些能量中心。重要的能量中心並不是公認的脈輪，因為這些中心包含一些能量，我認為這些能量如果可以被衡量，運轉的速度會快過於光速。這些靈性的能量點雖然缺少物

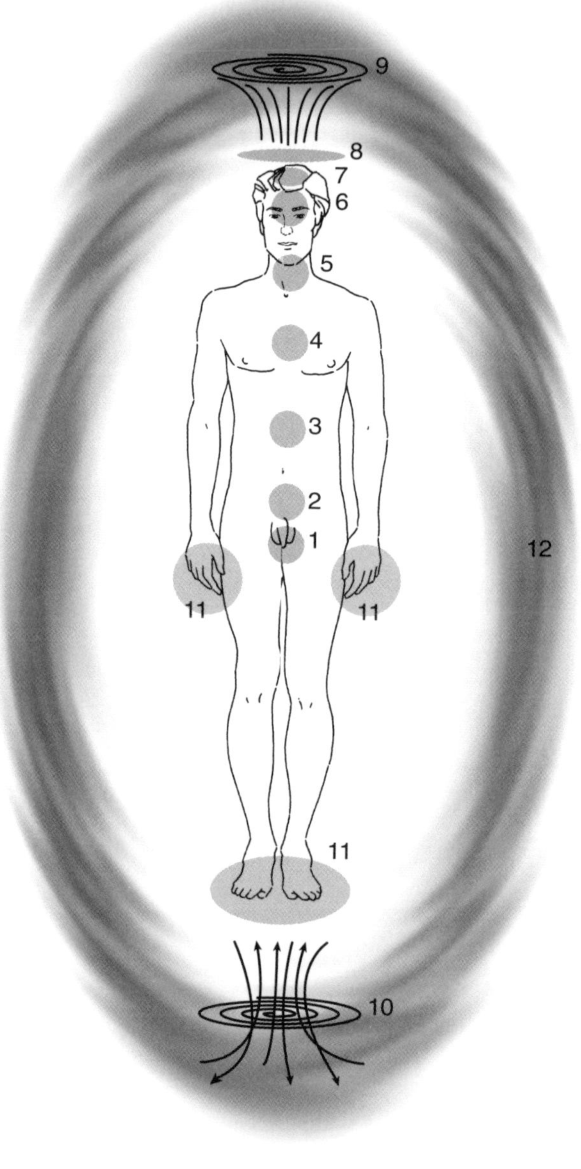

圖表2.1　十二脈輪系統

脈輪位於肉體的內外,可以把物質性或身體的能量轉化成靈性或精微的能量,反之亦然。

質性的特徵，但可以幫助我們把物質性能量轉化成非物質能量，反之亦然。它們可以提供我們一些指導方針，延伸超越我們正常的、人類的限制。

● 關於我們的能量中心

所有的能量中心都含有一切影響我們的事物的線索。它們其實是完美的鏡子，可以反射出所有曾經發生過、正在發生或可能發生的事。它們自然而然就是會如此，因為每一個能量中心本身都是完整的單位，同時又替整個能量系統服務。我們可以透過人體能量系統看到整體論的最佳表現。所有的能量中心無論位在哪個位置（或是沒有位置），都有下列共同點：

目的──所有的能量中心管理人類的能量系統，力圖在健康中維持平衡，同時協助滿足心智、身體和靈魂的成長、發展和療癒的需求。

功能──所有的能量中心都會連結一個人的身、心、靈可見及不可見的面向，在靈性和物質的現實中交換能量。

能量形式──所有的能量中心都是由量子構成，這可能再分為夸克（quark，移動比光速慢的能量）或速子（tachyon，移動比光速快的能量）。這兩種粒子都會以螺旋狀的方式，從物質形式移動至靈性形式，反之亦然。

頻率──每一個能量中心都會以本身最佳的頻率運作。就整體而言，越物質性、越低層的中心，頻率就越低。越高層、越核心的中心，頻率就越高。加州大學洛杉磯分校（UCLA）的薇樂莉‧杭特（Valerie Hunt）博士曾在一九八八年做過一份研究，發現體內的七個脈輪在赫茲色帶中，頻率介於每秒兩百五十次至兩千赫茲或循

環。在電磁譜上，其中大部分都符合可見光的標準。頭部能量中心之上是紫外線和頻率更高的光；腳部能量中心之下的是紅外線和頻率更低的光。然而，所有的頻率都互相關連。其中一個如果失調，其他也無法同步。

影響——所有的能量中心都會影響身體、心智、情緒和靈性的健康，影響的方式就是儲存、分析、傳播和轉化與這些健康有關的資料。

溝通工具——每一個能量中心都有內建的機制，可以與其他的能量中心和整個有機體溝通。這種回饋是超自然的過程，其中包括接收、編碼、傳送和解碼資訊，這些資訊在能量中心與個體的心智、身體與靈魂之間傳遞。簡單地說，所有的能量中心同時也都是直覺中心，每一個都有獨特形式的超自然過程。

能量中心雖然有很多的共同點，但每個特性都不同。每個中心都有更崇高的目的，也必須執行一種特別的功能。雖然每一個中心都會影響我們的身體、情緒、心智或靈性健康，但也都負責管理一個獨特的過程。雖然體內、體外、最頂尖的靈性能量中心都屬於同一類，但每一種分類都有其獨特之處。這些能量中心的主要差異在於每一個中心影響我們的目的的方式。當我們仔細研究這些差異時，就能隨時隨地更了解我們體內及體外發生的事，而這通常是我們無法立即得知的。

在這一章，我們會先討論人體的脈輪，包括七個體內脈輪和五個體外脈輪。在第三章，我們會探討我們的二十個靈性能量點。

● 體內脈輪如何運作

人體內的七個脈輪是人們最熟知的脈輪，這也難怪。我們身而為人，會在肉體的形式裡活著、呼吸、進食、愛和死亡，所以我們與體內的脈輪關係最為密切，這也是很合理的。

　　人們常將體內脈輪描述成圓錐形的漏斗。它們與肉體的接觸點存在於脊椎內。（參閱圖表2.2）因為脈輪會與脊椎校準一致，所以我們也很容易記住它們的名字。從臀部開始，依序如下表

脈輪	身體位置
第一脈輪	臀部或陰部
第二脈輪	腹部
第三脈輪	神經太陽叢
第四脈輪	心臟
第五脈輪	喉嚨
第六脈輪	額頭
第七脈輪	頭頂（嬰兒最柔軟的部位）

　　比較低層的六個脈輪其實是兩面的，一面會從身體的前側旋轉穿出，一面會從後側穿出。我認為最高層的脈輪是從頭頂射出，其實也有後側，但是這個後側比較不明顯，因為它會進入一個更高於其他脈輪的次元。

　　在這一章，我們將會從前側討論脈輪系統，第五章則會從後側討論。你可能無論是在心智層面或就直覺而言，都很熟悉體內脈輪系統的前側，這是因為它管理意識過程。

　　我們可以從前側的脈輪發現以下資訊：

　　紀錄——我們在這一世的所有經驗，包括我們帶到這一世的經驗，還有來自我們祖先和親戚的主要經驗。

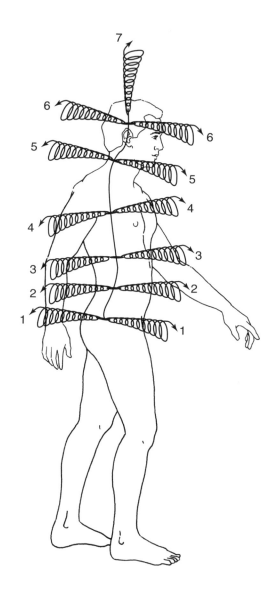

圖表2.2　七個體內的脈輪

七個體內脈輪有如圓錐形，在脊椎的位置與肉體連結
「脈輪的形狀就像螺旋，螺旋的點深植於脊椎的中樞神經系統，
而螺旋的漩渦或最寬的部分會從前側穿透稠密的肉體」黛安娜‧史坦（Diane Stein），

摘錄自《女性的精神生活》（*Women's Psychic Lives*）

儲存——我們自己的記憶；未表達的感覺；行事的信念及模式；靈魂的信念及模式；慾望、希望和夢想；還有其他人的能量、經驗、希望、夢想、信念和意見。

管理功能——管理主要的肉體器官和系統；主要的信念系統；情緒的行為及反應；與靈魂整合的事物；輸入身體和心智的事物。

溝通功能——透過物質性、超自然和直覺的過程。

● 紀錄

脈輪就像紀錄中心，功能十分類似腦細胞。舉個例子，假設我們在生命初期經歷過第一脈輪的創傷（例如性虐待），該脈輪位於陰部及臀部。第一脈輪會記錄或鎖住這個創傷的記憶。我曾經看過這樣的個案，過程非常戲劇化。

我有一位個案，每次當她的丈夫用她父親曾經用過的方式，碰觸她的生殖器時，她就會再次體驗到父親的虐待。還有另一位個案是十六歲少女，她告訴我她第一次的性經驗，腦海中充滿虐待的記憶。第一脈輪（還有其他所有脈輪）會記錄源自於脈輪的身體位置的受傷及碰觸經驗。在這個例子裡，第一脈輪的身體位置就是臀部／陰部。

不過你也會發現，第一脈輪掌管好幾個系統，包括皮膚系統。因此第一脈輪的問題，像是對性侵犯的反應，也會造成廣泛的影響。因此，我最近以直覺引導一位罹患皮膚病的女個案進入她的第一脈輪。透過這種方法，她開始想起性虐待的問題，我建議她找一位治療師解決這個問題。她的皮膚症狀在治療的過程中也得到緩解。

脈輪就是我們的紀錄中心，其中也有不屬於我們的記憶印記，或是源自於其他世的記憶。我有一位個案，她這輩子都因為流產的夢境困擾不已。她從來沒有流產經驗，因此很困惑，也很擔心這些夢是否在預警

些什麼。我最後要求她去調查一下，她的母親是否有流產經驗。她發現，她的母親在懷她之前曾經兩度流產，但她的母親從不覺得這重要到必須告訴她。

　　另一位個案是一位治療師。她認為自己對性的恐懼源自於過去幾世曾經是大屠殺的受害者。她說自出生以來，就一直很害怕衣架或類似的物品。她現在相信，這是她在過去世被強暴的器具。她在受控制的催眠狀態下（不是由我替她催眠），重新經歷那些恐怖的經驗。這些經驗刻印在她的脈輪系統裡。

● 儲存

　　體內脈輪的儲存功能與紀錄功能類似，但是更廣泛。正如我們所見，我們可以記錄或儲存自己的記憶、我們的祖先的記憶，還有我們過去世的記憶（包括來自祖先的記憶或我們自己的記憶）。「儲存」跟「記錄」是不一樣的。記錄是留下印記，儲存是完整保留某一件事的能量。我們可以記錄某一件事，從中獲得學習。不過，儲存這件事情保留的能量，我們有時可以從中學習，有時可以用來阻擋傷害，或是保存這股能量到我們之後可以安全面對為止。

　　舉個例子，我們可以記錄情緒、信念、肉體經驗和靈性的誤解，這些東西可能太負面，或是會導致傷害，以至於我們無法當下處理。若是我們小時候常受到生理上的衝擊，潛意識就會決定不要馬上解決這個創傷。因為若是有反應，可能會招致更深遠的傷害，所以我們會封存這個經驗，躲起來不去面對。我曾遇過很多人完全忘記那段時間，直到許多年後這些記憶突然被挑起。

　　治療師常會遇到這種現象。我的一位心理醫生朋友說過：「人們常常要到自己變得夠安全、夠強壯時，才會來找我處理自己的過去。」他說，此時完整的記憶、感覺和經驗常會透過倒敘、夢境或其他治療性的

討論表現出來。

　　這些記憶和經驗去了哪裡？我相信，這些都自行儲存在脈輪裡，或是靠近主要脈輪的身體部位裡。我是在早期的療癒訓練中認識這一點。有一次，當我在進行碰觸治療時，我碰到一位個案的肩膀，勾起了她對一件事的憤怒和記憶。我感受到她為了保護自己的心臟部位，她就把這個經驗原封不動地儲存在她的肩膀裡。她直到自己的心臟變得夠強壯時，才能完全想起這件事。

　　這個過程的問題在於，這些未表達的記憶、感覺和信念，無論是我們自己的或別人的，都會為我們引來有害的情境，導致更多的不幸。我們的腦袋如果一直想著：「我很無力」、「我很骯髒」、「這個世界不安全」或「所有的女人／男人都想占我便宜」，這些信念就會產生不斷擴大，衍生更多問題，直到我們去揭露或釋放這些信念。我們可能會避開一些能夠讓我們更健康的關係和機會。我們可能會經歷一些間接的身心影響，端看被影響的是哪個脈輪，有可能像是心臟病（心輪）、經前症候群（臍輪）、偏頭痛（生殖輪）或其他症狀。儲存這些資訊的傾向會影響我們的靈魂，因為身體和心智每次忍受的情境，都會影響靈魂。我們的靈魂如果已經對身體的性徵感到懷疑，我們的童年經驗可能就會成為最後一根稻草，讓我們抗拒自己的目的。

　　當我們保留的是別人的能量時，就可能會有最危險的副作用。我相信，我們的脈輪可以保留別人的能量，這狀況跟文化有關。舉個例子，許多原住民相信記憶可以「透過血緣」延續下去。我曾經挖出一些對我人生造成影響的記憶，但那些記憶並不屬於我本人。我可以記得我母親、還有數百年前女性祖先的感覺和經驗。有些經驗幫助了我，教導我什麼是力量和愛，但是其中很多對我造成傷害，因為我會一再重複一些有害的信念，像是「我很糟，我很無力」。

有些文化承認這些儲存的記憶，像是美國印地安人、祕魯人和中美洲的部落，他們有一些系統可以用正面的方式來利用這種現象。舉個例子，在祕魯，我認識一位薩滿替每一位病患帶來他的祖先，協助療癒這些祖先，然後把負面的靈驅趕到另一個層次，讓好的靈應許去幫助他的病患。西方文明裡除了各種的靈恩運動或福音運動外，並沒有這樣的程序，因此，儲存另一個人的記憶通常問題重重。因為我們缺乏文化上的理解或方法，去承認或處理這個過程，所以我們會苦於把自己的模式、信念、感受和需求，與別人的混淆在一起，變得模糊不清。

我相信我的一位個案正面臨到這種混淆不清的狀況。他在四十歲時，開始質疑為何自己所做的一切都跟他父親極為相似。他們有共同的職業和嗜好，也娶了類似的女人。我們透過直觀探索他的每一個脈輪，然後透過意象，開始把他的慾望、經驗和感覺，與父親的慾望、經驗和感覺分離。他移除了來自父親的過去的所有信念和經驗。經過六個月的努力後，我的個案跟我一開始遇見的他判若兩人。他的打扮變了，站姿和行為也極為不同。他正在嘗試其他工作，開始跟妻子參加婚姻諮商。他最後對我說：「我花了一生的時間在當我的父親。我現在要開始做自己。」

儲存別人的現實可能會造成另一個問題。因為我們並沒有實際創造或參與這些經驗，所以我們無法治療或療癒它們。然而，如果是我們自己的經驗和感受，這些就會在我們的內在發揮作用。我在面對這些個案時，首先會要求他們把自己的問題、能量和感覺，與別人的切割。

脈輪的結構

脈輪的結構可以用三種方式區分。分法包括前側與後側、左側與右側，以及內輪和外輪。

體內的脈輪結構可以分前側與後側。就整體而言，前側掌管日常行為，以及我們與物質世界的關係。後側則會回應我們的無意識的設計，處理我們與較不可觸及的現實的關係。每一個體內脈輪還可以分左側和右側。左側是陰性的，管理陰性傾向的問題，右側則是陽性的，管理陽性傾向的問題。我們的陰性功能包括感受性、吸引力、關係和直覺，還有與個人陰性特質或女性性別有關的設計。我們的陽性功能則包括行動、掌控、成功和理性，還有與個人陽性特質或男性性別有關的設計。

十二個脈輪都有內輪和外輪。內輪反映我們個人的靈性及神性本源的設計。這個設計可以幫助我們實現靈性的天賦，賦予我們必要的能力去實現我們的靈性任務。外輪則保留我們的個人問題、私人慾望、傷害、聲音和靈魂的議題。外輪的工作是幫助我們適應週遭的現實環境。就最理想的狀況而言，內輪與外輪應該互相合作。它們也許無法用同樣的速度轉動，但是彼此之間的關係應該是一致且帶有節奏的。

在一個健康的人的體內，內輪會建立內輪與外輪的實際速度和方向（參閱圖表2.3）。內外輪通常都是順時鐘方向旋轉，但也有例外。女性在月經時期，特別是第一、第四和第八脈輪通常會反時鐘方向旋轉，才能釋放累積的情緒。當一個人悲傷、震驚、瀕臨死亡或在進行肉體的清理時，外輪常會反時鐘方向旋轉。薩滿或從事神祕療癒的人，他們的第八脈輪的外輪通常永遠都是反時鐘方向旋轉，有時連內輪也是如此。有些人天生就是「相反的」，或是帶有薩滿的體質。他們之中有很多人的內輪或外輪可能一直都是反時鐘方向旋轉。能量療癒者必須時常能用直覺

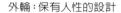

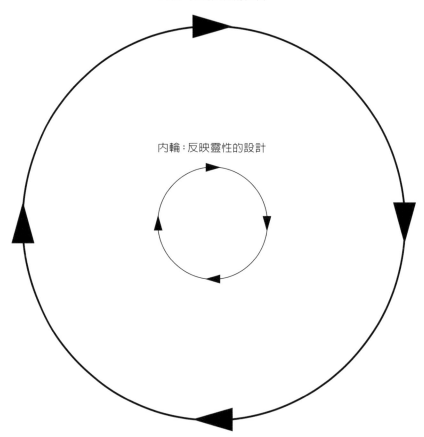

圖表2.3　脈輪的結構

每個體內的脈輪都由兩個輪構成，一個在內，一個在外。內輪反映我們的靈性本質及神性本質，外輪則與我們的人性的設計有關。最理想的狀況是，內外輪能運轉一致。

分析這三種脈輪結構，才能精準地確定一個脈輪內的情形，進而知道一個人的身體狀況。

● 管理功能

　　每一個脈輪除了可以作為儲存單位和情緒的交換中心，還會擁有各自的生理或管理功能。舉個例子，第一脈輪掌管位於臀部和陰部的器官及身體部位。它會直接影響我們的性過程和生殖器，大腸和薦椎部位。第二脈輪位於腹部，負責維持小腸、腎和闌尾，還有女性的子宮及卵巢。

　　要實際處理脈輪，最容易的方式可能是透過脈輪相對應的內分泌腺。每一個脈輪都與特定的內分泌腺緊密聯繫。內分泌腺會分泌荷爾蒙，還有刺激生長及發育的成分。人體內約有近百種已知的荷爾蒙。當我們透過飲食、意念療癒、整體性的方式和其他方法來使用這個脈輪，便能為與該脈輪相關的內分泌腺和身體部位創造最佳的功效。

　　接下來列出十二個脈輪，以及與它們相關的內分泌腺，這是我透過研究和實際應用確定的。有些身體部位雖然並沒有正式的內分泌腺，仍具有管理荷爾蒙的功能。體外的脈輪會透過與其相關的特定的內分泌腺，與體內的脈輪連結。

脈輪	內分泌腺
第一	腎上腺
第二	女性的卵巢、男性的睪丸
第三	胰臟
第四	心臟
第五	甲狀腺
第六	腦下垂體

第七	松果體
第八	胸腺
第九	橫隔膜
第十	骨髓
第十一	結締組織
第十二	三十二個次要脈輪的位置

● 溝通功能

　　脈輪會影響或協助肉體、心智、情緒和靈性的整合，因此它們的功能就像人體這四個面向之間的旋轉門。你的情緒會影響你的身體健康；你的自我批判會改變你與神性本源的關係；你的身體健康也會影響你的生活效率。由此可知，所有脈輪也都具備溝通功能。

　　基本上，每一個脈輪都可以與我們的內在及外在世界溝通，這意味著每一個脈輪都有獨自的肉體性、精神性和直覺性的途徑，可以表達它的需求和慾望，以及我們整個存有的需求及慾望。（參閱圖表2.4）

　　肉體的溝通是指透過肉體來表達與身體或情緒過程有關的需求，以請求、處理或傳送感官（可以計量的）能量的過程。這也是一種接受援助的過程，透過肉體／感官部位來滿足我們的需求。

　　精神性的溝通指的是接收、處理、編碼和傳送不可見（或精微的）能量的過程，以滿足我們的需求，而這通常與我們的心智認知及過程有關。

　　直覺性的溝通指的是在有控制的情況下，接收、處理、編碼和傳送精神性資訊的過程，以滿足我們的需求或接受一些對重要事務的指導，

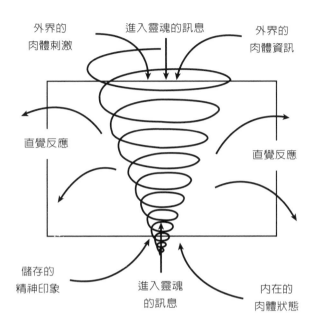

圖表2.4　脈輪內的溝通

脈輪會進行肉體性、精神性和直覺性的溝通

這些重要事物通常與靈性或靈魂有關。

簡單來說，我們會：

- 用肉體性溝通來滿足肉體或情緒的需求。
- 用精神性的溝通來滿足心智的需求。
- 用直覺性的溝通來滿足靈性的需求。

舉個例子，你如果被棒球棍打到頭。你的頭會痛，你會很不爽。位於喉輪的第五脈輪就會透過言語表達疼痛和難過。你會哭，氣得大叫，然後求救。這個過程可能會變成精神性的過程，以了解剛剛發生的事情。你如果知道自己擁有精神能力，你可能會問不可見的指導靈自己為何會受傷，而指導靈會告訴你：「你沒有注意這場比賽。」覺察力比較弱

的人可能只在腦海裡聽到一首歌——這是從第五脈輪、不請自來的指導
——「沒有看到棒球棍揮過來，沒有看到棒球棍揮過來，下次要注意」。
你事後如果有坐下來沉思、自我反省、寫日記、禱告或向神性本源尋求指
引，靈魂就會參與，給予回應。你可能會「聽到」腦海中出現一個聲音：
「你的頭被打到，其實是要告訴你，你的生命中即將有事情要發生，你必
須留意。」

七個獨特的體內脈輪

　　當我們在研究體內的七個脈輪時，我們會針對每一個脈輪，考慮以
下的主要指標：

　　位置——每一個脈輪對應肉體的中央位置。

　　顏色——每一個脈輪都與顏色的精神性能量有關。顏色代表與每
一個脈輪有關的頻率類型或音調。每一種顏色都可以轉換成音樂
符號或數學頻率。整體而言，脈輪對應的身體部位越偏下方，音調
或顏色就越低暗。音調越低，脈輪對我們的物質自我的影響就越強
烈（如果音調越高，對我們的靈性自我影響越強烈）。

　　內分泌腺——與脈輪有關的荷爾蒙腺體。

　　描述象徵——與各種脈輪有關的符號。每一個脈輪都有主要的陽
性主題，關乎能量的輸出和對世界的影響，同時也有一個主要的陰
性主題，關乎能量的進入和對自我的影響。

　　源頭——列出源自於每一個脈輪的東西，這也顯示每一個脈輪爲
整體增添的東西。

寶座——代表每一個脈輪的最高目的。

關鍵字——用一個字代表一個特定的脈輪，以助於與其他脈輪區分。你如果記得與一個特定脈輪有關的任何字彙，這個字彙就是該脈輪的關鍵字。

能量類型——流動進出每一個脈輪的能量類型。

肉體性溝通的風格——我們如何透過每一個脈輪表達或接收可以計算的、可以觸及的資訊。這些資訊通常被視為肉體的感受。

精神性溝通的風格——我們如何表達和接收無法觸及的資訊，當我們透過一個脈輪進行這個過程時，會對身體或情緒造成影響。目前科學無法計算這些資訊，其他人也不一定肯定它的存在。

直覺性溝通的風格——每一個脈輪如何將靈性的資訊傳遞給我們，或是如何接收可以滿足我們靈魂的需求的訊息。

整體而言，精神性溝通與直覺性溝通的風格差異在於，精神性溝通是交感性的，身體會完全吸收外界的能量。直覺性溝通是移情／共感性的，首先會識別或標示出外界的能量，然後才會釋放、改變或轉化它。精神性溝通的危險在於，你無法處理不屬於自己的能量，而這個能量可能會封閉你的身體系統，造成問題。

問題——列出一些與每一個脈輪有關的最常見的疾病，特別是脈輪本身不平衡造成的疾病，其中包括成癮。

健康祕訣——生活方式的祕訣，可以在脈輪內進行療癒或創造健康。

內容——暗示儲存在每一個脈輪內、可以透過溝通觸及的訊息。

● 第一脈輪（海底輪）

位置——臀部下方、陰部（參閱圖表2.5）

顏色——紅色

內分泌腺——腎上腺

描述符號——想像一條蛇、龍或「聖火」，類似聖靈的火焰。這個脈輪的陽性部分與我們如何參與這個世界有關，以及我們如何成功地追求生存。陰性部分則關心我們如何接受物質的援助，讓我們維持「活著的意志」。

源頭——熱情；赤裸原始的感受，包括憤怒、恐懼和喜悅；生存的能量；達成生命目的的物質能量；我們在生命內外應得的對待的基本設計。

寶座——身體層次的存在；活著的意志。

關鍵字——覺察。

能量類型——受到我們自身內外的火能量滋養。拙火的接收脈輪；原始的土／大地能量，滋養我們的生命力，確保我們的生存。

肉體性溝通的風格——透過現實生活的感官印象來溝通肉體或情緒的需求，包括疼痛、肉體的覺察、觸碰、嗅覺、振動、移動或感覺。也可能透過生病，讓我們意識到一個問題。

精神性溝通的風格——透過肉體的交感傳遞與心智需求有關的資訊，記錄無來由的、肉體和感覺為主的感受。這可能包括感覺到屬於別人的肉體疼痛、疾病和感覺；突然無來由地聞到味道、想吐、感覺被碰觸或振動。我認為接觸感應，這是一種解讀實際物品的能力，這與第一脈輪有關。

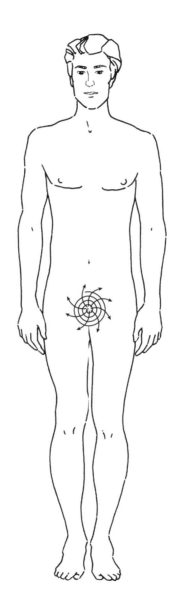

圖表2.5　第一脈輪

功能健全的第一脈輪賦予「我是誰」的意識。

直覺性溝通的風格——接收或傳達肉體的感受，這會讓我們去檢查一個靈魂或靈性的課題或需求，導致我們有時會經歷一種想像的現實，彷彿我們真的身歷其境。這些經驗是由超自然的能量交織而成，通常都帶有更高層次的學習，要求生活方式出現重大改變。

問題——成癮和強迫症的根源；性功能障礙（包括肉體、行為或情緒層面的）；神經系統疾病或失調；泌尿道疾病；直腸疾病；部分的循環、皮膚或生殖問題；頭痛。家庭功能不健全和性別角色混亂；任何童年時期受虐的課題；金錢；職業和財務問題；有關居住、食物和基本需求的問題。成癮可能包括濫用酒精、烈性毒品、性和賭博；切割；飲食過度；渴望紅肉和奶類製品。

健康祕訣——每天三餐均衡；用大量的水、維他命B和礦物質以支持腎上腺的運作；每天做有氧運動。

內容——我們的根源，其中包括家庭的價值、信念和傳承；對於自己的原始感受；我們存在的權利、占有空間的權利、被愛的權利、需求獲得滿足的權利；會影響我們基本需求的設計，其中包括對金錢、愛和被愛、性、食物、水和居住的需求；達成生命目的的物質能量。

　　第一脈輪也被稱為海底輪，對我們的生存非常重要。大部分的專家，包括理察·蓋博（Richard Gerber）博士在內，都認為第一脈輪與我們的生存本能以及「戰鬥或逃跑」的反應有關。[1]

　　第一脈輪位於陰部，它會從我們的家族接收基本的設計。透過這個設計，我們會針對生存的權利和意志做出決定。這裡也記錄了我們最早期的生命經驗，我們能覺察或壓抑自己最原始的感受。

　　羅莎琳·L·布魯耶（Rosalyn L. Bruyere）在《光之輪》（*Wheels*

of Light）說過：「在第一脈輪中，能覺察的，都是有觸覺的。任何事情若
未在第一脈輪中出現，就不算發生。任何事情都要我們能有用觸覺的方
式體驗和感受，直到事情碰觸到我們，才算發生‧‧‧‧‧‧我們與環境的互動
仰賴於我們身體的能力，可以同時記錄並覺察到某些事件或經驗的發
生。」[2] 當我們的生命繼續前進時，第一脈輪管理我們肉體的存在與需
求，其中包括周遭的性慾和熱情，還有我們維持生存基本需求的事物，
例如金錢、房屋、食物、衣服和充滿愛的關係。第一脈輪也管理它所在的
身體部位，包括我們的性功能。

● 第二脈輪

位置——腹部（參閱圖表2.6）

顏色——橘色。

內分泌腺——卵巢或睪丸。

描述象徵——水元素和水中動物，例如魚和蜥蜴。它的陽性元素包括
我們如何向別人表達感覺，如何在人世間創造；陰性元素包括吸收或
詮釋別人的感覺；自我批判自己的感覺與創造力；能夠吸收感覺和創
造需要的生命能量。

源頭——感覺；創造性能量；誕生與消化活動（針對嬰兒、事業、想
法、計畫或任何事）；女性的力量。

---

1 Richard Gerber, 美國振動醫療（能量醫療）的先驅，本理論出自其著作Vibrational Medicine,
389.2 Bruyere, Wheels of Light: A Study of the Chakras, 152.

2 Bruyere, Wheels of Light: A Study of the Chakras, 152.

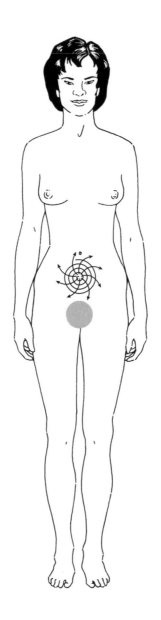

圖表2.6　第二脈輪

運作健全的第二脈輪賦予「我感覺」的意識。

寶座——感覺和我們對感覺的覺察（感覺是身體的語言）；創造力；女性身份認同。

關鍵字——感覺、創造性。

能量類型——氣的能量，中國系統視氣為生命能量。

肉體性溝通的風格——透過適當的肉體媒介，感受和表達我們的感覺，像是哭、尖叫或笑。

精神性溝通的風格——感覺的交感性；能體驗自己或別人的感覺，才能認識並清除自我破壞的信念。這種天賦幫助我們剖析情緒，情緒是結合想法的感覺（例如，我很生氣，所以我很糟糕。）

直覺性溝通的風格——利用感覺的交感性學習靈魂的功課，或是幫助靈魂更加完整地與身體整合。這可能包括體驗我們傷害的人的感覺，或是確實體驗到我們靈魂的感覺，讓感覺能更完整地與身體整合。

問題——發炎的問題，像是憩室炎和結腸炎；闌尾的疾病；腎臟問題（童年課題）；生育問題；女性問題，例如經前症候群、念珠菌感染、卵巢疾病和泌尿道問題；因為自己或他人保留的、陷入的或未表達的情緒導致的問題；互相依賴（實際承擔或儲存另一個人的感覺）；創造力受阻。成癮的症狀包括過度攝取以麩質為基礎的碳水化合物；購物成癮；情緒化或缺乏情緒。

健康祕訣——控制麵包、替代性無麩質產品、山芋、甘藷、柑橘的攝取，和其他低血糖的甜品是否有導致成癮的物質。考慮舒緩性的運動，例如太極拳、氣功、瑜伽或游泳。

內容——對自我和別人的感覺。

　　我們的第二脈輪位於腹部,是感覺和創造力的中心。我們會透過這個脈輪開始認識我們對於自己的內在和外在世界的反應,然後決定我們如何表達這些反應。源自於這裡的感覺跟源自第一脈輪的感覺比較起來,通常「比較柔軟」,而表現這些感覺最健康的管道,就是透過創造或感情的方式。這個中心對女性特別重要。我認為,女性大部分的能量都儲藏在第二脈輪。關於生理的過程,第二脈輪與腸、腹部器官和女性生殖系統有關。

● 第三脈輪(太陽神經叢輪)

位置——太陽神經叢區(參閱圖表2.7)。

顏色——黃色。

內分泌腺——胰臟。

描述象徵——空氣元素與空中的個體,包括鳥。陽性元素包括在這個世界表達自我;陰性元素包括關切自己及他人的意見及評價。

源頭——個人力量;自我和他人的評論;對於肉體/世俗存在的知識性理解;男性的力量。

寶座——自尊、力量、引導的意志力、辨識能力、男性身份認同。

關鍵字——力量、辨識。

能量類型——心智、知識性。

肉體性溝通的風格——被理解為概念、想法或知識性的理解,在膽的層次留下印記,幫助我們成功、與世界交涉、處理人際關係,同時做出有效的決定。

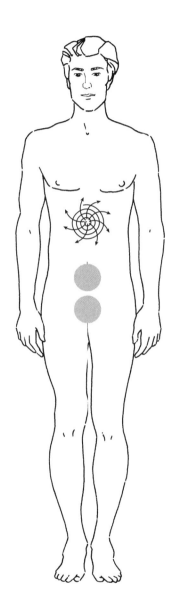

圖表2.7 第三脈輪

運作健全的第三脈輪賦予「我感覺和思考」的覺知。

精神性溝通的風格——所謂的心智交感或超感知力（clairsentience，清楚的感知）、覺知或感應的工具，具有合理性，但並非理性。這些資訊通常應用於解決個人力量、自我或其他評價的問題。

直覺性溝通的風格——利用心智的共感作用，有效地在這世上占有一席之地，幫助靈魂達成其目的。接收到或產生的資訊通常會創造一些情境、機會和事件，對整體的靈魂和自我有益。

問題——消化和新陳代謝疾病、體重問題、感覺困惑或瘋狂、權力課題。當與心臟有關時，則會有互相依賴和照料（夾雜著愛和權力的需求）的問題。不同的器官會有不同的問題：肝的問題代表對男性或男性本身的憤怒；脾臟的疾病代表女性的憤怒和防衛課題，或是錯誤使用女性權力；胃的問題代表嚥下別人的意見或想法；膽囊的問題代表對於男性、自己的男性自我和世間的成就感到憤怒或悲傷；胰臟的問題代表吸收或保留生命中的「甜美」的能力受到壓抑、過度照料或滋養不足。腎上腺（第一脈輪）和腎（位於第三脈輪）與第二脈輪分享能量，所以也會反映權力和感覺的問題。腎上腺保留的信念，關乎我們對已知的危險或機會的創造性反應，而腎會保留童年時期對於情緒需求的認知。成癮的問題包括濫用含有咖啡因或能量飲料、咖啡、啤酒、玉米製成的酒和糖；工作過度；完美主義；過度批判；偏見導致的偏執或強烈憎恨。

健康祕訣——一天吃五至六次輕食，每一次都含有健康的脂肪（例如橄欖油或其他omega——3為主的脂肪）、低血糖碳水化合物和一種蛋白質。制定結構性的運動計畫。

內容——意見、差異的信念。

　　第三脈輪極為複雜。人們最常把它視為「力量中心」，有如一間倉庫，收藏了我們對自己和這個世界的評價、意見和信念。這些評價反過

來會影響我們的自尊和自信。也許這就是爲何這個能量中心被視爲認知的來源，這份「領會」可以告訴我們如何在學校、社會和世界的架構中活動。黛安・史坦（Diana Stein）在《女性的精神生活》（*Women's Psychic Lives*）描述這個中心是肉體和非肉體存在的「精神能量的幫浦」。她說：「這個中心是情緒和精神的平衡點，思想形式誕生於此。」[3]

　　這個中心對男性而言特別重要。我認爲這裡才是男性決策的根據點，而不是第一脈輪。這個脈輪也與我們的消化過程有關，與其中相關的器官有關。

● 第四脈輪

位置──心臟。

顏色──綠色、粉紅色、金色。

內分泌腺──心臟。

描述象徵──土元素和哺乳類動物。陽性的功能包括與他人的關係，還有我們對世界的付出。陰性的面向包括我們與自己的關係，還有我們願意從世界接收的事物。

源頭──療癒能量；我們內心深處的渴望；我們的夢想。

寶座──同情、關係。

關鍵字──愛、療癒。

能量類型──星光（與星光層和夢的世界連結）

---

3 Stein, Women's Psychic Lives, 33.

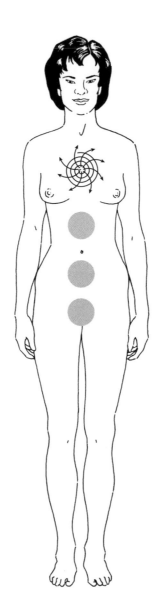

圖表2.8　第四脈輪

當第四脈輪的功能健全時，有助於增加「我滿懷著愛去感覺和思考」的洞察力

肉體性溝通的風格——透過實際的肉體感官溝通肉體和情緒的需求，包括心臟痛、劇痛和情緒的拉扯。用於徒手療癒的療癒能量來源、擁抱和肉體接觸。當我們從事我們喜愛的任何事情時，心都在溝通或接收。

精神性溝通的風格——接收來自每個面向的自我的訊息，透過夢或體外經驗（星光投射）引導，接收或傳送療癒能量，受引導的或自動的寫作，寫日記。

直覺性溝通的風格——發生在運用更高的頻率和透過心臟的能量時，例如在引領指導靈、光束、法則、體外脈輪的能量時，而當此脈輪完全成熟時，則是發生在引領神性本源或基督耶穌時，這都會因為我們的特質來呈現個別特色。靈魂的課題，例如付出與給予，或是活出我們的心的渴望，都是透過這個中心來被輸入、被引導、被療癒。

問題——心臟或循環系統的疾病或失調；血壓問題；與肺有關的問題，包括氣喘、過敏、支氣管炎和肺炎；關係問題；睡眠失調。與第三脈輪結合的話，還會有互相依賴和照料的議題。成癮的症狀包括濫用巧克力、糖和酒；愛情成癮（必須一直在「談戀愛」）；無法放下一段已經結束的關係。

健康祕訣——享受對心臟健康有益的地中海飲食；從事有氧運動，但也要多走路。

內容——建立連結的能力。

　　自古以來，心臟就被視為人體的中心點，也是頭頂的神性能量和陰部的生命慾望的融合點。黛安妮·伊瓦合曾經分享，在切羅基傳統中，情緒層面最重大的變化是「透過肺臟和能量橋，或是心臟後方的那扇門。」

　　的確如此，我們如果透過心、關係的中心、愛和熱情來做出生命中大部分的決定，這些決定將會是成功且可靠的。所以有些人會說，人類的成功取決於心的演化。

　　心的演化會出現精神性能量的變化，就可以證明這種說法。當我們出生時，心臟是綠的，象徵一種天生的療癒能力和能量。我們在繁衍的成人時期，心臟是粉紅色的，整合了頭頂的白色（目的）和第一脈輪的紅色（熱情）。我們最後會變成金色，這是宇宙的愛的顏色。就比較世俗的層面來看，第四脈輪會影響心臟和肺臟（循環和呼吸功能）參與的肉體過程。

　　近年來，人們才比較清楚了解心臟在肉體層面和情緒層面的重要性，在能量層面上也是如此。人們現在認為心臟是一種內分泌腺，因為它會分泌許多身體需要的荷爾蒙。心臟的電磁場（electromagnetic field，EMF）散發的能量強度是大腦電磁場的五千倍以上。心臟會散發五萬單位的「飛特斯拉」（femtotesla，電磁場的計量單位），相較之下，大腦只會散發十單位的飛特斯拉。心臟也像是我們的神經中心，協助管理體內每一個細胞和器官的健康，也有助於規範心理和生理層面的世代資訊。

● 第五脈輪

位置——喉嚨（參閱圖表2.9）。

顏色——藍色。

內分泌腺——甲狀腺。

描述象徵——與乙太元素或人性有關的形貌。陽性功能與表達和說出真理有關；陰性面向則是調適接受引導。

源頭——真理。

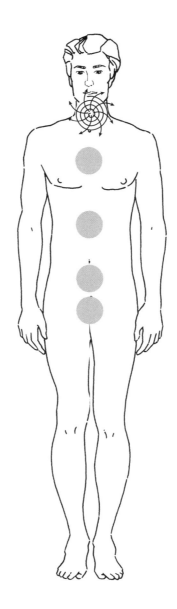

圖表2.9　第五脈輪

運作健全的第五脈輪可以讓我們說出：「我正在感覺和思考，用充滿愛的方式表達」。

寶座──智慧；責任。

關鍵字──表達。

能量類型──乙太，充滿靈性覺知的情緒能量。

肉體性溝通的風格──利用語言、聲音、唱歌、腔調或任何口語溝通的工具，表達我們肉體覺察的經驗、需求或情緒狀態。透過聽或讀來搜集這些東西。

精神性溝通的風格──靈聽力（清楚的聽見）的中心，對我們自己、指導靈或其他人精神性地聆聽與交談的能力。這也能被稱為口語的交感。受引導的書寫、通靈、靈媒和心靈感應的能力都與這個脈輪有關。最理想的狀態是利用這些能力去釐清和清理疲弱的心智信念模式，消除餵養老舊模式的能量索。

直覺性溝通的風格──這裡常被視為靈魂的寶座，未整合的靈魂每日的進入點。靈魂會透過這個脈輪說話，可能是用言語的形式，或是精神的形式，幫助我們創造必要的環境來達成目的。靈魂也會透過這個脈輪可取用的精神性管道，傳送或接受來自更高層存有的指引。

問題──任何影響喉嚨部位的失調狀況，包括下巴或嘴、甲狀腺、喉頭、扁桃腺和胸腺；因為沒有主張變成受害者；責任感過重或不足的問題；口部癖好導致的問題，像是過量進食，不斷說話或嘴裡有東西。在無聊、生氣或焦躁時會強迫性啃咬咀嚼鬆脆或鹹的食物。

健康祕訣──用健康的零嘴取代不健康的零嘴；情緒化的時候聽音樂；找一名運動的夥伴，在運動時說話；利用口頭的肯定來創造改變。

　　內容──在這個世界定義自我的能力。

　　第五脈輪對於顯化和自我保護非常有幫助。我們可以透過第五脈輪表現我們的想法、感覺、看到的事物、渴望和厭惡。這個脈輪的前側常被視爲責任感的位置，我們會透過這裡來拒絕或接受生命的選項。這個脈輪也與靈魂有關，常被視爲靈魂表達慾望的工具。它在精神層面上極具重要性，可以幫助我們分享不可見的自我接收的訊息。它在肉體上主管的是喉嚨和聆聽的過程。

● 第六脈輪（第三眼）

位置——額頭（參閱圖表2.10）。

顏色——紫色。

內分泌腺——腦下垂體。

描述象徵——與精神領導有關的形貌，例如聖者、高靈或上師。陽性面向與看到實現未來的能力有關，還有執行策略性計畫步驟的能力；陰性面向與自我形象及自我認知有關。

源頭——洞察力。

寶座——景象及觀想。

關鍵字——視覺。

能量類型——大腦的；第三眼的前方會吸引來自大腦和第七脈輪的能量。

肉體性溝通的風格——利用觀看、描繪或其他投射影像的能力，來溝通或決定肉體或情緒的需求或慾望。

精神性溝通的風格——這個脈輪會透過靈視（清楚的看見）能力，幫助

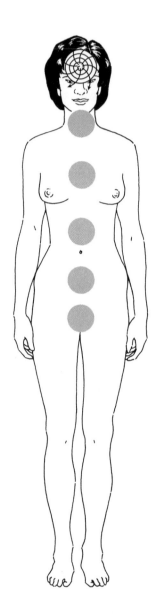

圖表2.10　第六脈輪

當第六脈輪發揮完整的功效時，我們會說：「我正在感覺、思考，
並且滿懷愛意地表達我所見的事物。」

我們看到內在的影像，包括顏色、符號、形式、象徵，以及來自過去的存有、事件或意見的具體或象徵性圖樣。有些人可以透過眼睛執行靈視功能。透過這個功能完成的事通常都是清楚地看見並運用想像的事物。

直覺性溝通的風格——靈魂使用這些工具溝通對未來的慾望，同時呈現一些必須改變才能達成的觀點。進階的直覺者可以利用想像力實際創造自己的投射。洞察力、靈感和其他視覺為主的能力，都是以此為根據地。

問題——腺體或內分泌的問題（這個脈輪與腦下垂體有關）；荷爾蒙失調；成長或發展的問題；不知如何計劃未來；視力問題；眉毛部位的疼痛，代表第三隻眼可能是利用過度或利用不足；青春期問題。成癮包括過度攝取任何食物，或任何食物的攝取不足，還包括狂食—清除的問題、厭食、暴食和其他身體形象的扭曲。

健康祕訣——吃無荷爾蒙、以草餵養的肉類和家禽；如果可以的話，用魚取代紅肉。利用視覺的能力促進健康，舉個例子，把食物分成小份，美麗地擺盤，安排一個燭光晚餐；把一個擁有你渴望身材的人的照片釘在冰箱或浴室鏡子上；利用視覺的想像，想像你想要成為的樣子。

內容——自我形象和糾正或修正對自我和世界觀點的工具。

自古以來，第六脈輪也被尊稱為「第三眼」，是我們內在和外在的視覺中心。透過這個脈輪，我們獲取、記錄和傳送描述現實的圖片、符號、顏色和影像。這個能量中心與腦下垂體有關，管理我們許多荷爾蒙和內分泌的功能，而它的生理健康就建立在我們的自我形象和目的之上。正如理察·蓋博說過，這個內分泌腺影響各方面的生理功能；在以第六脈輪為背景的情況下，「脈輪才能透過荷爾蒙對腦部活動的作用，影響我們的情緒和行為。」[4]

　　腦下垂體被視為重要的能量器官，它含有磁鐵礦，鳥的體內具有這種高度磁性的元素，可以幫助牠們找到正北方，在飛行時維持平衡。科學家已經在人類的腦下垂體附近發現聚集的磁鐵礦晶體，這意味著腦下垂體可以解釋我們為什麼對磁場（還有電場）很敏感。很多人都擔心人為產生的電磁波會對我們的健康造成負面影響；腦下垂體可以作為一種警告機制，提醒我們正在接觸這樣的能量場，有損我們的健康。[5]我們就像經過硬體設計，會透過腦下垂體評估這些能量場。

　　根據我的觀察，腦下垂體會與第二脈輪合作，達到顯化的效果。當來自第二脈輪後側的紅外線能量，受到一種情緒的渴望刺激時，會進入第六脈輪的後側。前側的腦下垂體會接收這股能量，同時也會接收眼前無數的選擇。

　　這些充滿可能性的生命途徑是由神性本源向外伸展，會像光流一樣進入我們的第六脈輪。這種融合情緒和神性的能量接下來會進入一個空無一物的空間，而這就位於腦下垂體的正中央。

　　這個空間儲存了我們的自我形象，還有與之相符的信念。這些設計有助於我們選擇一種進入生命的途徑。接下來，我們的選擇就會投射在腦下垂體的前側或後側，然後建立我們的未來。我們內在的設計如果是自毀的，我們就會選擇一個負面或不成熟的未來。我們的內在設計如果是自愛的，我們就會選擇一個向上提升的未來。

● 第七脈輪（頂輪）

位置——頭頂（參閱圖表2.11）。

顏色——白色或清明無色。

內分泌腺——松果體。

描述象徵——靈性的實體或本質，例如靈體或神的形式、天使或力量。其中包含的陽性能力就是透過表達我們的目的，活出我們的神性身份意識，陰性能力就是吸收能滋養我們靈性本質的重要能量。

源頭——神性的覺察。

寶座——我們與整體的合一。

關鍵字——神性。

能量類型——神聖的，源自地球時空外的靈性，轉化而成的物質形式。

肉體性溝通的風格——透過我們的想法和任何有助於我們神聖目的的行動，來描繪出我們的肉體需求和情緒渴望。

精神性溝通的風格——一種更高層次的動覺覺知，感覺就如神的啓發、超語音的高峰經驗、靈性的覺醒或類似的經驗。這裡是靈性交感、與超現實靈體調校連結的中心。

直覺性溝通的風格——預知的源頭，可以感受到渴望與神性本源連結的能力。

問題——免疫系統失調；癌症；骨骼疾病；神經系統失調。所有與松果體有關的問題，松果體就如精神性調校及目的中心，也是免疫系統的管理員。學習的問題或困難；精神分裂；多重性格問題；神經官能症或精神性疾病；重度憂鬱。頭痛、暈眩或輕微頭暈。分裂或不扎根；任何

---

4 Gerber, Vibrational Medicine, 370.

5 www.affs.org/html/biomagnetism.html; Lindsay, "The Compasses of Birds"; www.item-bioenergy.com

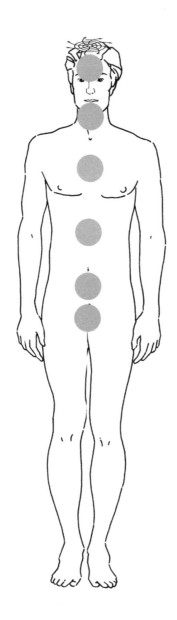

圖表2.11　第七脈輪

發揮完整功能的第七脈輪可以帶來以下意識:「我正在感覺、思考,
並滿懷愛意地表達我所見的神性目的。」

類型的失衡；缺乏自我了解；缺乏方向。成癮可能包括過度投入一個宗教或靈性團體，或該團體的教條；過度飲食或飲食不足；強迫性的禱告或冥想。

健康祕訣——攝取與靈性價值有關的食物；利用規律的祈禱或冥想；記得運動（可以為了靈性事務放棄）。

內容——認識途徑和目的的接受性工具。

　　第七脈輪與松果體、大腦皮質或更高的脈輪連結，會管理許多體內和體外的功能。蓋博說過，「身體會透過一股進入頂輪的流動接收能量流」。[6]

　　第七脈輪是更高層覺知的「精神中心」，它會接收必要的靈性能量和指引，才能啟動我們的目的。因為它與更高層次連結，所以這也是我們的神性中心，我們可以透過這個位置，知道我們與神性本源和其他靈性的存在是連結的。

　　近期的研究認為松果體與生化及電磁的特性有關，可以促進健康，也能促發覺醒。就生化層面而言，松果體管理色胺酸的利用，色胺酸是一種胺基酸，可以產生荷爾蒙，管理睡眠、食慾、情緒、晝夜節律、體溫和意識，以及神祕、超自然的經驗。[7]

　　我有二十年的執業經驗，深信松果體應該是我們的主要器官，不只掌管我們的肉體健康，還包括我們的靈性健康。我們出生時，它仍與神

---

6 Gerber, Vibrational Medicine, 371.

7 www.item-bioenergy.com; Haimov, "Melatonin," 106-111; Dale, Advanced Chakra Healing: Energy Mapping on the Four Pathways, 4, 139, 272; www.acutcmdetox.com/tryptophan2.html; http://en.wikipedia.org/wiki/Tryptophan; heybran.org/~bbishop/search/AP_Psychology/endocrine%20systems.html; Roney-Dougal, "Recent Findings," 313-328; Callaway, "A Proposed Mechanism for the Visions of Dream Sleep," 119-124; http://www.rickstrassman.com/dmt/chaptersummaries.html.

性本源保持連結。一個小孩如果不支持自己獨特的身份意識，松果體就會被重金屬包圍，作為一種保護，例如汞、鋁或鉻。這些金屬其實會阻礙理應在十三歲發生的靈性覺醒，可能在日後導致人生的問題，包括憂鬱和失眠。

人到了更年期時，無論男女都應該把荷爾蒙的管理功能從性腺體（卵巢和睪丸）和腦下垂體轉移到松果體，才能啟動一連串的荷爾蒙改變，而這可以提昇我們的意識，促進肉體健康。

我們隨時都可以躍升進入松果體的層次。我曾替一位非洲女性治療，她在一個月內心臟病發三次。她在接受一次能量療癒後，將重心從腦下垂體轉移到松果體。她再回去看醫生做心臟超音波檢查時，發現心臟完全健康，毫無問題。她的創傷問題也隨之消失了。

五個體外的脈輪

人類的肉體是以能量系統為基礎，我們為了能完全了解人類，就必須認識五個最上層的人類脈輪。這五個脈輪與肉體連結，但是不是位於肉體內。它們比較像是介於更高層、不可見的脈輪以及體內脈輪之間的調解者。它們的存在證明了C. W. 李德彼特（C. W. Leadbeather）的看法，他認為「脈輪天生分為三種類型，分別是生理的、個人的和靈性的。」[8]

基本上，較低的七個脈輪會將我們的肉體、心智、情緒的和靈性的能量，與肉體融合凝聚在一起。七個脈輪內的改變比較會造成實質、可觸知的結果。就像我們得到一份工作、生病、康復、得到或失去一份關係。然而，就如蓋博的觀察，這七個脈輪為我們的身體提供管理功能，但還

有其他的靈體或能量會影響我們。他說：「肉體內的改變只是同時發生在各種能量層次上的生理事件的結果，這是可觀察到的結果。」[9]其中一種層次包括最上層的五個脈輪，它們負責連結物質及靈性的能量中心。它們結合了可見的和不可見的，最常運用自然力的能量和天上的能量。

　　四大元素的能量與創造地球層次的量子類型有關，這包括火、水、風和土。這四種元素會結合以形成另外六種元素：木、金屬、石頭、乙太、光和星光。（關於如何利用這些元素，請參閱我的著作「進階脈輪療癒」系列）。天界的能量通常會以更快、更高的頻率運行，可能是透過速子（tachyon），這是一種移動比光速還快的粒子。這些能量與概念、想法、通則、價值和靈性有關。我相信最上層的五個脈輪會與它們自己專屬的一種魔法合作。透過這些脈輪，魔法會成真，想像會變成現實，而人性會得到救贖。這些脈輪可以交換元素和天界的能量。現在讓我們深入介紹每一個脈輪。

● **第八脈輪**

位置——約位於頭頂上方一點五英吋的位置（參閱圖表2.12）。

顏色——黑色、銀色或紫外光。這個脈輪常是黑色的，反映了我們吸收別人能量的能力。當我們決定自己不再需要像巫術般接收他人的能量，它就會變成銀色或紫外光的，這象徵作為一個清晰的能量管道的能力。

內分泌腺——胸線。

---

8 Leadbeater, The Chakras,

9 Gerber, Vibrational Medicine, 371.

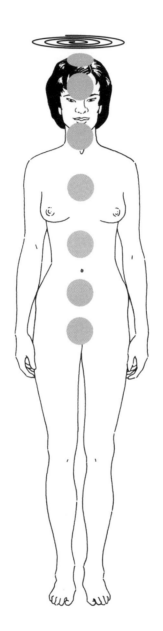

圖表2.12　第八脈輪

運作健全的第八脈輪可以讓我們說出：

「我正在感覺、思考和充滿愛地表達我以時間觀點看到的神性目的」。

描述象徵——陰性為主的脈輪，具有陽性的核心，最常與視覺影像有關，例如月亮、星星、宇宙的暗夜、行星、其他次元和時間本身。其中的陽性元素包括我們活出我們的業力的方式；陰性面向則是保留記憶的能力，有如我們的個人抄寫員。

源頭——所有過去的知識；業力記憶；進入其他次元和時間的切入點。

寶座——時間及永恆；業力；靈魂關係；通過時間連續統或其中的通道。

關鍵字——時間。

能量類型——空間的。

肉體性溝通的風格——影響我們對平衡、時間及計畫的感受。進入過去發生的情緒和肉體經驗的關鍵。

精神性溝通的風格——進入過去世資訊、今生的訊息、另類現實的通道、其他次元及層次、挑選的及可能的未來的切入點。

直覺性溝通的風格——這個位置管理我們的命運點，還有我們的靈魂在我們出生之前針對生命事件所做的決定。我們也可以在這裡改變這些決定。

問題——時間課題（總是太早或太晚）；新陳代謝；困難的關係；長期的問題和疾病。任何從過去世帶來的問題，無論是肉體的、情緒的、心智的、關係的或與職業有關的。還有許多成癮與這個脈輪有關，所以都與吸收他人能量的傾向有關。我們如果有這個傾向，就會渴望各種形式的物質、藥物、刺激物和壓抑，以獲得補償。

健康祕訣——利用引導的視覺化和意念，把脈輪的顏色從黑色轉為銀

色或紫外線。這可以消滅大部分的成癮傾向。接下來可以運用「薩滿的飲食」，其中包含健康和純淨的食物，只添加少許的糖或鹽。

內容——阿卡西紀錄，這本書記錄我們在任何一世做過、經歷過、想過或說過的一切。

第八脈輪有趣得不可思議。我是從下往上發現這個脈輪的存在。它位於頭頂上方大約一點五英吋的位置。「你可以把左手掌放在你的頭頂正中央的上方，注意一股能量，就能感覺到它。」[10]我則認為它是平的，所以很難從上往下找到它。

當我運用這個脈輪時，我才相信它是進出時間連續統的通道。根據我的個案和學生的報告，他們進入這個脈輪裡時，常覺得身處在某一個空間，看到不同的星星的或行星的影像。我們也可以在這裡發現風、圓圈和線條，還有進入我們自己和別人的過去、現在和未來的路徑。

人們也可以在這裡找到「阿卡西紀錄」，這裡面記錄了我們在這一世或其他世見過、做過或說過的所有一切。切羅基派老師伊瓦合把這些紀錄稱為「認識的聖殿」，其中包括「針對我們共存於這一世和其他世的表達的所有設計」。[11]因此，我們可以透過第八脈輪取得關於我們的過去的任何東西。如果運用得當，我們還可以讀到別人的過去。我們可以前往當下或其他次元的任何地方，探究可能的或注定的未來。我們也可以在這裡讀到其他的過去、現在和未來。當我遇到的個案，他們的問題如果在於很難將自己的問題與別人切割時，我通常會引導他們進入自己的第八脈輪。

舉個例子，一位總裁花了兩個療程的時間，試圖了解自己為什麼害怕飛行。對他而言，這是擺明很危險的事。我讓他感覺自己的第八脈輪，畫出他的「本我之書」（阿卡西紀錄），然後檢查一些描述了他的恐懼的

來源的影像。他想起他小時候，聽到他父親閱讀報紙上的空難新聞。當我的個案在重新取得這個訊息時，有助於他重新思考「飛機都很危險」這件事。不過還有另外一位個案，她罹患一種罕見的致命的心臟癌。她曾經動過兩次手術，正在思考是否要動第三次手術。我們喚起她的阿卡西紀錄，她回顧童年，尋找創傷。一個禮拜之後，她打電話給我。她的癌症完全消失了，但也只剩下三分之一的童年記憶。其他的記憶隨著癌症抹滅不見。

第八脈輪也包含另外兩個重要的能量中心。其中一個是「生命之書」（Book of Life）。阿卡西檔鉅細靡遺地呈現事實，生命之書則只會對已經發生或即將發生的事提供正面的觀點。它會讓閱讀的人透過美化的濾鏡看待過去、現在或未來，看到所有經驗、想法或互動的益處。

當人們真的無法擺脫，或是無法釋放長久以來的罪惡感、憤怒或形式，我就會利用這本書。舉個例子，我曾經與一位女士合作，她在童年時期曾經被父親性虐待，無法原諒父親的殘暴。我相信她這種無法寬恕的態度就是她罹患癌症的根本原因，也是心臟病侵犯身體的主因。我們透過生命之書的鏡片經歷性侵這件事，讓她可以從這些經驗中學到一些功課，原諒她的父親，放下內心的憤怒。結果她的癌症和心臟病在一個月內都消失了。（我們要知道，虐待是永遠不被允許的。然而，當虐待已經發生，受害者在第一次處理這個創傷的情緒和結果之後，必然得朝寬恕的方向前進。其他的面對方式只是*繼續被過去奴役*。）

另一個能量中心則是「陰影紀錄」（Shadow Records），其中記載從來沒有被做過、說過或想到的事。這就像在第八脈輪周圍的一層薄

---

10 Stein, Women's Psychic Lives, 36.

11 Ywahoo, Voices of Our Ancestors, 106.

膜，籠罩阿卡西紀錄的陰影。我的個案如果很好奇，自己如果在過去做出不同的決定，會發生什麼事，我就會引導他們進入「陰影紀錄」。這些紀錄也會凸顯各種可能發生的未來的不同結果。「陰影紀錄」對清除遺憾特別有用，所謂的遺憾就是相信我們已經或可能失去了一個令人渴望的機會。

　　就整體而言，第八脈輪包含豐富的業力訊息，記錄我們必須努力解決的問題，還有我們必須獲得的學習。我們會把對於別人的資訊，以及別人在我們生命中扮演的角色的資訊，都記錄在第八脈論裡，因此我們可以在這裡發現許多目前正在影響我們的能量索。我們可以透過第八脈輪追溯自己的模式（我們陷入的習慣性過程），所以對於療癒長期的肉體或情緒問題，還有困難的關係而言，這是非常寶貴的切入點。由於第八脈輪與時間有關，我們也可以透過它解決很多與時間有關的課題。

● 第九脈輪

位置──大概位於頭頂上方一個手臂長的位置。（參閱圖表2.13）

顏色──金色或紅外線。

內分泌腺──橫隔膜。

描述象徵──蘑菇形狀；陽性外觀，具有陰性的外罩。（它的外觀當然還是要視呈現的靈魂的本質而定）。其中包含與一個特定的人有關的所有符號、模式和原型；每個符號都會像一個染色體般運作。其中包含的陽性能力是在肉體留下印記，設計肉體，塑造一個符合靈魂目的的人生，而陰性的能力則是傳導來自神性本源的能量，改變靈魂本身。

源頭──創造和改變的能量；主要的計畫；生命種子。

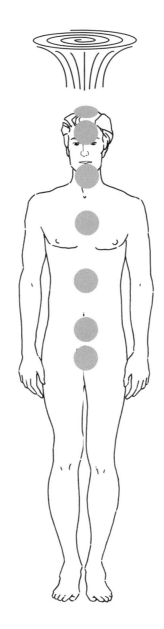

圖表2.13　第九脈輪

運作健全的第九脈輪會引導你知道：

「我正在感受、思考和充滿愛地表達我以時間觀點看到的神性目的，同時還在創造我的一切。」

寶座——靈魂基因及模板；個人原型及符號。

關鍵字——靈魂。

能量類型——放射性的。

肉體性溝通的風格——幫助我們選擇適合的卵子及精子投胎，監督肉體和情緒的設計功能。

精神性溝通的風格——透過符號、原型、設計、宇宙及個人化的感覺及現實，對我們自己及外在的力量說話。代表我們對於自我的基本信念的所有符號。

直覺性溝通的風格——我們在這裡可以為了療癒、洞見和知識，接通自我及靈魂的呈現方式。我們可以在這個脈輪取得靈魂的知識、人生的目的和任務、命運點、重要的關係和力量符號。這也可以幫助我們掀開靈魂的傷害，目的是要療癒這個傷害。

問題——由過去世帶來的成癮。這也可能包括過度關心別人，造成補償的渴望，像是讓自己挨餓。

健康祕訣——記住除了別人的健康和幸福，自己的健康和幸福也很重要。選一個族群或文化的團體，依循它們的指導，像是「創世紀飲食法」（Genesis Diet，就像亞當和夏娃在伊甸園的飲食）或是其他的靈性方法。

內容——靈魂和自我的設計。

　　人們對第九脈輪的認識最少，但我有時相信它是最重要的脈輪之一。我認為榮格派的諮商師常在不知道的狀況下運用第九脈輪的層次，這裡就像「我們的靈魂的寶座」，會透過影像、原型、模式、數字或其他

基本的符號溝通。

這個脈輪的運作其實就像我們其中一個肉體細胞。它包含我們的靈魂基因，還有我們針對自己的肉體所做的選擇，在選擇底下蘊藏的設計。這裡還有我們的情緒狀態及心智的信仰。蓋博在《振動醫學》（*Vibrational Medicine*）這本書中提過，這些基因就像一個樣板，而乙太體就像是肉體的骨架。他還提到：「能量會先在乙太層次改變，然後才會顯化成肉體的細胞事件。」[12]在這個脈輪中，藏有我們靈魂的目的的功能性種子，還有關於我們人生目的及人生任務的資訊。

所有的療癒一定都要鎖在第九脈輪內，才能獲得完整的整合。我們只有透過療癒靈魂體，其中包含我們從這一世帶到另一世的所有資訊，我們才能確定自己不會一再重複自己的功課。

● **第十脈輪（扎根的脈輪）**

位置——約位於腳底下一點五至四呎的位置。（參閱圖表2.14）

顏色——大地色，包括檸檬黃、咖啡色、淡紫色、黃褐色、石灰黃、橄欖綠和黑曜石色。

內分泌腺——骨頭。

描述象徵——包括四種地球元素：火、地、水和風。陽性功能與消除廢物和疏通能量有關，以達成真實的人生成就；陰性元素與為整個系統接收地球能量有關。

---

12 Gerber, Vibrational Medicine, 371.

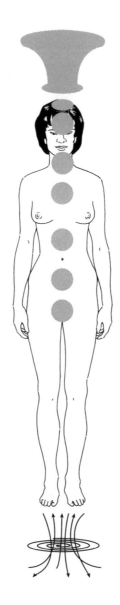

圖表2.14　第十脈輪

運作完整的第十脈輪可以讓我們說出：
「我正在感覺、思考並充滿愛地表達我用時間的角度看到神性目的，
同時能用扎根、實際的方式創造一切。」

源頭——日常能量；日常的淨化能量；讓身體富有靈性的必要能量；滋養和物質；關於剛剛過去的、現在的或日常生活事務的資訊。從我們的基因池挑選肉體的特徵，幫助我們面對一生的挑戰；透過我們的腳，傳遞來自過去世的資訊；透過我們的腿，傳遞來自家族血統的資訊。

寶座——日常生活能量及資訊。

關鍵字——扎根落實。

能量類型——自然元素的。

肉體性溝通的風格——傾倒源自於肉體、情緒體和氣場的廢物。接收來自土壤的自然界能量，將它灌輸進入肉體能量系統。對於女性而言，這儲藏在腹部的脈輪；對於男性而言，這儲藏在太陽神經叢的脈輪。提供並維持「戰鬥或逃跑」必備的能量流，以應付日常生活的事件及危險。

精神性溝通的風格——有效地接收能量的關鍵。這個脈輪是扎根的脈輪，可以透過把所有能量鎖在土壤裡，讓脈輪校準一致。若是沒有扎根，能量體就會過於害怕，無法傳送或接收適當的資訊，或是無法維持界線。

直覺性溝通的風格——這就像靈魂的鎖或定位點，這必須是所有層次的物質體和能量體都完全整合，才能達成它的目的。

問題——腳、腳踝和腿的問題。腎上腺問題（沒有扎根會影響逃跑或戰鬥的反應；這個功能是與第二脈輪及第三脈輪共享的）。逃避的問題；一種虛幻或「外出午餐中」的感覺；偏執、精神分裂，以及和某種形式的分裂有關的神經官能症或精神病。很難集中注意力，或是很難安住在身體裡；因外界的影響受傷，包括有害的靈和危險的人；因為這裡保有所有被否認的家庭問題，所以當我們要療癒童年或世代相傳的虐待或虐待模式時，這裡是很重要的元素。成癮的狀況包括渴望根莖類

食物，像是堅果和馬鈴薯，或是由根莖類製成的食品，像是馬鈴薯釀製的伏特加。這裡是對電污染和其他人為或天然的電動勢（EMF）能量敏感的源頭；宇宙和行星的光束；季節性的放射物，像是菊科植物或其他導致花粉熱的物質；黴菌和酵母；還有化學物質，包括在畫和地毯內的化學物質。

健康祕訣——盡可能過著有機、無化學物的生活；每天到戶外活動；遵循東方的養生保健方式，飲食和運動都是根據季節的變化。

內容——地球的記憶、需求和轉化能力。

　　我認為在靈性運動中最大的弊病，就是欠缺針對第十脈輪的教導，或是教導不完整。我們如果不能扎根落實，根本就無法有效地過日子、執行精神性的功能或實現生命目的。

　　扎根意味著我們能與這個地球完全連結：我們就在我們的身體「裡面」。扎根的人能利用自己完整的身體機能、能力和經驗，因此可以處理任何狀態。他們的這種方式就像香巴拉（Shambhallic，梵語的極樂世界）的戰士，這群靈性戰士可以完全無畏地活著，隨時準備採取行動。

　　沒有扎根的人很容易辨識。他們很常無法專心、呆滯，無法知道自己的需求和感受。當我沒有扎根時，我常覺得自己不在自己的身體內。這是一種很典型的恐懼反應。我們很多人都跟經驗和自我失去連結，導致無法處理問題。

　　我在工作的過程中發現第十脈輪就像地球的肺，會吸入肉體和情緒體需要的元素，還有脈輪及光的系統需要的元素。它也將這些系統的所有廢物釋放進入土壤，進行轉化。當我們和他人沒有扎根時，可能無法觸及一種已經覺察到的創傷。當我們沒有在第十脈輪內扎根時，可能會

有一種嚴重的無力感，無法應付壓力，無法應付日常生活的現實，無法維持界線，也無法清楚地思考。我們可能很難區隔自己和他人的感覺或現實。當我們與自己的第十脈輪斷了連結時，就很容易遭受任何本質的物質性或精神性攻擊。當我們無法得到這個脈輪的完整協助時，也不可能實現我們的人生使命，因為創造必須仰賴靈性和物質能量的完整融合；我們是透過這個脈輪吸收到物質能量。

　　我每次想到第十脈輪時，都會想起我首次親身接觸到它的經驗。幾年前，有位男士來找我，要我幫忙找到他的太空船。過去多年以來，他因為這個追尋，一直無法在一份工作或關係裡面安定下來。我透過精神能力，看到他的靈魂只存在於他的上半身。他的下半身末端完全沒有自我，他甚至抱怨自己時常腳麻。我沒有幫他找太空船，而是問他，他是否願意讓我幫助他扎根。他同意了。我幫助他透過呼吸和想像，找到並看到自己的第十脈輪。

　　結果，他的言行舉止徹底改變了。他的目光凝聚，不再緊張不安。他開始談論自己的一生如何痛苦，包括他如何成長，直到他二十多歲的那段時光。過了一會兒，他承認自己可以透過尋找太空船，避免處理這份苦痛。我們花了幾次療程的時間，協助他學習面對問題，學習如何扎根。他之後也願意接受一位心理健康專家的長期治療。

　　這個故事引出了第十脈輪另一個有趣的功能。我相信這個脈輪保留了我們許多家族的傳承和過去世的議題。我其實認為，它在這些方面扮演非常重要的角色。

　　第十脈輪會在母親懷孕之前或懷孕期間，與第九脈輪一起挑選肉體的染色體，管理我們的基因組合。第九脈輪是根據靈魂的需求做出決定，第十脈輪則是根據我們祖先的背景實現它的主張，它會從基因池裡挑選基因，讓我們能應付我們將會面對的肉體和心理挑戰。

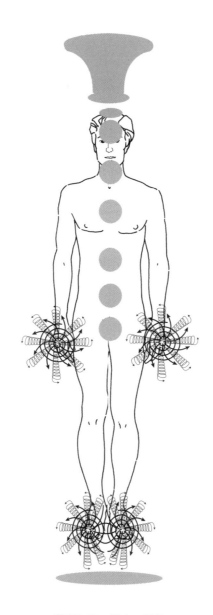

圖表2.15　第十一脈輪

運作健全的第十一脈輪可以幫助我們說出：
「我正在感覺、思考並充滿愛地表達我用時間的角度看到的神性目的，
同時有應付任何狀況的能力，用扎根和實際的方式創造一切。」

● 第十一脈輪

位置──手和腳的周圍。（參閱圖表2.15）。

顏色──粉紅色。

內分泌腺──結締組織，這裡也是經脈的原生位置。

描述象徵──任何與付出及接受有關的影像，例如一隻張開或緊握的手。它的陽性功能關乎對這個世界投注能量、把握或拒絕機會；陰性功能則與接受協助或得到幫助有關。

源頭──能量轉移；接收或傳送能量的進入點，以符合我們的需求或處理狀況。

寶座──肉體能量的轉變。

關鍵字──轉變。

能量類型──乙太的。

肉體溝通的風格──吸收外界的自然力或情緒能量，將它轉換成肉體或情緒體需要的能量，才能回應任何狀態。舉個例子，我們可以從暴風雨或一個生氣的人身上吸取能量，然後適當地利用這股能量，應付緊急的氣候狀態或有危險性的人。

精神性溝通的風格──解讀外界力量的能量性質，吸收一個狀況背後的實際能量，提供原始能量做出精神上的回應。這個脈輪也可以透過我們的手和腳送出能量，處理這個狀況。

直覺性溝通的風格──給予靈魂所需的手和腳，以滿足自己的慾望、保護自己、把肉體的能量轉化成靈性的能量，同時能接受協助或資訊。

問題──與手或腳有關的問題。有關達成自己想要的事物的問題；接

受或接收幫助、資源和輸入的問題；很難應付困難或危險的狀態；恐懼時無法有效地處理事情。進行靈性工作時會失去能量。成癮包括難以控制對權力的慾望，或是剛好相反，對於無能為力的渴望。

健康祕訣——規律地吃和運動；願意認真地玩樂和生活。創造一個架構，並且能依循它。

內容——把肉體能量轉換成精神或靈性能量的能力，以及相反的轉換能力。

史坦曾說過：「那些比較少談到的脈輪是在手掌裡的脈輪……還有在腳底的脈輪。」[13]認識第十一脈輪對能量非常有益。你會看到在手和腳的周圍有粉紅色的薄膜，而這個脈輪可以把外界帶電的肉體或情緒能量，轉化成我們身體思考、回應及反應需要的原始能量。舉個例子，當我們覺得疲倦時，我們可以透過腳來汲取自然界的能量，透過我們的手浸淫在大雷雨的力量裡，或是吸收一個憤怒的人的負能量，然後把它轉換成我們自己反應的力量。我們也可以透過這個脈輪釋放自己的能量，才能擺脫一些對個人成長無益的限制、抵抗和痛苦，或是藉此引導精神或肉體的能量來影響改變。

我曾聽過許多學生和個案成功運用這個脈輪的經驗。有一位女性不斷被男上司侮辱詆毀。她開始想像他送給她的能量是黑色的。當他開始把這團黑能量指向她時，她開始刻意允許黑能量進入她手周圍的粉紅色脈輪。她接著會讓這團黑能量離開她的身體，吸收這股能量，並把這團能量想像成一道粉紅色的光，反射在他的身上。她會沉默地進行這個過程。她後來向我回報：「他就像舌頭打結了！幾乎每次當我這麼做時，他就會滿臉漲紅，吞下想說的話，搖著頭，彷彿摸不著頭緒，然後就走開了。」

任何類型的療癒者，包括徒手療癒者、護士、醫生或諮商者，如果知道如何運用這個脈輪的手和腳的出口，就能達成更好的療癒效果。我們如果要轉換負面或生病的能量和認知，然後用正面的方式將它們反射回去，第十二脈輪是非常有用的。

● 第十二脈輪（次要脈輪系統）

第十二脈輪其實是集合了身體和氣場的三十二個點。我把這些體內的點視為次級脈輪系統。這三十二個次要的點就像與第十二個脈輪有關的內分泌功能。當這些點連結在一起時，就會如串流進入心臟，而心臟就會為身體設定最佳的調性。大部分的次要脈輪都位於體內，有些則位於體外。舉個例子，第三十二個次要脈輪位於地球的核心，因為我們是否能汲取特定的自然界能量，與我們的肉體生存息息相關。

三十二個體內的次要脈輪點如下（參閱圖表2.16和2.17）：

1. 小腿
2. 臀部
3. 尾骨
4. 薦椎
5. 腰椎
6. 胸（背）椎
7. 頸椎
8. 顱
9. 連至靈魂的銀色能量索
10. 腳中沸騰的溫泉
11. 腳踝

---

13 Stein, Women's Psychic Lives, 36.

12. 膝蓋

13. 大腿

14. 髖骨

15. 肚臍及性器官

16. 闌尾

17. 腎和腎上腺

18. 大小腸

19. 胰臟

20. 肝臟

21. 膽囊

22. 脾臟

23. 胃

24. 橫隔膜和肺臟

25. 手臂

26. 手掌中沸騰的溫泉

27. 手腕

28. 手肘

29. 鎖骨

30. 喉嚨（包括喉頭、甲狀腺和舌頭）

31. 大腦的頂部（具有靈性傾向的功能，與大腦、松果體、腦下垂體、下視丘和視丘腺體有關）

32. 地球的核心

　　每一個次要脈輪都與主要脈輪有數字上的連結，也與脊椎上一個特別的椎骨有關。我們會在第十二章更深入地介紹這些存取點。每一個次要脈輪也與一種特定的人的原型有關。

　　就整體而言，我們的十二個脈輪能確保自然力量與我們身體之間的連結。十二脈輪確立了我們的人類身分，因為它的界線就是人類可見的

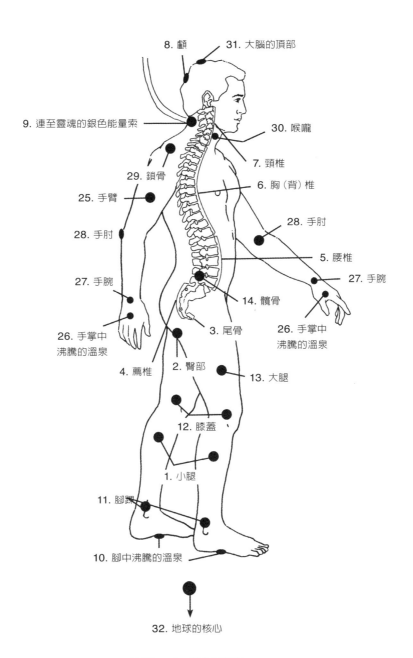

圖表2.16　第十二脈輪

第一至十四個點以及第二十五至三十二個點

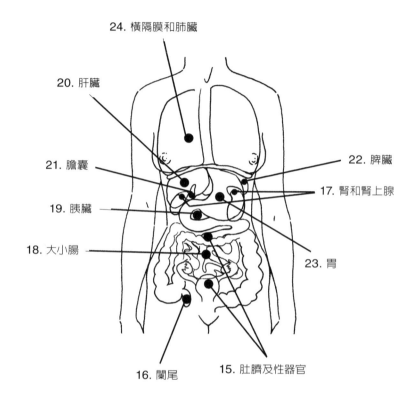

24. 橫隔膜和肺臟

20. 肝臟

21. 膽囊

19. 胰臟

18. 大小腸

22. 脾臟

17. 腎和腎上腺

23. 胃

16. 闌尾

15. 肚臍及性器官

圖表 2.17　第十二脈輪

第十五個點至第二十四個點

和不可見的能量體。「人類是一個靈魂,擁有一個身體——但其實有好
幾個身體。人類除了有可見的媒介,可以用來與下層世界的事物打交道,
還有一般肉眼看不到的媒介。」[14]

　　第十二脈輪會與我們的氣場連結,所以當它開放接受不明顯的能量
時,能有效地把我們包覆起來。這就很像人類學家卡洛斯‧卡斯塔涅達
(Carlos Castaneda)在與亞奎族(Yaqui)印地安足球員唐璜訓練時發
現的蛋形能量體。不過,第十二脈輪(還有靈光場)並不等同於包圍身體

的能量蛋。我們會在第七章介紹能量蛋。我和卡斯塔涅達描述的差異在於，我看到一些線將這個外在的殼與我們的內在自我連結，讓我們能像一個既開放又封閉的系統運作。

其他能量體

還有其他能量體和通道組成了我們的精微結構，數量如果沒有上百個，至少也有數十個。以下只列出了部分，以及它們的功能（更多資訊請參閱我的另一本書《精微體》）。

- 因果體管理肉體。

- 心智體處理想法和感覺。

- 情緒體或藍體會傳遞感覺。

- 痛苦體會保留痛苦的能量。

- 灰體會連結你和來自各種次元的存有。

- 瀝青體會保留你的靈性目的和命運，以及命運的星際種子，這位於第十脈輪。

- 命運的星際種子源自於瀝青體，會下沉至第七脈輪。當它到達第七脈輪時，會突然蹦開，可以把直覺性的能力轉換成靈性的天賦，為松果體帶來正面的改變。

---

14 Leadbeater, The Chakras, 2.

- 銀體與阿卡西紀錄和其他的第八脈輪記錄連結，其中包括「陰影紀錄」、「生命之書」及銀線。

- 在你還活著的時候，銀線會將靈魂和身體連結。

我們如果能運用其他的能量體，就更有能力改變脈輪，更可能達成整體療癒。

● 運用人體的脈輪

有很多方法可以感受到人體的脈輪。很多人都是靠直覺找到這些脈輪。我們也可以在精神層次上（透過徒手或是透過所謂的「覺知感應」）看到、聽到或感覺到這些能量中心。有些人可以用肉眼看到脈輪。加州大學洛杉磯分校的一些研究曾經錄下這些能量中心的聲音。

我在授課時，會教導學生用靈擺找到脈輪，靈擺是由石頭或指環構成，掛在一條線或繩索上。測試者將靈擺懸在受測者的一個脈輪上，受測者必須願意把自己的脈輪開啟。這時雙方就會很驚訝地看到靈擺彷彿有自己的生命，可以隨著脈輪流動的頻率和方向擺動。

另一種找到脈輪的方式就是透過簡化法或過程刪除法。舉個例子，你如果有肝硬化，就可以推知你的第三脈輪有問題。你已經知道太陽神經叢包含了肝，你就可以檢視第三脈輪的功能，開始推論你的身體疾病背後一些不明顯的問題。第三脈輪是自尊和個人力量的寶座，也許男性認為你只是小孩，讓你對男性很生氣，而你需要針對這些評論去檢視自己的自尊。

◎ 脈輪的結合

脈輪會與其他脈輪結合配成一對，創造密切的關係。我們很容易記得這些配對的關聯性，因為在色圖上，兩個脈輪的顏色會互補。舉例來說，以下這些脈輪就有互補性：

- 第一和第四脈輪（紅色和綠色）

- 第二和第五脈輪（橘色和藍色）

- 第三和第六脈輪（黃色和橘色）

- 第七和第一脈輪透過心臟結合（白色和紅色，最後變成粉紅色）

它們在功能上的關係也很有邏輯，舉個例子，第一脈輪是我們的熱情的寶座。當我們的生命能量沿著脊椎振動向上時，會通過我們的感覺和思考過程。感覺和思考的認知會改變我們對於特定狀況的立即的生死反應，這最後會累積成為由衷的同情反應（帶著「熱情」），而不只是熱情。

當我們在研究第二和第五脈輪時，也可以觀察下列情形：例如我們因為別人的侮辱覺得難過。難過的情緒源自於第二脈輪，而第五脈輪是可以表達這份難過的脈輪。我們可能會說，「不要這樣跟我說話」，或是決定吞下自己的反應。我們的第三脈輪和第六脈輪也會交互作用。我們可能會在心智的脈輪儲存「我很醜」這種批評。這會影響我們的自我認知，自我認知是第六脈輪掌管的概念。我們如何看待自己，會在未來直接影響我們對於自己「配得到⋯⋯」或「不配得到⋯⋯」的認知。因此，我們策略性的計劃技巧（第三眼的能力）也會由我們第三脈輪的設計決定。

當我們在觀察脈輪之間的關係時，會發現另一種模式。有時阻塞的脈輪會嚴重影響其上方或下方的脈輪，導致人們認為問題的主要源頭是上下方的脈輪，而不是一開始有問題的脈輪。舉個例子，我曾有一位男性個案很難在眾多工作間做出選擇。他承認自己年輕時，曾被教導，認為做錯決定是件壞事。我感受到他的工作、決策和自尊問題占據了第三脈輪，所以他會感受到第三脈輪的封鎖或課題。不過，他也常常胃痛和放屁，有時覺得心臟緊縮，這些症狀在討論工作時會變得更嚴重。

　　我認為，他的第二脈輪和第四脈輪為了保護第三脈輪變得封閉，這才導致他的身體不適。我沒有先解決這些次要的問題，而是找一個機會，讓他體驗與第三脈輪有關的感覺、信念和影像。經過三次療程，他回憶起一些可能導致他現在這種信念的童年經驗，二和第四脈輪的問題就消失了。他也說，他現在終於「有生以來第一次」能感受到自己的胃和呼吸！

　　顯然，脈輪間的交互作用，要簡單很簡單，說複雜也算複雜。要運用脈輪的能量，最可靠的方式就是不斷聆聽我們的直覺，這是我們內在最深層、最安靜的聲音，這能理解一切，看清一切，而其本身就是全部。

第 3 章

你的二十個靈性能量中心

　　我們的十二個脈輪雖然已經涵蓋了肉身存有，但我們的眞實存有可不止於此。這裡還有二十個更高的靈性中心（又稱「靈點」）。其實，我們還能透過神性本源的恩寵觸及另一個靈性中心。當我們在認識這些靈性的脈輪時，它們沒有位置、顏色或管理的功能，因爲它們存在於我們稱之爲現實的身體架構之外。

　　然而，它們可以引導的能量是如此強烈，以至於它們對於肉體或情緒體的影響力，可能遠超出體內的脈輪。因爲我們會透過肉體吸收它們的能量，所以有時會體驗到與顏色、形狀或形式有關的畫面，就肉體層面來看，這也會有一些特定的、可預測的感官感受；或是在心智層面上，我們會用一種有邏輯的、不斷重覆的思考模式來回應現實。

　　就許多方面而言，這些更高的脈輪與我們眞實自我的關係，更勝過於以肉體爲基礎的脈輪。它們可能會用許多不同的形體和方式存在，當我們改變身體時，這些脈輪仍如如不動。它們是我們仍保留在「偉大神性本源」的部分自我，這個源頭也被稱爲「看不見的意識」、榮格的「意識」、「無意識」、「混沌」、上帝、佛、印度教的眞我（Atman）宇宙、原力，還有任何我們用來稱呼不可變的整體的名稱。

　　儘管神性本源的能量是完美的，我們較高層的精神體卻不盡然是毫無瑕疵的。我們較高層的精神體本質上會透過我們的靈魂，與較低層的脈輪體結合，所以它們會記錄、影響我們透過身體、心智和靈魂所體驗到的一切，而這一切同時又會反過來影響身、心、靈。

　　舉個例子，「信念」能量點會把純然信仰的能量傳遞到我們各個層面的存有，我們對於信念保有的任何問題、恐懼、誤解、經驗和封閉，都可能會蒙蔽我們對於這股能量的認知。我們可能無法接收到所有可取用的能量，或是我們的「設計」會嚴重影響我們對於這股能量的印象，也或許我們對於它們的理解只停留在像對肉體脈輪一樣的層次。我們必須療癒這些能量點才行。

　　當我們檢視這些能量點時，要記住，這裡面還有許多我們不知道的資訊，認知道這一點很重要。我在二十多年前開始發展這套系統，當時對於自己做的事情所知甚少。我是因為有朋友正經歷著極大的痛苦，才開始發現這些能量點。沒有任何醫生或另類療法的療癒者可以幫助這位患者，因此她非常沮喪地向我求助。我祈求能從夢中獲得洞見，看清她的狀況。

　　當晚，我似乎看到一個存有靠近，向我展示一個從地底下延伸至天上星星的梯子。他告訴我，人體的能量系統比任何人想像的更加寬廣，而我的確可以碰觸到許多不同層級的能量。然而，其他的引導力量既遠又近，就像星星本身一樣，看似可見又不可見。隔天，我開始透過應用力學、靈感和直覺來幫助我的朋友。我試著用各種不同的靈感和系統來在我和她身上實驗。

　　當我看到不同的個案產生反應時，對這種療法的讚賞油然而生。有位朋友的腕隧道症候群在一次療程中獲得痊癒。另一位朋友整頓了金錢的問題，隔天就開始賺錢。另一位朋友則獲得工作上的靈感。還有一位朋友不需要任何物理上的幫助，直接在一張桌子上就能把脊椎調整好。

我也相信我運用第三十二個能量點（恩寵），拯救了我自己的人生。

在過去二十年，我繼續琢磨這個系統，深知沒有任何系統能帶來療癒的關鍵。**療癒的真實關鍵，在於我們願意透過自己帶來真理，如此我們才能活出真理，並且成為真理。**

我最喜歡用一個小女孩的個案故事來證明靈點的力量。小女孩艾比被診斷罹患自閉症。她幾乎完全不與外界互動，寧願緊抓著一個洋娃娃。如果洋娃娃被拿走了，她就會一直用頭撞牆壁，直到洋娃娃回到她身旁。艾比的母親和我花了兩個月觸動她每一個靈點，看到輕微的改善，例如她的母親可以把洋娃娃拿去洗，讓它離開一陣子。療程告一段落後，我們就先暫停三個月，看看效果如何。通常需要經過一段時間才能看到療癒效果，因為肉體必須整合能量的作用。過多的改變有時會導致重大的療癒危機。

艾比的母親在三個月後打電話給我。根據診斷，艾比已經從完全的自閉症轉變成比較輕微的亞斯伯格症。艾比還是最愛自己的洋娃娃，但已開始與他人互動，再也不會用撞頭來表達感受。那段時間，艾比的生活的唯一變化就是運用靈點。

我相信，我們的努力幫助艾比邀請了「更多的」自己進入身體。根據我的觀察，許多問題都是因為靈魂破碎所導致，一個靈魂在過去式、出生前和生命中的分裂，往往是因為遭遇到無法負荷的創傷。有時，有些巨大的靈魂碎片因為生命的挑戰，從來不曾進入過身體，或是就此離開。與碎片有關的脈輪就無法正常運作，導致功能失常。靈點賦予體外的靈魂碎片力量，讓這些碎片覺得自在，可以再次回來，啟動沉睡的脈輪力量，開啟相關的療癒、顯化和靈性的天賦。我們可以透過像是「回溯療法」（regression）這類的方式，直接與靈魂合作，不過使用靈點是比較溫和的方法，也不需要個案本身全程參與。

各靈點介紹

我們會根據以下的分類來整理資訊，進一步介紹這一些能量點（靈點）的：

- 目的
- 功能
- 能量形式
- 聯繫通道
- 問題
- 能量點的內容

13 陰（女性）能量	23 善惡的知識（生命之樹）
14 陽（男性）能量	24 創造
15 兩極的平衡	25 顯化
16 相似的平衡	26 與最高目的調校
17 和諧	27 寧靜
18 自由意志與自由	28 智慧
19 拙火	29 樂趣
20 支配	30 寬恕
21 豐足	31 信念
22 清晰	32 恩寵及神性本源意識

圖表3.1　你的20個靈點

● 靈點十三：陰（女性）能量

目的——提供接收、處理、保護和創造必需的普遍性女性觀點及能量。

功能——讓我們能與管理吸收、消化和誕生的力量保持連結。它能幫助我們理解並療癒與疼痛、負面性、痛苦和創傷有關的課題。它的陰性面向是成長和改變的精神感受性；它的陽性面向則與如何處理疼痛及痛苦的決定有關。基於它的功能，這個靈點包含我們對於女性本質的計畫、對於我們的能力及是否值得接受的信念、我們的過去和目前情緒的影響、我們對內及向外創造的精神能力，以及我們更高層的直覺能力。

能量形式——黑暗力量；位於色譜低端的能量。這股能量與中國系統的陰有關，包括冷、收縮和黑色。有些人認爲紫紅色（洋紅色）是它的主要顏色。

聯繫通道——專門與每一個脈輪的陰性能量連結。對於女性而言，它的能量的主要進入點是第二脈輪；對於男性而言，主要進入點是第一脈輪。

問題——對於女性的過程、女性的認同或女性的需求及課題感到困惑；關於感覺、創造力、嬰兒的誕生或消化、想法、概念、計畫或自我的課題；與化學的或有機的吸收或轉變有關的事物；疼痛、痛苦、悲傷和失去的情緒；對於強度、力量、感覺、創造力和是否值得接受的誤解。還有一些問題是關於如何蒐集及保留夢想及顯化必備的能量，還有關於保護我們自己和我們愛的人的主要要求。我曾經利用這個靈點幫助之前被認爲無法生兒育女的女性懷孕。

內容——我們對於普遍性女性能量的認知。

● 靈點十四：陽（男性）能量

目的——提供表達、強迫、建立和捍衛必須的普遍性男性觀點及能量。

功能——讓我們與一種管理的力量保持連結，該力量運用於夢想的表現、強迫改變、建立和創造，以及在這個世界上捍衛自我。這個靈點協助我們理解並活出自己的世俗角色。自我和他人的批評，以及學會的行為會影響這個靈點。它的陰性面向管理決定成功的想法和情緒；它的陽性面向則與實現夢想必備的勇氣和決心有關。這個能量點會傳導將精神能量物質化的必備能量，以滿足我們的需求。透過這個靈點，我們可以連結到：我們對於能力的信念；我們對於忠誠、勇氣和準備的情緒；我們好戰時展現的肉體技巧和能力，以及我們對於直接行動的召喚。行動可能包括思考、顯化、建立和捍衛。

能量形式——光的力量；位於色譜高端的能量。與中國系統的陽有關，包括熱、擴張和白色。

聯繫通道——專門與每一個脈輪的陽性功能連結。對於男性而言，能量的主要進入點位於第三脈輪；對於女性而言，則位於第五脈輪。

問題——對於男性的過程、男性的認同或男性的需求及課題感到困惑；關於達到世俗成就必備的自我認知、判斷及技巧的議題。情緒包括欠缺、限制、暴力和殘忍。與個人和地位權力有關的信念，例如個人的健康、地位和職業，這會影響身體健康。這個靈點與形塑和指引的能量有關，這是我們獲得成功、以及捍衛自我、我們愛的人和我們的理念時必備的能量。

內容——我們對於普遍性陽性能量的認知。

● 靈點十五：兩極的平衡

目的——與我們內外的二元性連結，將這些互補的能量結合，互相補強。

功能——為可見的二元性建立正面的能量交換，包括生與死；女性與男性；好與壞；吸收與消滅；愛與冷漠。這個靈點管理每個靈點內的肉體、心智、情緒和靈性的陽性及陰性功能，方式就是強調上述這些對立性的互補本質。

能量形式——有如兩根柱子之間的梁，或是陰陽符號之間的線。

聯繫通道——連結每個脈輪或靈點內的陽性及陰性功能。這個靈點的能量會進入每一個人體的脈輪，特別會透過脊椎。

問題——任何類型的平衡問題，還有無法與自身內外任何相反的特質或本質和平相處的問題。症狀差異甚大。在肉體層次上，可能導致癲癇、暈眩和脊椎側彎。在情緒層次上，可能會是對一份關係的衝突感受。

在心智層次上，可能會有對立的信念導致冷漠，主要是關於我們的需求、安全和自我認知。在靈性層次上，這可能會導致我們無法達成目的，因為我們的渴望和渴望做的事在內心造成掙扎衝突。

內容——我們如何理解看似相反的特質之間的關係。

● 靈點十六：相似的平衡

目的——與我們內外看似相似的所有事物連結。

功能——強調相似性，把相似的事物結合。這個能量點可以連結所有顯然相似的事物，還能揭露看似不同的相似性，或是凸顯看似相同的獨特性。我們可以透過觀想脊椎來揣摩它的功能，你先留意每一節脊

椎內的組織都很相似,接著想像將這些相似的組織連成一線,來達到
調校脊椎的效果。這個能量中心就是同樣的運作方式。

現在想像這些組織是不一樣的。當我們把其中的差異放大到了某一
個程度,組織就變成一樣的。沒錯,這個能量中心可以讓原本的差異
變得如此極端,讓這些差異可以彎曲轉向,甚至再繞回來變成一樣
的。這個靈點的功能也像是陰陽符號。這些獨立的個體可以共存,因
為它們是不同的,是獨立的(靈點十五的功能),也是因為陰之中有
陽,陽之中也有陰(靈點十六)。

這個靈點可以接通看到並連結相似性必備的能量,因此才能把兩種形
式結合。它也會促使陰和陽揭露隱藏在差異之下的相似性。

能量形式──就如陰中有陽,陽中有陰。

聯繫通道──連結每個脈輪或能量點內的陰陽功能。它的能量會進
入每一個人體的脈輪,特別會透過脊椎。

問題──任何類型的失衡問題,無法與我們內在或外在相似的特質
或本質和平相處。無法辨識我們和別人之間的相似性,例如感覺、觀
點、需求、經驗和靈魂的相似性。當我們無法看到或表現這些相似性
時,我們可能會在生理、情緒、心智或靈性系統中感受到因為不放鬆
導致的不適,像是否認、偏見、交戰、靈性的主觀批判,或是任何因為
我們的嚴格導致的生理症狀。這股能量可以透過消除差異的認知,幫
助療癒這個地球。

內容──我們如何理解相似特質之間的交互作用。

● 靈點十七:和諧

目的──將表面相似和差異的東西完整地連結排列成序,以達到健康
所需的一體性和統合性。

功能——將差異轉化成相似，將相似轉化成差異，才能在所有層次上融合這兩股力量。這個能量點能在所有層次上運作。就肉體層面而言，它可以減輕因為平衡問題導致的症狀，整體包括呼吸、肺、耳、頭痛、偏頭痛、眼疾、頭顱問題、上軀幹、脊椎和骨頭。就情緒層面而言，它會紓解我們與自己的內在關係，還有我們與別人的關係，向我們證明我們都是一體的，都是一樣的；它也會向我們證明，我們都有同樣的感覺，儘管是因為不一樣的理由。它也能重新整理我們的思考結構。通過這個脈輪的能量甚至可以讓交戰的人們團結。別人如何對待我們，我們也能同樣對待他們，知道這一點，就是絕佳的平衡利器。就靈性層面而言，這個能量中心可以把我們帶回到一個時間點，當時知道我們全都是神性本源，但卻是分離的存有。

能量形式——不透明。它可以召喚為了達成目的所需的任何能量。

聯繫通道——為了執行任務，可以同時進入所有相反和相似的功能。這個能量點最常透過啟示來表達，但也可以透過形塑經驗來展現它的特點。和諧的能量也可以透過原始的形式傳送，特別是透過第七脈輪。它會從松果體進入，最後可以產生瑪納和進階的精神意識。

問題——因為我們自身內部、我們在環境之中或是我們與環境之間缺乏和諧與調整導致的任何問題。

內容——我們認識差異性與相似性時必備的認知，才能在內心整合自我，真實地表達自我。

● 靈點十八：自由意志與自由

目的——讓我們得以調整自己的能力和權利，做出符合我們更高目的和基本需求的選擇。

功能——設定一些情境，讓我們能發現自己最深層的需求，進而幫助

我們做出與神性本源一致的決定。揭露我們與生俱來的權利，用自己渴望的方式活著。它將自由意志定義為與自我責任和神性本源連結的一種經驗狀態。這意味著保有自由意志的選擇，以及發自真實的選擇（同時對自我及別人誠實），才叫做真正的選擇自由。

當我們處在完全的自我負責，以及充分擁有權利的狀態下，就不需要仰賴外界；自由意志本身的能量就能夠校正我們與自我、他人及這個世界的關係。這對療癒各類的情緒議題都很有幫助，特別是與責怪、自我憎恨、受害和背叛有關的情緒。這也能療癒心智方面的事物，像是太有責任感、責任感不足和拋棄的課題。就靈性而言，它會強迫我們認識自己真實的需求和慾望。就肉體層面而言，它常與代表「自由」的器官有關，例如肺和心臟。

能量形式──清明。

聯繫通道──在肉體層面上，它常導致心智或直覺上的掙扎。當我們的心肺區塊有任何不適反應時，就表示我們正在處理這個部位的問題。

問題──通常會影響肺或心臟的部位。製造心智問題，其中包括猶豫不決，還有對目的、途徑及關係的質疑。有問題的感覺常與失去或拋棄有關；靈性的課題常會演變成在責任和我們個人慾望之間的掙扎。

內容──我們感覺最強烈棘手的問題的答案。

● 靈點十九：拙火

目的──提供我們將靈性物質化的必要能量（這句話主要是與紅色拙火有關，這本書提到拙火有三種形式，紅色拙火是其中一種。）

功能──傳導我們執行任何肉體、心智、情緒或靈性功能需要的有機能量。拙火的能量會連結我們的第一脈輪與第七脈輪，形同讓物質

能量中心與靈性能量中心連結。當這個連結調校一致時，我們可以把物質的能量帶入靈性的領域，允許靈性的事物變得真實、堅固又具體化。拙火會沿著脊椎往上盤旋，為整個肉體系統添加能量。它能淨化和開啓脈輪系統，讓系統充滿能量。它也可以啓動我們的情緒及心智療癒，確保這股能量能繼續在我們的系統內流動，沒有任何阻塞。

能量形式——原始的、有機的生命能量。通常是紅色，但受到影響時也會變成鈷藍色。拙火的原始形式通常可以被稱為紅色或蛇一般的拙火。我們成會把其他形式的拙火實際觀想成金色和白色。

聯繫通道——對男性而言，紅色的拙火能量主要是由尾骨進入，然後一路旋繞直到松果體。許多男性一開始會感受到一股如湍流般的性慾或強烈感覺，到最高潮時有如「白色閃電」，或是感覺經歷了一場革命，整個人被徹底翻新。

女性也可能經歷同樣的過程，不過我發現女性的拙火比較可能從心臟進入，然後往下環繞直到第二脈輪或第十脈輪，接著又往上盤旋至第七脈輪和第九脈輪。在這個過程中，女性可能會感受到強烈的悲痛，或是覺得與自己的祖先連結，還會覺察到自己的目的，完全喚醒自己的精神／更高層的直覺性過程。當女性的拙火一開始就觸及第一脈輪，通常拙火就會主宰了她的人生，直到拙火回到第二脈輪，然後從此開始環繞進入心臟。

問題——缺乏紅色的拙火會影響所有的生活層面。這裡最重要的關鍵字就是「能量」。要是有任何誤解，可能導致我們導入過多或不足的拙火能量。第一脈輪缺少拙火的能量，可能會導致性的拘束、貧血或缺錢。

要是過度強調第一脈輪的拙火需求勝過於其他脈輪的需求，可能會導致暴力、工作狂和成長。所有的脈輪和系統都會被拙火影響。我們

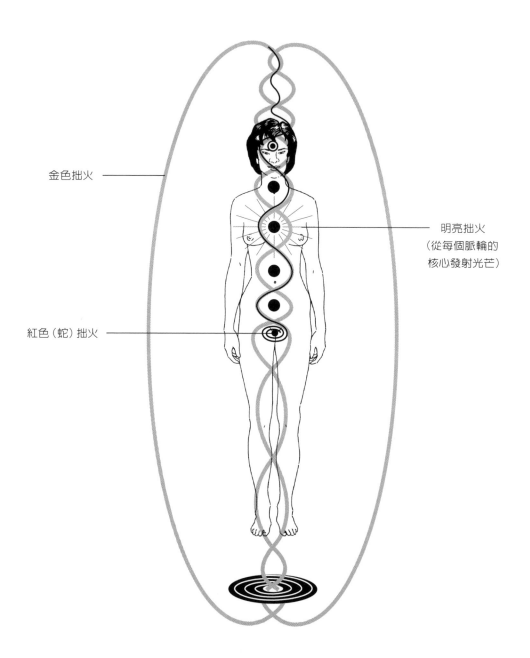

金色拙火

明亮拙火
（從每個脈輪的
核心發射光芒）

紅色（蛇）拙火

圖表3.2　三種形式的拙火

可以說這就是一個家庭，你不能只餵飽父親，然後就期待所有人都也獲得滋養。但是，你要是讓父親挨餓，即使你提供食物給其他人，大家還是都會被影響，因為父親無法在其他領域給予回應。

內容──創造、維持生命及其過程所需的有機能量。

另外兩種形式的拙火是金色拙火和明亮拙火（參閱圖表3.2）。金色拙火會透過我們頭頂上方的脈輪引入來自靈性場域的靈性能量，將我們的系統靈性化。紅色拙火是從底下第一脈輪升起，然後再延伸到其他脈輪。當金色拙火和紅色拙火整合時，兩者會融為一體，我們也就有能力去理解神性本源，以及隨之而來的心智典範及生理需求。明亮拙火是開悟的能量。當我們接收到神性本源無條件的愛和恩寵時，明亮拙火會從每個脈輪的核心散發光芒，就像陽光四射。當我們完全接受神性本源的無條件的愛時，明亮拙火通常會先在第一脈輪開啟。我會在《進階脈輪療癒》這本書中進一步介紹這三種脈輪。

● 靈點二十：支配

目的──獲取自我管理、自給自足，以及主宰個人命運的能力。

功能──使我們成為自己的主人。每個人都是獨立的個體，因此擅長的領域各有不同。有人可能對物理現實較為擅長，有人比較善於處理情緒方面的議題、也有人是魔術大師或馬術專家。徹底掌握某項事務，其實就是一種掌握真實自我的實際訓練。正如在希臘德爾菲的阿波羅神諭所刻印的，當自己的大師就是「認識你自己」。

能量形式──同時是線性和水平的。精通某項世俗事物，能夠教導我們有邏輯地在一個更大的架構中運作。專精某個領域，有助於我們將物質賦予靈性。在我們鑽研某事的過程中，我們會從我們實際經驗和世俗知識中，學到一些法則、技巧和評斷方法，以了解我們真實的能

力和權利。

聯繫通道──就像突然冒出一種感覺，但主要是在形塑我們的心理和心智過程。你就是你相信的一切。

問題──缺乏專精的事物，就等於缺少自我信任及個人價值，以及其他衍生出來的東西。心智方面，可能會有自尊低落的狀況，情緒方面則可能會產生憂鬱或全身不適。就靈性層面而言，可能是靈魂拒絕冒險或拒絕待在身體裡。而肉體的表徵，則是缺少成功經驗，或是肌肉萎縮等。

內容──有關「宇宙總是承載著我們，並與我們內在一致」的信念。

● 靈點二十一：豐足

目的──與一些能量的自然衰退和流動同步，我們必須擁有這些能量才能滿足最高的目的和基本需求。

功能──調校我們在吸引情境、人和資源時所需的能量，幫助我們達成自己的目標。相反地，它也會讓我們開放接觸到一些事件和環境，幫助我們釋放不再需要的東西（需要被再次循環的能量）。

能量形式──豐足就像在物質和靈性之間的循環。拙火會幫助我們將靈性的慾望物質化，支配可以幫助我們從物質經驗中獲得靈性的理想，豐足則可以透過付出與接收的通則，將兩者結合在一起。我們允許達成目的所需的物質能量進入，然後將自己的靈性夢想釋放進入這個世界，以吸引夢想在現實世界的另一半靠近。

聯繫通道──我們會透過我們對更高需求的覺察吸引物質，而我們滿足更高需求的方式就是將靈性能量釋放到現實世界。換句話說，豐足的能量可以幫助我們透過頭頂上方和體內的脈輪思考我們的慾望，然後會透過心臟，啟動下半身的能力來顯化這些慾望。這個能量點會

鼓勵下方的脈輪淨化能量、物質的好處、情緒和不再需要的形式。接下來，它就能用夢想填滿空蕩的空間，讓夢想變得眞實。

問題——任何缺乏或囤積的問題。生理的受損可能包括任何東西的不足或是過度擁有一種東西，因此阻礙了你。心智方面包括一些阻止你自由表達自我和能量的信念，特別是「我不值得」的問題。情緒方面可能感受到羨慕、貪婪、悲傷、嫉妒和失落。靈性的問題通常來自於認為自己天生就是邪惡的、就是不好的或不值得得到神性本源的愛。過去世經驗會嚴重影響這個能量中心。舉個例子，一個人如果在上一世因為活出自己的目的，因此被吊死。他到了這一世可能因為非常害怕類似的待遇，所以會封閉對於生命目的的覺察，拒絕接受幫忙，緊抓著一個自己痛恨的工作不放，或是活在一種與冒險有關的驚恐之中。

內容——滿足所有需求必備的循環的知識。

● 靈點二十二：清晰

目的——讓我們能看清事情眞實的樣貌，而非我們想要它們呈現的樣子。

功能——照亮我們內在和外在的現實。它就像一種明辨的工具。明辨可以讓我們問出正確的問題，辨識什麼是必須知道的，必須行動的或必須有感覺的，什麼又是理應的模樣，能清楚分辨「必須」與「不必要」之間的差異。如此一來，清晰就能變成在所有層次做決定的基礎。就肉體層面而言，我們現在可以決定到底要不要去看某一位醫生。就心智層面而言，我們現在可以看清，是否要同意某個人對於我們的評價。就情緒層面而言，我們現在可以評估我們的感覺的基礎，知道我們想要如何表達感覺。就靈性層面而言，我們現在可以選擇成長的機會，決定如何在機會中運作。

能量形式——清晰常被認為是一道黃色－金色的光，因為這個靈點

最常透過第三脈輪（黃色）、在最高層次運作的心臟（金色）或松果體
（白色）進入我們的身體。

聯繫通道——最常感受到的是清楚的思考和情緒覺知。也可能製造一
些符合我們靈性目的的事件，提供我們一些徵兆和知識，知道要在日
常生活中採取哪些行動。

問題——任何困惑、不滿、沒有解決、不清楚、隱晦或陰沉的生命領
域。問題包羅萬象，可能從關係的問題、界線的問題到無法確診的身
體不適。

內容——徹底看清一個問題或狀況的所有元素必備的能量。

● 靈點二十三：善惡的知識（生命之樹）

目的——揭露所有過程固有的二元性，並讓兩者獲得平衡。

功能——向我們展現宇宙知識的深度。這個靈點會連結到我們與生俱
來的權利，可以選擇（自由意志）、可以任意引導能量（拙火）、可以決
定如何運用能量（支配）、可以利用能量來得到我們想要的、擺脫我
們不想要的（豐足）、可以看清我們的選擇和其結果（清晰），同時利
用這些選擇去深究選擇背後的理由（覺知）。透過這個能量中心，我
們會發現我們最真實的動機也許並不是如此地具有神性，而我們的卑
鄙、最可恥的動機可能會渴望某一個東西，而那東西不如我們想像中
的糟糕。

能量形式——極度的光和黑暗的能量。光的能量會進入我們更黑暗、
更陰影面的自我（其中藏著我們的羞恥），然後照亮裡面的愛。黑暗
的能量會穿透我們比較光明、比較具有神性的一面，讓我們去質疑這
些面向後面的動機。

聯繫通道——宗教凸顯了這個靈點的能量。亞當和夏娃的故事、卡巴拉的生命之樹，以及全善的上帝和全惡的撒旦的觀念，這些文化都有其背後，意圖將善和惡的二元性縮減成爲最基本的本質。

問題——靈性的問題、道德的難題、對我們自身性別和異性的批判。感覺包括羞恥、罪惡、悲傷和責備。有問題的信念包括認爲邪惡與善良是對立的。肉體的問題則是來自於任何類型的自我撻伐，或是接觸到另一個人源自於恥辱的行徑。這個能量點與成癮、暴力、強暴和其他傷害性的情境有直接關聯。

內容——我們的善惡信念背後隱藏的愛的種子。

● 靈點二十四：創造

目的——開啓我們創造眞正渴望的事物所需的能量。

功能——幫助我們處理隱藏在善惡，或其他二元對立間的慾望或知識。要從零開始創造，就必須完整連結自我與夢想、情緒和生命，如此便能讓前一個靈點發展出來的覺知更上一層樓。這份覺知就是重新回到無邪，回歸到純然的愛。就靈性層面而言，這個中心與自我有關，當它從神性本源初次浮現時，仍然純淨，充滿希望。就心智層面而言，這個中心與我們的信仰有關，也就是我們如何看待自身存有，以及如何在存在之內創造。就肉體層面而言，這個中心與我們的第二脈輪和第五脈輪，以及連結至這兩個脈輪的所有通道有最直接的關係。

能量形式——類似存在於和通過第二脈輪的能量，本質是肉慾的，能激起強烈的情緒。我們可以看到這個中心的能量以光的形式呈現，也可以在肉體內感受到它，或是透過感覺體驗它。

聯繫通道——我們可以透過肉體或情緒來體驗這個能量中心。它與我們先天的、內在小孩的本質相連，這個小孩是神性本源的孩子，也是

藏在我們底下的孩子。

問題——很難認識或擁有自己的夢想、慾望、想像、感覺或需求。該能量點的議題與如何接受我們的純潔和天真有關,包括無能、冷淡、情緒失衡、缺乏對自己的愛,或是在關係中缺少愛,以及與這些問題有關的生理症狀。這些問題也可能導致第二脈輪和第五脈輪出現狀況。

內容——寶貴的純真。

● 靈點二十五:顯化

目的——增加必要的黑暗物質性能量,以保護和創造我們想要的東西。

功能——讓我們的天真與更深層且更實質的黑暗力量結合。當我們把自己的夢暴露在這個世界中,我們需要這種比較黑暗、更具保護力的能量來維持安全。當我們覺得有必要時,這股黑暗力量可以被塑造,可以成形。我們可以用它來保護自己,像是做一把劍來抵禦敵人進犯,在情感上捍衛自己;或是創造出必要的金錢來雇用保鑣。這也是一股讓物理性資源和物體具體化的推動力量。我們可以透過引導能量轉化為物質,實現我們對於金錢、房屋和關係的種種慾望。

能量形式——黑暗的力量,保護、捍衛、支持,以及讓物體具體化所需的深層能量。

聯繫通道——主要與第一、第五、第六和第十一脈輪有關。透過第一脈輪,我們可以引入能量,維持我們的生活及物品。透過第五脈輪,我們可以聲明自己的慾望,分派責任。透過第六脈輪,我們可以接受並投射自己的夢想和慾望。透過第十一脈輪,我們可以為了達成每天的目標,轉化能量。

問題──與安全和保護有關的所有問題。該議題也與我們能否滿足慾望有關。當我們錯誤運用這個能量點時，可能會出現類似於「豐足」靈點的問題。所以我們如果要決定是哪一個脈輪或靈點受到影響，我們就先必須透過「創造」靈點，透過提出問題來區隔內在的小孩。如果問題是與安全感有關，我們就要處理「顯化」靈點的問題。如果問題與不相信能滿足需求有關，我們可能就要處理「豐足」靈點的問題。

內容──捍衛我們的權利以實現慾望必備的力量。

● 靈點二十六：與最高目的調校

目的──讓我們的黑暗的與光明的、孩童的與成人的、物質的與靈性的自我都能完全調校一致，允許自己成為一個開放的管道，可以達成目的及獲取達成目的所需的能量。

功能──將我們看似不相容、但是高度相依相存的自我面向連結在一起。讓我們所有的自我面向都能一起合作，這是很重要的關鍵，如此才能接收到為了認識並活出我們的目的所需的援助、能量和情境。

能量形式──光明的、黑暗的和灰色的狀態都同時存在。最明確的影像就是脊椎。當所有的通道和脈輪都在正確的位置時，脊椎就會變成肉體、心智、情緒和靈性能量的避雷針，而這些能量可以讓我們變得完整。

聯繫通道──在肉體內，調校的能量會將頂輪和第一脈輪連成一線，第九脈輪也會與第十脈輪連成一線。在日常生活中，當所有事情都流暢地進行時，我們就可以知道自己是處於調校的狀態，而當我們遇到障礙時，我們就能召喚戰士的自我面向，引導我們在問題四周打轉，或是通過問題的考驗，滋養如孩童般的自我面向。

問題——追根究柢來說，與之相關的課題會牽涉到不滿足或缺乏和諧。我們不應該把欠缺和諧與問題的發生混淆。因為別人有自由意志，他們可以試圖破壞我們。處於調校的狀態不意味著我們永遠不會遇到問題或危機。這只意味著我們可以召喚我們處理它們所需的力量和能力。

內容——關於調校的通道，還有隨著調整流動所需的能量。

● 靈點二十七：寧靜

目的——帶著尊重與榮耀的自我接納，包括自己的過去、現在和渴望的未來。

功能——允許我們翻出自己不可愛的一面，同時尊重它們。為了要做到這一點，這個中心會引導神性本源對我們的接納，包括我們所有做過的事，還有過去的模樣。我們如果要引進這股能量，就必須放手，或是平靜地接受我們自己和其他人的所有面向。所謂的放手，就是要釋放一種念頭，認為我們在控制一切，或多或少認為我們可以讓一切都不一樣，或是可以讓一切都行得通。當我們與絕望和無力結合的感覺角力時，我們可以敞開自己，找到熱情和力量。

能量形式——寧靜是一種覺察的感受，而非具體的物質。通過這個點的能量既是靜止的，又是動態的，就像一個池塘的表面是靜止的，但是池面下的生態豐富，生生不息。看起來通常是粉紅色的，但也會混合著白色和紅色的不同能量。

聯繫通道——這個靈點背後的能量可以在任何時刻進入任何層次，但必須所有的脈輪和能量點都與它整合，我們才能完全利用它。

問題——任何批判或想法的過程，都會導致我們動彈不得，無法取用寧靜的能量。簡單來說，所有肉體的疾病都是缺乏和平或平靜的徵

兆，因為這些疾病打亂了精微的能量流，也因此會擾亂肉體的能量。我們清除對寧靜能量的抵抗，並不會消滅悲傷、生氣或恐懼的感覺，反而會接受這些感覺。如果不抵抗這些「負面的感覺」，它們就不會變成阻礙，它們反而會流過我們的身體，不斷地轉化成更高層的情緒。我們在寧靜的狀態中，仍然會體驗到自我懷疑或批評，但是我們可以解構這些錯誤的信念系統，利用清明的能量來釐清並形成新的結論。就靈性層次而言，接受寧靜的能量，能讓我們開始確立我們在宇宙中的完整位置。

內容——對自我的接受，神性本源對我們的完全接納可以完全反映這一面。

● 靈點二十八：智慧

目的——讓我們能夠體現我們從經驗中學到的東西，以及了解何謂真實的智慧，同時完全釋放與它們有關的創傷和感受。

功能——幫我們確立這一路上獲得的成長、實力和知識，同時能讓我們擁有自由，決定在未來用其他的方式學習。這個靈點運作的方式是幫助我們把個人的經驗簡化成核心的信念，並且打破過去經驗造成的模式。

能量形式——類似理解，但是主要運用與心智過程有關的能量。然而，它可以透過心臟來疏導能量，因為我們的心臟是真實的旋轉門，可以連結我們看似相反的面向。

聯繫通道——我們一定得把智慧儲存在大腦內，所以這個能量點會運用較高層的大腦功能。

問題——無法從過去和錯誤中學習。這種無能為力可能會導致許多疾病或障礙，例如重複的錯誤、關係遇到困難、表現受害者 / 勝利者模

式，還有其他各式各樣的狀況。

內容——時代累積的教誨，可供我們個人成長運用。

● 靈點二十九：樂趣

目的——教導我們最大膽的生命功課，就是生命本身不是一連串的功課，而是玩樂。我們已經透過寧靜來釋放過去，透過智慧獲得學習的成果，是時候敞開自己，接受一些帶給我們真正樂趣的機會。所謂的順從我們的真實目的，向來都意味著跟隨樂趣前進。

功能——引導可以增加樂趣的能量。這個靈點直接連接到神性本源，以及它給我們的祝福。

能量形式——以感覺為主，這個能量點非常有力量。在熱情的背後潛伏著強烈的顯化能量。

聯繫通道——當我們相信我們值得時，這股能量就會進入我們的生命裡，而且會透過以下的方式顯化：像是熱情的感覺、靈魂對愛的渴望，以及愉悅的肉體經驗。

問題——任何無法產生樂趣的事情都意味著這個能量中心出現阻塞，像是信念、現實、感覺、關係、工作或努力等面向。無法擁有樂趣會導致阻塞，而弔詭的是，如果能找到樂趣，就能釋放這些問題。

內容——對於「我們值得擁有樂趣」的認知。

● 靈點三十：寬恕

目的——寬恕或放棄我們對於過程或結果的執著。我們會受傷或傷害別人，就是因為我們試著控制一切。當我們放棄控制一件更龐大的事情時，我們就能清除一些障礙。這些障礙讓所有低於這個能量點的能量中心都無法完全活躍運作。

功能——用一個問題來挑戰我們：我們是否願意完全臣服於更高的靈性能量？大部分的人認為寬恕是一個過程。得到寬恕也是一個過程。但這並不是寬恕。寬恕其實是我們願意臣服的決定。

能量形式——本質帶有質疑，效果具有決定性。

聯繫通道——必須由內在做出決定。這個能量點比起之前的能量點，能夠更直接地通往神性本源、自性和最根本的自我。

問題——沒有特定的問題。不夠臣服可能導致任何困難。

內容——變成我們想要的或不想要的模樣的決定權。

● 靈點三十一：信念

目的——讓我們可以完整地活在存在於我們每個人心中信念。當我們選擇相信我們是某種樣子，我們就會真的變成那個樣子。

功能——當我們寬恕時，就能消除旋轉門。我們可以消除以下的認知，包括以為存在著差異和相似處，以為我們的物質自我和靈性自我是隔絕的，以為物質的能量和靈性的能量是不同的。這個能量點是一個關鍵，可以幫助我們不費力地顯化我們在神性本源中想要的任何東西。

能量形式——這個能量點能傳導所有高於它的能量。當它完全地平衡了其他的能量時，它就能消除它們。信念的能量似乎是不可見的，它是由物質形成的，但比空氣還虛無。

聯繫通道——這種能量必須被整合進入每一個細胞，不管是可見的或不可見的。我們如果相信它已經與我們的所有部分整合，這就會成為事實。

問題——造成其他所有脈輪的問題。

內容——可以做自己的能力。

● 靈點三十二：恩寵與神性本源意識

目的——傳導奇蹟的能量。這股奇蹟的能量來自神性本源。奇蹟發生是因為我們可以取用自己的神性能力，給予自己需要的東西，而不需要去想自己值不值得。

功能——召喚我們渴望的東西進入生命，不需要努力，當下也不需要具備值得這一切的知識。儘管它會喚醒我們的力量，但是透過這個點進入的能量完全不需要力量，就可以創造幸福。

能量形式——全有和全無。純淨的愛的能量。

聯繫通道——由結果判斷得知，這可能是感覺、想法、肉體徵兆或靈性覺知（無論是出現一個正面的，或是一個不想要的消失了）。

問題——這股能量可以解決的所有問題。

內容——生命的意義。

練習　遇見你的靈性能量中心

你現在該與自己的靈性能量中心正面相遇了。你需要二十一張紙，還有蠟筆或其他繪畫器具。

1　透過我在第一章介紹的直覺性過程來自我引導。在存取點停止。

2　現在拿出你的紙，在每一張紙上寫上這二十個更高層的能量點的名稱。現在拿起筆，想到什麼就畫什麼，手感覺到什麼就畫什麼。你正在描繪你與這股能量目前的關係。

3　當你完成這趟探索，拿起最後一張紙。當你已經完全恢復與這二十個點的連結後，在最後這張紙上畫出你看起來的模樣、你的感覺或你的狀態。

4　完成這個練習後，透過關閉的過程來引導自己。

練習　其他的練習

你還可以花時間做一些更實際的練習，認識每一個靈點對你的影響。

1 每一天，決定你想要體驗與一個特定的靈點連結，會對你的人生有什
麼正面的影響。每天專注在一個靈點上。到了晚上，記錄你的觀察。我
建議你從靈點一開始往上，直到靈點三十二。這種方法可以給你一個
基礎，讓每一個靈點與上面的靈點調校一致。

2 決定二十個靈點反映的概念中，哪一種最能幫助你解決一個問題。根
據你選定的靈點的觀點，寫下或大聲說出你想到的解決方法。

舉個例子，你如果跟一位男性朋友有問題，你可以想一下靈點十四的概
念。從一個陽性或男性的觀點來看，什麼才是真正重要的？什麼才是你必
須問的真正的問題？你的選擇是什麼？

然後再透過更高的認知來看這個問題。你現在移動到靈點十五，也就是
兩極的平衡。你如果可以在這個課題上代表男性和女性的觀點，你會如何
做？什麼是相反的想法？這些看似對比的東西有什麼相似處？你可以在這
個能量點的梯子繼續往上爬，直到做出最後的回應。

第 *4* 章

發展中的自我

我們可以從前面的章節窺知基本的能量系統，了解其中的運作設計。每一個核心單位或能量中心都像單一的個體，但又會在一個更大的整體內運作。我們還沒解釋這些能量中心的發展過程。我們如果要運用能量體，要療癒我們人性的一面，就必須對此有一定的認識。缺少這些知識，就像是一位治療師不懂心理學一樣。

● 脈輪發展

每一個體內及體外的脈輪都是我們與生俱來的，只是必須用特定的順序來啟動或徹底喚醒它們。當中最明顯就是體內的七個脈輪。我們的第一脈輪就像是我們從母親的子宮到出生後六個月的原始能量中心。心是第四脈輪，會在四歲到六歲之間第一次被喚醒。的第七脈輪會在青春期時被開啟，第九脈輪會在二十多歲時被開啟。經過一輪之後，這個過程會再次循環，在我們五十幾歲時，把我們重新帶回第一脈輪。簡單地說，我們童年和成年的發展過程，和我們的脈輪系統有關。

這個過程就類似肉體的自然發育。一個新生兒擁有完整的人體，出生時就具足一切，足以活出一個積極且具有生產力的人生。我們說話、跑步、思考、做愛或工作需要的器官、四肢、神經、腺體和肌肉都已經備妥。其中許多功能都處於待開發狀態，直到適當的時機（通常是進入到

新的發展階段時）才會發揮功效。

　　一名女嬰的卵巢內早已擁有她即將製造的所有卵子；這些卵子會從青春期開始排出，每個月排一次。一名男嬰體內已經開啓製造睪固酮的腺體功能。而在一個健康的兒童體內，睪固酮必須要到青春期才會增加分泌，以長出完整的鬍子和粗壯的肌肉。

　　我相信，雖然我們的能量中心有其啓動順序，但是我們無時無刻都與它們連結，隨時可以取用這些能量。其實這就是我們在童年時期度過創傷的方式。我在很小的時候就遭遇過虐待，我還記得當時從「天使」那裡得到平靜、安慰，以及活下去的理由。我可以看到祂們，跟祂們說話。

　　高靈常跟我談論信仰，現在我明白這些現象與第三十一個靈點有關。我完全可以看到這些靈體，意味著我可能在很早的時候，就已經開啓我的第六脈輪（靈視能力）。爲了更大的福祉，我們的能量中心會做當下需要完成的事。

　　就整體而言，我們的靈性能量中心（意即靈點）早在母親受孕前就已經有秩序地排列並啓動，只是一直維持著休眠狀態，直到母親受孕爲止。我認爲前面二十個靈點在母親懷孕前就已活躍。

　　這些比較高層的靈點帶有信念，會被設計融入發展中的肉體，甚至可以決定要篩選哪種類型的染色體和基因來創造這一世的肉身。這些靈點與我們的靈魂體連結，其中許多靈點在母親受孕的過程都會進入休眠狀態，不去干擾肉體的發展。

　　第八脈輪至第十二脈輪是人體較高層的脈輪，在我們很年幼的時期也不會發揮功效。容我再次強調，我們在童年時期有很多能量都會用在肉體的成長與發育、情緒的覺察、關係的形成和適應環境上面。這些比較高層的人體脈輪在母親受孕之前非常活躍，不過它們是負責挑選肉體

的特徵、決定關係，以及設定生命事件。切羅基（Cherokee）傳統解釋這種過程就像有目的地點燃火焰。

從母親受孕開始，我們人生早期的時刻與歲月多半與七個體內脈輪的逐漸甦醒、設計編排和利用有關。整體而言，它們是由第一到第七的順序啟動，從最基本、生存導向的脈輪開始，再到比較高層的脈輪。

脈輪	年齡
第一脈輪	子宮至六個月
第二脈輪	六個月至二歲半
第三脈輪	兩歲半至四歲半
第四脈輪	四歲半至六歲半
第五脈輪	六歲半至八歲半
第六脈輪	八歲半至十四歲
第七脈輪	十四歲至二十一歲

第七脈輪是最後一個體內脈輪，在激活的這七年期間，這我們會再次從第一脈輪走到第七脈輪。這就是為何青春期極具挑戰的原因之一。這時會重新勾起我們童年的課題，如此才能檢視並療癒它們。這個循環是為了讓一位年輕人準備好立足於社會，不但能開啟他的才華，還能清除負面課題。

然而可惜的是，現代社會並沒有準備好去幫助青少年度過這個過程，而青少年在心智上和情緒上的變化無常，常被認為是不好的、離經叛道的。所以青少年也常對自己的感覺感到迷惑，最後也認為自己在某些方面是不好的。他們到了二十一歲還沒有準備好面對人生，也不清楚自己的靈性天命。

古代文化的傳統會透過啟蒙儀式歡迎青少年進入部族。許多原住民部族至今仍是如此。舉個例子，很多南美和北美的部落文化會替青春期

的男孩進行「靈視追尋」（vision quest）儀式。受人敬重的長者會透過一連串的特定儀式，讓一位男孩變成成人，通常會讓他一個人留在大自然裡三天。這個男孩獨自一人等待來自靈性領域的接觸，通常是以夢的形式或一種顯現，或是來自一隻動物或鳥的實際探訪。這種來自大自然的預兆就會成為一種「力量圖騰」或靈性指導。女孩們則會在初經來潮時，參加一個只限女性參加的儀式。部落的女性會歡迎她成為女人，並鼓勵她在村落中擔負責任。這時男孩和女孩都準備好變成見習生，確保他們在社會中的角色。（我曾經參加過與非洲女神「歐桑」（Oshun）有關的女性成年禮。我全裸浸浴在水裡，水裡都是花瓣和莖，身旁還有女性詠唱，幫助我的靈魂完全進入身體。這些儀式都是在淨化，幫助我們準備成為成年人，或是準備面對任何的生命變化。

　　下面這些脈輪是我們在青春期運作的脈輪，從十四歲到二十一歲，我們也會在這段時間第一次處理第七脈輪：

脈輪	年齡
第一脈輪	十四至十五歲
第二脈輪	十五至十六歲
第三脈輪	十六至十七歲
第四脈輪	十七至十八歲
第五脈輪	十八至十九歲
第六脈輪	十九至二十歲
第七脈輪	二十至二十一歲

接下來會繼續喚醒以下的脈輪，每次維持七年：

脈輪	年齡
第八脈輪	二十一歲至二十八歲
第九脈輪	二十八歲至三十五歲

第十脈輪	三十五歲至四十二歲
第十一脈輪	四十二歲至四十九歲
第十二脈輪	四十九歲至五十六歲

　　在每個七年的循環期間，第一脈輪至第七脈輪會繼續重新循環。過了五十六歲後，我們會從第一脈輪開始七年的循環。我們也更能完全接納引導我們開悟的靈點。

　　現代哲學教導我們，二十幾歲是人生的準備期，為之後的成功與幸福奠定基礎。就能量層面而言，也是如此。我們會在二十一歲至二十八歲期間進入第八脈輪，這是保留時間和過去的脈輪。這些年也可以被稱為「業力年」，因為我們會在此時清理障礙、修改誤解、改變關係模式，並且對抗可能在未來妨礙成功的靈性的虛妄。在這段期間，年輕人會無意識地接觸到過去世的課題，因為第八脈輪儲存著阿卡西紀錄，這是我們做過的所有事情的歷史紀錄。我們可能突然發現一些之前沒有被承認的天賦、想法或能力，這可能來自於上一世。我們可能會遇到某個人，覺得有一種無法解釋的吸引力或厭惡感，而這些反應也可能是來自於前世的經驗。第八脈輪為了平衡，其中有我們的「生命之書」，這是阿卡西紀錄的正面部分，也有我們的「陰影紀錄」，這裡面闡明了我們沒有說、沒有做或沒有想過的所有事情。我們在第二章曾經介紹過這三種紀錄。

　　第八脈輪基本上就是啓動我們未解決的課題，其中包括過去世和現在世的課題，然後鼓勵我們做出面對它們的決定。結果可能是許多早期的事業、年輕時的婚姻和二十五歲左右的生活方式選擇，到了三十多歲的時候就不再適合了。這些第八脈輪的決定是要清除老舊模式，但不見得能引導我們度過這一生。

　　有時候，我們最後會「推翻」我們在二十幾歲時做的決定。我曾遇過一位四十五歲的男性個案。他因為再也不愛自己在二十歲時娶的女

人,陷入憂鬱,痛苦不已。他也不滿意自己的事業,儘管他是很成功的醫生。即使住在豪宅裡,他還是不喜歡自己的生活模式。他想要進神學院唸書,當一名牧師,而且依照「上帝的旨意」,遇到一位截然不同的女性。活在一種錯誤人生帶來的壓力,已經讓他心臟病發三次。

　　我的工作不是建議離婚或是改變生活型態,而是幫助我的個案決定他必須為自己做什麼。經過一段時間後,他決定與妻子分居,進入神學院。他的妻子在拿到一大筆贍養費後,其實對結果很滿意,因為她不想嫁給一個「只想要當牧師」的男人。她在一年後與另一名有錢人結婚。至於我的個案,當他開始上學後,他的心臟再也沒有狀況。幾年後,他娶了一名同學,然後搬到非洲一起當傳教士。

　　我的個案在人生二十幾歲時,並沒有做錯決定。他的醫學院訓練變成他之後在非洲工作的基礎。他和第一位妻子育有三個可愛的女兒,他對三個女兒都非常疼愛。我的個案就跟一般人一樣,在四十幾歲時經歷了身份認同的危機;許多人把這稱為「中年危機」,這發生在第十脈輪和第十一脈輪,此時我們正邁向從五十六歲開始的成年期和支配。在這段奠定基礎和展現領導風範的期間,我們會質疑自己是否已與靈性調校一致。我在這裡提出這些解釋,只是想提醒大家,二十幾歲是要清理未解決的問題,而不只是犯錯,即使我們之後會推翻一些當時的決定。

　　我們從二十八歲至三十五歲期間,第九脈輪的影響力無所不在。第九脈輪被稱為「靈魂的寶座」,會促進靈魂的覺知和生命的目的。人們在這段期間最常體驗到懷疑與追尋。我們會好奇「我為什麼在這裡?」「我的人生是否有任何意義?」「是否有任何事,注定只有我能完成?」追尋人生的目的可能令人困惑迷惘,但我們如果充分地投入,最後的結果會很值得。我們希望在這段時期結束時,能帶著自我意識及目標感離開。

　　當我們進入三十歲中期,我們會感受到行動的召喚:會有股衝動,想在現實中落實我們的目的。我們現在進入第十脈輪的時期,這是扎根

的脈輪。第十脈輪在母親受孕之前和受孕時也是很活躍的,此時又將我們的靈性自我在物質世界裡扎根。在受孕之前,我們的靈魂會透過第十脈輪傳輸能量,幫助我們篩選必要的基因,以學習我們的人生功課,達成我們的靈魂目的。從三十五歲四十二歲,第十脈輪可以幫助我們在現實世界顯化我們的觀點、價值和目的。在此刻,我們的確有了一份工作,開了一家公司,跟伴侶結婚,選擇了生活方式,或是移居到別的地方,以符合我們的目的。

正如我們可以預期的,這段時間常常充滿挑戰。我們會不斷衡量成功這件事,但這必須是向內的,例如我們是否能維持靈魂的目的的整合性?因為第十脈輪也包含我們來自血緣和過去世的模式和設計,我們在此時常會發現自己在對抗一些阻礙我們成長的老舊、被灌輸的信念。所以這段時間也常被視為典型中年危機的跳板。

第十一脈輪的能量一直存在,但在四十二至四十九歲期間會比較明顯,而這可以幫助我們改變老舊的負面傾向和困難。這個讓人脫胎換骨的脈輪有一股能量,可以把負面轉化成正面,把挑戰變成機會。性格的缺陷、財務的負債和壞的人際關係,現在都可以變成「正面的籌碼」、學習、課題和教誨,有助於我們的專業和私人生活領域。舉個例子,一位痛苦多年的性虐待受害者現在可能出了一本暢銷書,探討如何從受虐之中復原。因為憂鬱帶來的痛苦掙扎,現在變成了同情的基礎,而這也是個案會找上我們,而非別人的原因。

最後,以人體脈輪的角度來看,我們終於來到了第十二脈輪。這個脈輪會在四十九歲至五十六歲期間啟動,勸誘著我們要成熟長大。包括切羅基在內的許多文化都認為,一個人很難在這個年紀前變成真正的成年人。 很不幸地,我們很多人都是偽裝成大人的小孩。我的小兒子加柏利有一個規則:「任何偽裝成大人的小孩都不准進入我的房間」。但願所有的公司會議室和政府機構都有同樣的規則。

　　我們如果更了解第十二脈輪，成熟的挑戰就能帶來更多益處。第十二脈輪包圍著整個人體和能量系統，就能量層面而言，連結著物質和靈性世界。當我們知道自己只是靈性和物質之間的旋轉門時，我們必須問自己，我們必須帶著這份知識、還有其中與生俱來的力量做些什麼？我們將要達到最高的目的了嗎？朝著個人的成就邁進？或者只是遵循佛陀建議的道路，讓一切回歸人性？希望我們已經成功地面對了之前脈輪階段的挑戰，具有足夠的倫理責任感，足以將我們的能力發揮在服務上面。

　　五十六歲以後，宇宙會邀請我們完全了解更高層的能量中心。我們會在接下來的章節發現，在我們的一生中，靈點十三至靈點三十二可能會被喚醒很多次。

● 理由中的理由

　　認識我們的脈輪發展過程，還有個人脈輪的喚醒時機，這可以帶來許多幫助。我們如果能與脈輪系統合作，就能做到：

1. 利用肉體的徵兆來確認導致某疾病的情緒、心智和靈性組成。

2. 追溯身體某部位的發展或問題出現的年齡，藉以處理情緒問題。情緒就是身體的語言。我們如果能再次體驗某些感情元素，以及與某種衰弱狀態有關的肉體反應，我們就能改寫一些自我破壞的信念，規劃一種全新的程序。

3. 排除會影響我們的心智或靈性信念，進而療癒情緒或生理問題。

4. 喚醒壓抑的記憶，包括在胚胎的狀態和過去世的記憶，目的就是認識、淨化和療癒。

5. 認識任何生理、心智、情緒或靈性問題的來源。你如果能找到問題的根源或形成的年齡，就能化解造成阻塞的狀況，同時準備好去療癒問題。

6. 成為知識豐沛的父母，可以支持自己的孩子進入並經歷每一個發展階段。

7. 更能照料自己內在小孩，這個孩子就是我們天生的自我，正在等待生命機會。

8. 精準確定自己目前的發展階段，做出適當且有智慧的決定。

9. 更加知道別人在哪一個方面受困，如何受困，為何會受困。

當我們投入發展的過程時，我們正在努力意識到兩個重點。首先，我們必須發現自己美好的部分，有些部分已經被喚醒，有些則沒有。即使我們知道自己有正面的特質，但這些特質可能需要肯定或重新振作。我們常常將自己最好的特質葬送在衝突和誤解底下。而這會引導我們找到自己的第二目的，這就是發現、認識和改變自我破壞的信念、模式和設計。畢竟我們核心的那顆寶石是如此可貴，值得我們把上面的灰塵擦掉，並把它打磨得閃閃發光。

● 發現珍寶

療癒是一種揭露（uncover）或恢復（recover）的過程，這通常是無意識的，但是這種無意識的過程可以觸動顯意識的療癒。當我們突然發現一個關於「自我」的祕密時，當我們能把自己敞開，接受自我的禮物時，療癒就發生了。

假設你是一位新手爸媽，懷疑自己是否有能力照顧一個哭泣不止的孩子。與其放任孩子哭到睡著，不如用智慧和勇氣去安慰孩子。當孩子破涕為笑，或是在你懷裡睡著（這是全然信任的表現），你會驚訝不已！

經歷過這些靈性生活帶來的好處後，你就會獲得真正的成長。你只要踏上這趟「我發現了！」的旅程，就意味著你更向自己敞開了。這過程或許會反映出你的基本需求，看看這些需求目前是否被滿足了，或是在嬰兒時期有沒有獲得滿足。在這段反觀期間，你可能會發現一些有待療癒的問題，或是你以前從未發覺的力量。當你在照顧自己三個月大的孩子時，可能會喚醒你自己的第一脈輪，這會連結你的過去，還有你目前主要的自我。

幸運的話，生命會溫柔地展開，讓我們脈輪及能量中心的能力及療癒需求，能悄悄地順利開展。但是生命並不總是如此溫柔。當我們面臨嚴峻挑戰時，我們可能必須恢復更直接的方式。當我們的生命經驗越困難時，特別是發生在我們年幼時期，我們越容易在一層保護之下隱藏我們的能力和特質。

我有兩位個案證明了這一點。他們都曾在三歲至四歲期間遭遇一些事，至今仍持續被影響。不過其中一位的創傷比另一位深刻，必須帶著更多覺知去解決問題。當你讀到他們的故事時，請記得，三歲與第三脈輪有關，也與我們探索周遭的世界有關。在這段期間，我們從別人身上收到的訊息和反應，會變成我們對於自己、別人及世界的整體信念的養分。正面的訊息會落實成我們對這個世界的信念，認為這是一個安全又充滿愛的地方，也因此鼓勵我們擁有更高的自尊。負面的訊息也會反映在我們的自我上面，或是在其他的批評中，而這會抑制我們的個人能力。

● 利用脈輪發展系統

我們可以透過利用脈輪系統，靠自己做到許多補救和復原的工作。我通常會利用下面的方法：

A. 尋找阻塞處（block）

B. 尋找真相（truth）

◎ 尋找阻塞處

　　阻塞處就是阻撓我們身心健康的一些節點。阻塞可能是任何一種生理狀態、信念、感覺或靈性上的誤解，導致我們無法活出自己的目的。阻塞可能由生理問題、錯誤的心智信念、未解決的感覺或靈性的誤解所導致。阻塞會阻礙我們的天生能量和靈性自我的自由流動。

　　阻塞分成很多種類型，大部分是固著的阻塞點，或是困住的信念或感覺。我們接下來會討論阻塞點。我們會從浮現的問題開始分析，討論肉體、心智、情緒和靈性的典型阻塞狀況。

解析阻塞

● 阻塞點

　　就本質而言，阻塞會讓我們無法活出真實的自我。阻塞通常都是由阻塞點構成，裡面有心智或情緒的設計，導致我們受困在一個不利於自己的模式裡（參閱圖表4.1）。這裡有兩種基本類型的阻塞點。心智的阻塞點是由兩種或兩種以上的想法結合的，它們永遠不會分開。舉個例子，當你不小心碰到爐子燙傷了，之後可能就會把「爐子會發熱」和「被燙傷很痛」這兩種想法結合在一起。這不是件壞事，搞不好對我們還有益處，當我們下次再看到爐子，就會更加小心。

　　不過當我們不斷把這兩種想法綁在一起，就會創造出一個阻塞點，或說是一種對我們人生有害的信念。如此一來，這個不好的阻塞點很可能導致「因為爐子會發熱，被燙傷會痛，所以爐子是壞東西」這樣的結論。

　　這種想法並非真的那麼糟糕，搞不好會讓我們省去許多下廚的工

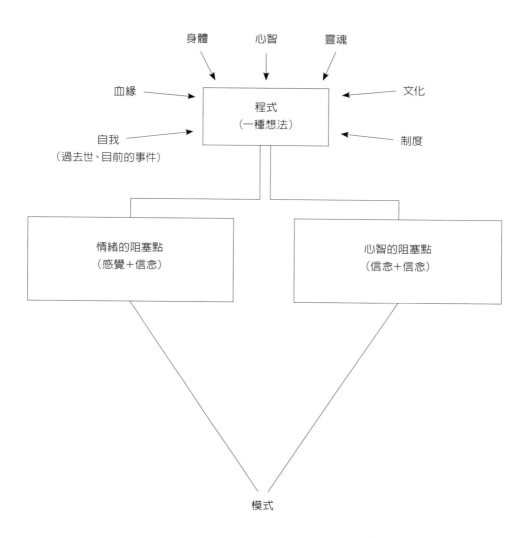

圖表4.1　阻塞點的程式

夫，但如果因此形成一個心智阻塞點，認爲「任何會發熱的東西都是不好的」，就極有可能會導致極度偏執的心態，我們也會因噎廢食，不敢靠近許多會發熱的東西，從「陽光」到「愛」。

一個情緒阻塞點起碼會牽扯到一種特定的想法和感覺。這些阻塞點可能構成我們許多最具挑戰的生命課題。舉個例子，試想一名十六歲的少年，剛經歷了人生第一次分手。他覺得很難過，不斷想著：「分手是痛苦的」。難過的感覺就會結合「分手會造成痛苦」的想法。

當我們暫時把一種想法和一種感覺結合時，並不會導致什麼大問題。我們只不過正在不斷嘗試許多不同的想法和感覺；它們會引導我們如何回應一種特定的情況。但要是這一位十六歲少年認爲一段關係就一定是危險的呢？他爲了避免分手的難過，可能會完全避免建立一段關係。這樣的阻塞點常會構成生活方式和關係的問題。

我們還有靈性的阻塞點，這跟心智和情緒的阻塞點也十分類似。這是由信念或感覺結合，與特定的靈性課題有關。例子包括是否值得獲得神性的愛，或是是否要接受宇宙的豐足。

當我們帶著一個阻塞點向前邁進時，如果阻塞點無法釋放，就會卡在那裡。阻塞點最後會融入我們的能量系統，進入一個相關脈輪的外輪。舉例而言，第一脈輪的程式設計發生在子宮到六個月期間，這是第一脈輪的啓動時間。隨著時間過去，或是當第一脈輪受到威脅時，例如爲了回應一次強暴、財務災難或是危及生命的疾病，第一脈輪也會接受新的程式。這些狀況跟第一脈輪以同樣的頻率「運作」，因此我們對於它們的結論也會被記錄在第一脈輪裡。與其他脈輪有關的事件，以及我們對這些事件所下的結論，也會在相對應的脈輪裡創造阻塞點。

一種程式或一套命令（或是一組程式）會構成一種模式，用一種制式化的方式去回應刺激。程式和模式不總是壞事，它們可以節省時間和

精力。就好比我們會設定鬧鐘，這是因為我們知道這可以把我們叫醒一樣，這是一個健康、有益的制式反應。

不過，被鎖在阻塞點裡的程式，還有封閉我們自由表達的程式，卻會形成對我們有害的模式。我們要是每次看到吸引自己的人就繞路避開，或是因為很恐懼而逃避就醫，又或是認為自己很才會過得這麼糟糕，我們就會陷在一些嚴重限制喜悅和豐足的模式裡。

程式並不總是來自於生活裡。我們的靈魂會世世代代帶著程式，透過我們的心智下載它們，然後把它們記錄在身體裡，就像軟體安裝在電腦裡。

整體而言，我們的靈魂程式會把我們的潛意識編成密碼，而潛意識是我們心智中最深沉、最具力量的面向。潛意識會運轉我們的爬蟲腦，我們大腦的這個部分負責管理「戰或逃」的反應。我們靈魂能提升生命的想法會混合融入脈輪的核心，這在本質上是一種法；以恐懼為基礎的程式會沉澱在脈輪的外輪，本質則是業力。過去世和這一世的心智阻塞點最常被設計融入我們的無意識，而這會指引我們的哺乳類腦，或是「自我」的情緒／心智面向，或是我們的思考。過去世和這一世的情緒阻塞點常與我們的意識自我有關，或是與更高層的學習中心有關，也因此常會透過中樞神經系統融入我們的身體。

◎ 肉體的阻塞

我們都知道什麼是肉體的阻塞。這通常都會感受到身體的問題、微恙、疾病或疼痛。肉體的阻塞顯然會防止我們充分利用身體。一位職業運動員會因為骨折受到阻礙，在拆掉石膏以前，他或她都不能有運動員的完整表現。歌手會因為感冒受到阻礙。如果病得很嚴重，巡迴演唱會可能會因此受阻。疲倦也會限制我們的心智能力，扭曲了我們的認知，妨礙我們的效率。

肉體的阻塞也可能影響我們的感覺狀態，導致我們很容易胡思亂想、疲憊又沒有耐心。而這些感覺或其他的感覺狀態也會嚴重影響我們的關係和工作的健全及本質。肉體的阻塞也會妨礙我們的靈性生活，導致我們把更多時間和注意力投注在物質的追求上面，勝過於對概念的關注。

清除肉體的阻塞可能必須做一些實際的事，像是我們生病的時候就休息，或是頭痛的時候就服用阿斯匹靈。不過，這也可能很簡單，只需要改變一種信念系統，釋放一種阻塞的感覺，或是與我們最高層的指導靈談一談。這裡的經驗法則就是如果一種受損的生理狀態對肉體的治療沒有反應，我們就必須在其他領域尋找解決方法。我們必須願意看一下表面底下的東西，凝視症狀底下的真相。

對於肉體問題的整體本質，我有一個比較有趣的經驗，這是我的一位個案，她是一位五十歲的女性。她向我抱怨，過去兩年經歷身體問題，一個接一個，包括流行性感冒、持續性疼痛、一般疼痛、心臟緊縮和腿麻。醫生最後確定她一定是憂鬱症患者，因為他們無法提出任何機能性的解釋。

當我進一步深究之後，發現她的問題是從婚姻初期出現的，她大概是兩年前結婚的。她馬上坦承在婚前，她的丈夫健康狀況一直欠佳，但她很健康。我發現就精神層面來看，她每一個受影響的脈輪和她丈夫相對應的脈輪之間都有強大的鎖鏈，或是有強烈的能量連結。我還看到一個更嚴重的問題，她的母親的第二脈輪和她的第二脈輪沒有完整切割。

我替這位個案進行三次療癒。當我們切斷她與丈夫的連結時，她跟我說，她覺得自己好多了，她的丈夫卻覺得變糟了。

◎ 心智的阻塞

心智阻塞讓我們無法實現內在自我的信念。這些信念一旦形成一個阻塞點，就會讓我們陷入程度不一的癱瘓。這些阻塞點的本質可能是心

智性的，包括兩種或兩種以上的信念；本質也可能是情緒性的，可能是至少一種信念和感覺產生的破壞性的結。

心智的信念可能會透過靈魂來影響我們的思考過程，意即透過我們的潛意識來引導；除外也可能透過心智來影響我們的思考過程，而這會在我們的無意識層面運作。

夏威夷的巫醫把信念定義爲：你信以爲眞的任何想法。你要是相信自己是個壞人，你一開始會覺得自己不討人喜歡，然後就會不開心，最後就不敢邁開步伐利用機會。

泰德・安德魯斯（Ted Andrews）在《影像魔法》（*Imagick*）提到我們的想法的力量，「心智可以對人在實際生活中產生最精微、最強大的影響力……我們的心智體，還有心智體透過思考及文字在心智層面產生的行爲，這些都極具力量，會形成我們在實際層面的經驗模式。心智體會形成一種在我們的生活內顯現的矩陣或藍圖。」 要是我們一直抱持著負面或不正確的信念，就會對我們的心靈及外在世界的生活造成長期傷害。

我們都聽過安慰劑效應，也就是用正面的信念來創造正面的結果。負面信念的效果也一樣強大，而這個過程就被稱爲「反安慰劑（nocebo）效應」。有研究發現，懷疑自己有心臟病的女性，出現心臟問題的機率是同樣具有危險因素但抱持正面態度的女性的四倍。

舉個例子，有人可能會覺得自己生錯性別，覺得自己的父母其實想要另一個性別的孩子，我的很多個案都有這種情形。這種信念可能會阻礙我們的性表達，也限制我們日常中有關性方面的享受。

我們若是認爲自己不配擁有金錢，就會眞的無法擁有財富。我們要是認爲自己不值得活著，會導致我們的肉體系統當機、生理疾病，或是讓我們無法獲得必要的健康照顧。這樣的例子不勝枚舉。我們如果要療

癒，一定得遵循夏威夷巫醫的方式，也就是「幫助人們把不健康的信念變成健康的。」

雖然我們能意識到讓自己受困的心智信念，還有它們持續的模式，像是妄念、態度問題或是思考上的問題，但是這些信念也可能被長期的分裂或肉體的症狀給遮蔽了，像是胃筋攣或心跳加速。

我們也可能會在一些不斷出現的感覺、反應或是行為中，發現自己的心智信念編入其中。無論這些信念是否形成了心智或情緒的阻塞點，當我們能讓自己的想法不再受到它們的束縛，所有層面的健康狀況都會改善。

心智阻塞創造的六種負面信念

我常發現所有的負面信念都可以簡化成以下六種主要的信念：

a. 我不好（或我很邪惡）

b. 我沒有力量

c. 我沒有價值

d. 我不值得

e. 我沒有用

f. 我不討喜

這些信念都來自一種想法：「我是分離的」。當我們相信自己與神聖源頭是分離的，我們就很容易出現這六種次要的負面信念，還有更多衍

生出的信念。我們會不斷地做出決定，強化一開始的情節或經驗，導致我們相信自己是獨自分離的。不過，我們也可以追溯負面的情節，逆轉隨之產生的問題所造成的影響。

我曾經遇過一位女性個案柏莎（Bertha），她因為嚴重關節炎而跛腳。我有一次幫她做回溯療程，她在精神層面上回到第一次靈魂與分離的經驗。她當時認定因為自己有些問題，所以被神性本源踢出天堂，因此認為自己是不好的，開始把別人的問題和痛苦摻入自己的靈魂體內，透過這種方式來「贏得愛」。

這些被吸收的能量就轉移進入她的第一脈輪，造成身體發炎，埋下關節炎的病因。在我們進行療癒的期間，柏莎收到了來自神性本源的肯定。她知道自己過去一直是被愛的。神性本源一直認為她是「好的」。獲得這份認可後，柏莎放掉自己是不好的信念，而且在五分鐘之內，她開始搖晃身體。當她釋放不屬於自己的能量時，這些能量波如漣漪般散退，脫離她的身體。隔天，她打電話告訴我說她的關節炎完全消失了。

◎ 感覺的阻塞

療癒常常是要找出我們以前情緒受傷的方式。感覺本身是件好事。感覺就像身體的信差，告訴我們如何回應自己內在的想法和外在的環境。我們會在第十四章討論，感覺也可以幫助精神溝通。當我們能輕鬆地帶著自己及他人的關愛，去尊重、接受、詮釋並表達感覺時，感覺就能將我們的精神與物理性的宇宙連結。當下列其中一種情形發生時，感覺就會變成一種問題：

● 我們無法完全承認或表達一種感覺。

● 我們錯認問題，壓抑了會隨情境而生的正確感覺，反而表現出錯誤的感覺。

　　許多研究都證明壓抑情緒會導致各種不利的狀況，包括疲倦、體重問題、便祕、偏頭痛、背痛和感冒等更多狀況。現在很多去看醫生的人都是所謂心因性或情緒導致的疾病，還有因為未解決的情緒劇變導致的疾病。專研「直覺」的專家暨作者摩娜·麗莎·舒茲（Mona Lisa Schulz）博士曾經說過，有研究證明背痛與工作的情緒痛苦有關。特定的情緒狀態也與疾病有關，包括葛瑞夫茲氏症、多發性硬化症、巴金森症和腸道問題。不過受過醫學專業訓練的約翰·薩諾（John Sorna）博士認為，背痛常與未覺察的憤怒有關。薩諾的病患在處理自己壓抑的憤怒之後，背痛都有明顯的改善。

　　我們為什麼要壓抑自己的感覺到讓自己生病？有些家庭只會肯定特定的感覺。我的家庭不喜歡發怒，儘管我的父母常吵架。我跟我的妹妹們會從我房間的優勢位置來聽他們的「週五夜吵架」，然後還要假裝所有一切都很好。我們不准聊到這些吵架，自己也不能生氣。所以我們長大以後會認為，發怒是壞事，是不對的。我之後有心律不整的問題，當我發現如何擁有並表達自己的憤怒後，心臟就恢復正常了。

　　我的心臟問題是源自於一個情緒的阻塞點，這是由一種感覺（發怒）和一種信念（憤怒是壞事）搭配形成的。有時生氣的確是件壞事；我們不想對自己的老師或小孩怒吼。不過發怒也可能賦予力量，讓一個人擁有自主權。發怒本身不會有問題，但是我們如果永遠把一種感覺跟一種信念連在一起，一直這樣活著，彷彿過去一直在重複，我們才會真正有問題。

　　另一種常見的問題就是錯認問題或感覺，導致我們會表現一種不適當的感覺，以企圖解決一種挑戰。我們很多人在成長階段，父母或體制都沒有幫助我們辨識或為正確認知自己的感覺。舉個例子，我的一位男性個案阿布杜爾在摩洛哥成長。他的家庭不認為男孩應該感覺難過。每次當他難過時，他的父母就會鼓勵他要大膽、要堅強，然後去攻擊造

成難過的問題。

　　當阿布杜爾得知自己最好的朋友死於一場恐怖主義的戰鬥中時，他不禁淚如雨下。然而，他的父親卻告訴他這只是浪費眼淚，他因而憤怒不已。他爲了「伸張正義」，便去參加一個宗教性的恐怖主義團體，報復殺死他好友的恐怖主義團體，後來移民美國。他來找我時，已經住在美國二十年了，成爲一名事業有成的商人，也早已把暴力的歲月拋在腦後。

　　然而，他卻承受著嚴重的偏頭痛，慢性消化問題，還不斷做惡夢。當我們把他長久以來放在心頭的悲傷和痛苦釋放，並賦予它們正確的意義，身體的問題就消失了，他也能夠跟自己愛的人分享比較深層的感覺。

　　運用感覺最簡單的方式，就是把它們簡化成一個群組（constellation），或是合宜的感覺類別。我會在第十四章「認識情緒」的部分深入探討這個過程。

◎ 靈性的阻塞

　　靈性的阻塞就是對於宇宙、我們在宇宙中的地位的誤解。對我而言，靈性的阻塞也許是最強大也最重要的，因爲它們是其他問題的根源。任何發生在我們身上的事、任何針對我們的事，或我們週遭的所有事情，都可能導致靈性的阻塞。

　　我覺得靈性這個字只是意味著「充滿著靈性本質」。身爲人類最勇敢也最有價值的渴望，就是希望能充滿著靈，意即我們最眞的本質。既然自我是神聖源頭的一部分，我相信，生命就是要學習接受我們屬於神性本源，或稱爲萬有（the All）、大靈（the Great Spirit），同時知道我們有資格完整地表現這個眞理。所謂有目的的活著，就是要表現靈性的自我。

　　這個靈性的自我或本質，不斷地想要讓我們的身體、心智和靈魂了解這個道理。有些人十分明白這份追尋，像是已故的拉科塔族（Lakota）

醫師「愚者烏鴉」（Fools Crow）。「愚者烏鴉」以能治療任何人的任何疾病聞名遐邇。他斷言，自己的能力就是先變成像是「空骨頭」或空的器皿，讓「瓦肯－騰卡」（Wakan-Tanka，拉科塔族人認為的「神性」）或大靈傾注進入。我的療癒老師之一艾可·波丁（Echo Bodine）曾寫過許多有關療癒的書，她一直很堅持自己未曾療癒過任何東西；她只是避讓而已。這些人描繪了靈的力量——我們自己的和一種更高的力量——認為任何肉體的、心智的或情緒的問題，可能都是因為有某個東西阻擋我們自己的靈或更高的靈進入或完整存在。

我們針對自己真正的良知的靈性阻塞或迷惑，常常存在於我們的靈魂之內。你要記住，我們的靈魂承載了我們生生世世經歷過的所有事情，每一個脈輪、每一個細胞的經歷都在其中。

靈魂會記載一些經驗，像是被羞辱或讚美、被批評或支持、被排斥或滋養，或是被愛、被恨或被殺。靈魂會記錄我們在主日學在學校學會的東西，它也會被我們對於較高的靈點的正確或錯誤的信念影響。靈魂本身刻印了我們對於生、死、他人或自己的信念，還有我們這個短暫存有之中的任何事情。負面的是，即使我們在這一世的生命之初並沒有許多靈性問題，但當我們長大成人後，或多或少都會有這方面的問題。不過正面的是，當我們在靈魂的層次獲得療癒後，其他的所有層次也都能獲得療癒。

我們可以透過任何一個脈輪或能量點，解決我們的靈性課題。在這方面，整體主義論顯然是最重要的。要找到隱藏在一個問題底下的靈性課題，其中一個有效的方法就是應用脈輪發展系統，先隔離被某種負面或創傷經驗影響的脈輪。我通常會先幫助個案揭露並了解一個經驗造成的生理、心智或情緒的影響，然後才會去探討在靈性上的反映。我總會把問題引導轉向更深層的靈性課題。除非我們能致力於靈性課題，否則靈魂就會把負面的認知帶到另一個層次，也許會影響我們的關係、事業

或生活方式，當然還可能影響任何一個身體部位。

　　探索靈性課題這件事，常常會嚇到許多人，因為這往往需要處理有關善惡和生死的問題。許多人認為這件事應該交由宗教機構來做。但我認為，處理靈性課題不需要嚴格的宗教信仰，但宗教信仰的確會對此造成正面或負面的影響。

　　靈性與宗教不同，靈性必須處理我們的本質──我們本然的自我及本質的需求。我們可能在支持我們表達本質的宗教氛圍中長大，但也很可能接觸到僵化的教條組織，導致我們的本質被粉碎、扭曲或壓抑。

　　任何阻擋我們體內靈性或阻止靈性穿透我們的東西，都屬於靈性上的問題。我們最終需要認同我們的靈魂、我們不可見的自我，同時意識到，宇宙希望這個自我能快樂且滿足。靈性的阻塞就像是抗拒點，不願接受這份恩寵。

　　當我在替個案解決靈性課題時，我已經學會要更大膽。我常使用我在祕魯、日本、哥斯大黎加、威爾斯和摩洛哥學到的薩滿工具和技巧，並且向一些認同靈魂存在的文化請益。這些技巧可能是幫助一位個案進入自己的潛意識，和不可見的指導靈或天使說話，也可能是畫出自己的靈魂並與祂對話，至今我還沒有遇到任何個案，不相信自己看到的、聽到或感覺到的。我認為，人們天生就相信自己擁有不可見、充滿靈性的面向。

　　處理一個靈性課題，通常必須揭露靈魂最主要的誤解，同時認識這個誤解導致的結果。舉例來說，我其中一位個案有過很多段婚外情，還有嚴重的毒癮，濫用快克古柯鹼。我們發現他的靈魂在出生時已經是破裂碎片，分裂成兩個部分。他很懼怕父母，他的母親對性上癮，他的父親是黑手黨的職業殺手。他的靈魂中與家庭自在相處的那一部分化為肉身，但是比較靈性的一面仍然留在荷蘭。我的個案透過我的處理，重新凝聚自己的靈魂，讓靈魂完全進入自己的身體。他之後有勇氣及力量進

入戒毒中心。他也不再談婚外情，開始上研究所，唸碩士，最後終於可以開始享受他的人生和責任。他採取實際的步驟，讓靈性存有活在現實生活中。

靈性的阻塞，通常是由心智的信念或阻塞點形成，也可能是由情緒的阻塞點形成。無論是哪一種情形，我們只要獲得啓發，知道自己與神性的本源是一體的，我們就被療癒了，即使身體還會繼續反映一些症狀，但我們知道自己是完整的。

靈性阻塞點

靈性的阻塞，有時會以靈性阻塞點呈現。這些阻塞點是由兩種或兩種以上的信念形成，或是由至少一種感覺和一種與我們的神性本質有關的信念形成，也可能是關於我們對於純淨本源的誤解。最常見的阻塞點，會讓我們覺得與神性本源或我們自己天生的精神失去連結。

靈性信念的本質是心智的，但會影響我們每一個面向的存有。與靈性的誤解連結的感覺看似很正常，但這些感覺要是與一種靈性的誤解結合，而不是與老套的誤解結合，就會對我們造成更嚴重的影響。就像所有誤傳的信念一樣，靈性的不正確最後都會約化成一種信念，認爲我們是分離的、是孤立的，這可能意味著與神性本源分離，與我們的本質分離，與其他人分離，或是與這個世界分離。

這會讓我們覺得自己很沒用，不值得、無力、被貶抑、不好或不討喜。這些不正確的信念如果侵襲了我們的核心自我，狀況就可能更嚴重，我們不只會認爲自己的行爲不好或感覺很糟（或是沒有用、不值得），我們還會認爲自己其實正是這些負面信念的縮影。就本質來看，靈

性的阻塞點會製造羞恥，也就是一種「自己是錯的」感受。

我們大部分人都認為羞恥只是一種感覺而已，其實不然。在能量的世界裡，羞恥這種能量就像一種灰色怪物。它會用一種濃稠、惡性的液體填滿我們的細胞、器官、系統和脈輪，還有所有其他的能量組織，阻擋了瑪那或生命能量的流動。它會用一種無法穿透的黏糊糊的東西鎖住我們的週遭，讓我們陷入孤立。我們心中或週遭有越多的羞恥，我們就越覺得孤單寂寞。我們認為自己越孤立，對自己的感覺就會越糟糕。

被宗教儀式折磨的倖存者就是一個例子，讓我們看到靈性阻塞點與羞恥導致的束縛。儀式虐待的對待方式會破壞我們的神性，或是我們與神性本源連結的信念。我曾看過很多人熬過儀式虐待，整個人幾乎都毀了。很多人是接觸到撒旦的神祕儀式。有些人曾目睹在黑暗的祭壇用動物、嬰兒或心愛的人獻祭。有些人則是切傷或閹割自己，讓自己的血為施虐者提供力量。這些造成嚴重傷害的經驗必然會夾帶著一些訊息，讓受虐者覺得自己很邪惡，而不是邪惡的受害者。

然而，儀式虐待只是靈性虐待的一種方式。任何狂熱的信仰都有可能傷害我們天生的價值感。我有許多個案曾經接觸過「重生派」基督教，該派教徒堅持，任何人如果不按照特定的方式行事，就是邪惡的，就是惡魔的爪牙，最終會下地獄。這一類的靈性壓力也是一種羞恥，讓受害者無法接觸或喚醒自己獨特的靈性本質或天賦。同樣地，任何宗教、機構或學校如果自稱是「唯一之道」，就會導致靈性的束縛和阻塞點，導致受害者怨恨自己，甚至怨恨神性本源。

靈性的阻塞點可能特別難以療癒，因為當大部分人發現自己因為靈性阻塞點而受苦時，都已經成功說服自己，如果有上帝、造物主和全能的神（例如阿拉、基督耶穌或觀世音菩薩）的存在，這些存有都不可能愛自己。我已經發現能夠從靈性阻塞點中真正復原的唯一方法，就是把羞恥想像成一種真實的固體能量，將它釋放至神性本源，然後去感受虐待

事件底下的感覺。感受我們的感覺，這可以讓我們獲得自由去重新檢視我們的想法，糾正錯誤的想法。

● 尋找真相

我們除了利用脈輪發展系統，以阻塞爲基礎去診斷問題，也可以透過揭露隱藏在問題底下的眞相來獲得療癒。眞相可能是對立的，也可能反射出造成我們遇到困難的誤解。伊瓦合在《祖先的聲音》（*Voices of Our Ancestors*）提到，「無論人們是否有意識到這一點，我們思考和談論自己的方式，會引來結果，變成自我實現的預言。」

我們可以從以下這個例子窺見解決之道。我的一位個案珊蒂談了很多場不甚愉快的戀愛。我們一起努力後，發現許多阻塞處。她的第二脈輪中存有一種信念，認爲自己不值得被男人愛、第六脈輪中則存有認爲自己很醜陋的信念。她沒有執著在這些阻塞上面，反而選擇用相反的想法來繞過這些阻塞點。她不再老是想著「我很醜」，而是開始告訴自己，自己很漂亮。

當我們運用實相的反射時，還必須注意到該問題伴隨而來的次要效應。珊蒂除了正面肯定自己，還必須試著去意識到，當她認爲自己很醜時，會出現哪些行爲。我立刻發現，珊蒂總是穿一些沒有吸引力的衣服，肩膀老是垮著。我要求她打扮得更有魅力，站挺一點。這樣一來，她可以試著創造一種新的實相，直到她準備好做這樣的打扮。

阻塞和上述治療方式是相輔相成的。我們爲了找到眞相，可能需要感受一些原本沒有表達出來的感受和錯誤的信念，回想最初的身體的記憶，然後進一步揭開靈性的課題。當我們了解一個問題的所有面向時，常常可以幫助我們更容易去面對眞相，雖然這種做法必然是正面的，但卻時常帶來挑戰，使我們必須在生活中做出更多的改變。

　　舉個例子,一位有親密關係議題的女性必須徹底改變認識對象的方法。她可能必須改變穿著,或是必須暫時不談感情。她或許得給自己新的訊息,可能要努力解決自己的靈魂或童年課題。她也可能需要多管齊下,同時應付所有的改變。當我們做一些必須做到的事,同時相信自己的感受時,療癒就會發生了。

完整的脈輪發展系統

　　利用童年發展/脈輪系統,可以幫助我們釐清個人課題和困難的整體面向。我接下來會更完整地描述體內的脈輪,還有它們的影響力。

● 第一循環

◎ 第一脈輪

年齡——胎而成形至六個月。

心智信念——影響有關繼承的態度、性別的傳統、安全和生存的信念。

感覺元素——關於自我及世界的感覺源頭、生存的權利及原始的感覺,像是罪惡、恐怖、憤怒、喜悅和羞恥。

肉體發展——身體和結構的發展;影響所有管理生存的過程。

靈性認知——關乎生命的承諾,接受靈性的幫助及我們基本的直覺能力。關乎對別人的信任和對基本需求的覺察。自我價值課題的核心。

　　當我們在母親的子宮裡到剛出生時,發生在我們自己和父母身上的所有事情都會鎖在第一脈輪裡。在這段期間,我們會透過父母的認知和

自己的身體體驗這個世界。我們如果認為自己或父母受到威脅，可能會質疑自己生存的權利和能力。

　　這可能是各式各樣的威脅，包括餓的時候沒有人餵食，或是父母經歷破產。瀕臨危險會啟動憤怒、疼痛、悲傷、恐懼和其他原始的感覺。除非我們承認、允許，同時用某些態度表達這些感覺，否則它們就會在往後的人生裡糾纏我們。從這些經驗中跳出的信念可能包括「這個世界很危險」或「我不值得活著」。然而，我們的父母或我們自己如果能處理這些感覺和覺察，就能創造一些信念能支持我們的存在，同時支持我們的慾望被滿足的權利。我們之後就能變得更堅強，能開發我們的原始感覺。

　　第一脈輪也像是開啟靈性指導的基礎點。我們如果因為某些原因，在如此年幼時就把自己關閉起來，拒絕靈性的指導，我們就會變得更脆弱，更容易受到創傷和虐待。

　　簡單地說，這個脈輪保存的核心課題可能與情緒的不安全感和肉體的安全感有關，也可能是關乎我們的生存權利和需求滿足的靈性認知。這些核心課題可能會演變成日後的其他課題，像是事業、金錢、原始感覺、成癮、原生家庭和性慾。

◎ 第二脈輪

年齡——六個月至二歲半。

心智信念——感覺的覺察，以及表達感覺的權利；家庭或世界如何看待性別角色和感官課題；關於表達和創造力的信念。

感覺元素——精微感覺的發展，針對是要感受或壓抑感覺的選擇。

肉體發展——成長、運動技能、擁有自己的身體和身體的精微需求；激發自己身體的能力；感官的發展。

靈性認知——發展對於自我及個人感覺的信任，還有針對表達及感受的權利的同理心和信仰。創造和表達的權利的根源。

我們會在六個月至兩歲半時脫離母親而獨立。我們的情緒健康和創造性的表達取決於她是否有能力帶著愛與我們切割，還有我們的父親是否有能力支持她的積極回應。這種切割，還有我們新生的對自我及關係的感受，可能帶來一些感覺，像是難過、鎮靜、恐懼、希望或熱心。

感覺體是在第二脈輪內的能量構成物。每種感覺就像一個獨立的個體。悲傷、恐懼、憤怒、喜悅或厭惡，每一種感覺都有獨立的身份，被安排並列著，就像彩虹的顏色一樣。感覺體就像顏色一樣，也會互相混雜。舉個例子，難過可能會流入痛苦，滿足可能不知不覺變成快樂。每一種感覺就像顏色一樣，會逐漸變濃。憤怒的感覺體可能會加重變成暴怒，或是消散化為挫折感。

當我們很健康時，每一種感覺體會很完整，隨時可以啟動和表達。如果我們愛的人去世了，我們的難過感覺體會振動。我們會覺得難過，直到這種感覺被適當地消散。然後這個感覺體就會恢復到比較安穩的狀態。

我們如果是在一個情緒健康的環境中成長，這種系統就能順暢運作。外在和內在的事情會刺激一種感覺為主的反應。當一種或一種以上的情緒體振動時，我們就會回應。我們的內在或外在的情境會轉變。這些感覺體會漸漸地或快速地散退。我們就會恢復平靜。

這裡的關鍵字是「如果」—前提是，如果我們是在一個情緒健康的環境中成長。有多少家庭能真正地發揮功能？專家認為百分之七十至九十五的家庭都是功能不健全。針對感覺，我們大部分的人都接收到錯誤的訊息，這導致了壓抑或過度刺激，或是造成一種或兩種情緒體實際受傷。

　　修復近期或短期的受傷是最容易的。也許你的高中老師因為你考試不及格羞辱你。你覺得很尷尬，你就會壓抑你的本能回應，而你也對自己很失望。你如果和充滿愛的父母親討論這件事，就可以減輕羞恥感，幫助你表達自己的失望，然後就能釋放。即使這個釋放來得晚了一點，但你的失望感覺體可能不至於遭受長期的傷害。

　　然而，長期或嚴重、尖銳的傷害，常常會導致更長久的疾病狀態。性、肉體、情緒或言語的虐待，可能會損害我們不只一個感覺體。

　　我們可以把一個完整的難過感覺體想像成一個完美的圓。我們假設，你的父親不能接受「覺得難受」這件事，他為了不讓自己難過，就會變得憤怒。你要記住，難過是一種實際的能量，一種移動中的頻率。當父親拼命不讓自己難過時，他就從自己的難過感覺體切下了一角。這一角去了哪裡？你會把它撿起來，它就錯置在你這裡。現在你的圓形的難過感覺體變得殘缺了。你這一生有許多時間都想要擺脫難過或憂鬱的極端狀態，但是徒勞無功。你很憂鬱，你會嘗試治療、百憂解和維他命。你會為了試圖刺激難過的感覺離開，你會吸引來傷害你的愛人。你嘗試什麼都沒用，你甚至會覺得更難過，還很無助。

　　我們會在第十四章更進一步討論這些受損的感覺體，還有導致感覺體受損的誤解或經驗，會如何影響我們的物質和靈性幸福。到了最後，這些還會對整個第二脈輪造成不利。

◎第三脈輪

年齡——兩歲半至四歲半。

心智信念——影響的信念與認知發展有關，與自我及世界有關，也會影響有關世界、還有我們在這世上的地位的構成信念。保有的信念與力量、能力，以及我們如何影響環境有關。

感覺元素——恐懼和自尊的源頭。

肉體發展——控制肉體的功能，發展心智/身體的連結。

靈性認知——與靈魂是否能對世界造成影響、獲得成功的能力有關。問題的源頭與生命能量與這個世界的互相影響有關。

　　我們會在兩歲半時，開始積極地探索這個世界。我們天生就很好奇，想要了解事情運作的方式，想要了解人們如何回應我們，想要知道自己有多強大。我們會根據從身旁關係和整個世界得到的回應，形成對自己和別人的想法，特別是與個人力量有關的想法。如果這些回應是支持的，我們就會產生這樣的想法，像是「我是有用的」或「我的性格是正確的」。如果我們得到的回應是批評或是行為被排斥，我們可能會得出以下的結論：「我是錯的」或「我什麼都不知道」。第三脈輪會儲存並執行對別人或自己的偏見、批評和歧視。

　　第三脈輪就是身體的心智，會影響思考過程、態度或心智移情的直覺性過程。第三脈輪也與肉體有關，可以讓我們的心智和身體的連結形成變得完整。第三脈輪可能會把批評往下傳到第二脈輪，造成情緒（結合感覺和想法）。有鑑於第三脈輪管理我們的消化和調節功能，我們的自尊不只會影響這些生理過程，也會影響我們利用生命能量滿足慾望的能力。

　　就靈性而言，我們會在這個年齡鎖住「值得」的課題。我們如果認為自己能對世界造成影響，也值得去這麼做，我們未來就能準備好應付並掌控任何的挑戰。我們如果不相信自己，主要都是因為我們生命中的重要人物不相信我們，我們就會用截然不同的方式演出人生。

◎ **第四脈輪**

年齡——四歲半至六歲半。

心智信念——包括關於關係、愛和心的慾望的信念，還有關於宇宙法則的信念，像是付出與一接受。

感覺元素——感覺的源頭，例如同情和愛。

肉體發展——提升所有肉體功能和系統的時期；開始區分男孩與女孩的差異。

靈性認知——課題與自愛、對他人的愛、愛在生命中的整體角色有關。在這個脈輪，靈魂會全心地處理有關擁有一個身體、利用身體滿足慾望的課題。

　　這個心的脈輪是七個體內脈輪的整合點。當我們忙著發展自己，努力爬上脈輪的階梯時，我們的靈性中心，也就是第七脈輪，也一直把能量往下送，一開始是透過嬰兒最柔軟的部位（頭頂）。

　　如果靈性的能量在我們的生命中扮演重要且健康的角色，我們就會很自然地認識關係，並且懂得愛自己。我們會知道什麼時候要付出，什麼時候要接受，什麼時候要有同情心，什麼時候要堅定，同時（或是）要保護自己。然而，有些經驗和信念會打亂付出與接受的自然循環，進而限制了我們的關係。我們的慾望、夢想和需求就會被推開，我們接受愛的能力也會被擱在一旁。被愛的其中一個面向就是學習如何接受我們的人生目的和靈性的需求。我們如果可以去滿足自己的心的慾望，往往就會發現自己的身體、心智、靈魂和本質的夢想，還有神性的本源，這些都是一樣的。而這種發現會鼓勵心去接受我們的幻想。

◎ 第五脈輪

年齡——六歲半至八歲半

心智信念——包含的課題關乎自我價值、責任、慾望的表達、以及我們顯化和溝通自己的需求及信念的權利。這是正面及負面指導的進入點。

感覺元素 —— 儲存的憤怒、驕傲、幻滅和高貴，以及成熟地表達需求及感覺。

肉體發展 —— 自我控制的發展，童年身體的完整化，為成年做準備。

靈性認知 —— 身、心、靈之間溝通的接觸點。靈魂會在此清楚表達自己的慾望。

我們在童年中期時會喚醒第五脈輪。在這段期間，我們早期的信念、經驗和訓練，還有最重要的發展時期，都會開花結果。我們開始清楚地表達自己真正想要什麼，不想要什麼。我們如果能覺察到自己的需求，知道我們值得獲得滿足，同時想與這個世界互動，我們說的話就會變成一種工具，可以發自內心地表達和創造。

溝通的問題或疾病會來自於之前的阻塞或抑制，也會來自目前壓抑我們表達自我的力量。舉個例子，大人如果告訴我們：「好男孩／女孩是要表現出來給人家看的，而不只是說說」，這就會在第五脈輪內造成嚴重阻塞。我們的文化如果正在塑造一種行為，不斷在追求互相依賴或完美主義，或是支持太有責任或責任感不足的態度，第五脈輪的能力就會受到影響，意即是否能陳述我們是誰、我們想要什麼，還有是否能捍衛這些說法。

就靈性而言，這個脈輪是顯化我們人生慾望的核心點。我們要是對自己顯化的權利和能力有任何誤解，特別是源自於靈魂體的誤解，都會阻礙我們無法具有足夠強大的力量去創造渴望的人生。

◎ 第六脈輪

年齡 —— 八歲半至十四歲。

心智信念 —— 發展的信念會形成身體形象、自我形象、性別潛能及對未來的計畫。

感覺元素——包含對於自我及自我形象的感覺，還有對於我們的性別及性別的能力的感覺。

肉體發展——性發育的時期，陽性或陰性本質的時期。

靈性認知——能力的源頭，可以提出並確立我們的靈魂對於人生的願景。

　　第六脈輪會監督我們自我發展的過程，也會在青春期的時候啓動。當我們的身體開始發育性功能時，這個脈輪忙著記錄家庭和社會對男女的標準。在這段發育期，我們的情緒很脆弱，很容易認爲這些訊息是針對我們個人的。我們如果對自己感覺良好，特別是與性別有關的部分，日後就能選擇符合我們的最高潛能的願景及目的。如果週遭的人都帶有性別偏見，對我們充滿敵意，就會造成我們在關係、學校和目的等領域，有較低的自我感。

　　我們會在這段期間發展靈視能力，也就是把事物看清楚的能力。我們如果能看清自己，就知道我們是如何可愛又美麗，我們就能根據自己的眞相，而非被阻塞點蒙蔽。如果情形剛好相反，在未來的人生就會遇到問題，難以想像自己配得起生命中的美好事物。

◎ 第七脈輪

年齡——十四歲至二十一歲。

心智信念——在這個世界和週遭系統中定位自我的信念；我們的角色、能力和事業期望。

感覺元素——這可能是困惑的源頭，無法釐清自我和自我設定的目標。與歸屬感有關的所有感覺，還有要加入哪個團體或系統的選擇。

肉體發展——發育成熟變成成年人的身體，向外完整呈現內在的特質。

靈性認知──覺察目的和自己的指導通則。

第七脈輪是少數在出生時就啟動的體內脈輪。從我們更高層、體外脈輪散發的靈性能量會透過嬰兒最柔軟的部位，也就是最初頂輪（crown）的進入點進入我們的身體和脈輪系統。這裡包含我們的能力，讓我們可以從生命之初就能伸張神性的權利。當肉體的發育關閉這個中心時，象徵我們需要按照計畫發展成長，活出我們的人性自我，以及父母為我們設定的人生。

我們的身體會在青春期中期時完成發育。這個時候我們必須與自己的過去和解，對別人敞開心胸，定義並接受自己的靈性計畫。但是這段時間也十分困難，因為我們會在人生的旅途中形成阻塞。現代的家庭和社會信念可能無法支持我們的目的，而這會導致令人困惑和痛苦的環境，而不是令人興奮或帶有目標的。很不幸地，年輕人在這個時期做的許多決定都是根據設定的信念，告訴他們根據如何適應，而不是根據他們初萌的個體性。

在第七脈輪發展的七年期間，我們再次處理第一脈輪到第七脈輪。

脈輪	年齡	主要概念
第一	十四至十五歲	安全
第二	十五至十六歲	創造力
第三	十六至十七歲	個人力量
第四	十七至十八歲	愛的關係
第五	十八至十九歲	自我表達
第六	十九至二十歲	自我形象
第七	二十至二十一歲	靈性目的

　　我們接著就會開始處理接下來的五個脈輪，每一個脈輪是七年的循環。

脈輪	年齡	主要概念
第八	二十一至二十八歲	業力
第九	二十八至三十五歲	靈魂的目標
第十	三十五至四十二歲	目標性的生存
第十一	四十二至四十九歲	創造性的成功
第十二	四十九至五十六歲	有力量的支配

◎ 第八脈輪

年齡——二十一至二十八歲。

心智信念——這個階段會啓動所有的業力信念，以及我們過去世的一些時機點出現的議題。

感覺元素——有關過去世的感覺會浮現，最明顯的是業力關係，以及一些必須被釐清的事件。

肉體發展——發育成熟的身體會具有過去世的特質。

靈性認知——業力的掙扎。靈魂演化至更高的覺察層次。

　　我們在二十一歲和二十八歲之間做的所有決定，幾乎都與業力有關。這是很大膽的說法，但通常都是正確的。每個人到了這個年紀，都相信自己是獨立行動，而這會吸引來第二層的業力關係（第十脈輪在我們的母親受孕之前就已經選定了我們的第一層業力關係）。我們在這個時間針對生命伴侶、職業、生活方式和學校做的決定，還有其他的決定，通

常都會與未被檢視、不完整的業力模式有關。我們靈魂的挑戰是超越在前世達成的層次，做出新的或更有效率的決定。

◎ 第九脈輪

年齡── 二十八至三十五歲。

心智信念──關於生命目的和生命任務的主要靈魂信念會被喚醒。再次檢視家庭的設定。

感覺元素── 從我們內在渴望、需求和目標升起的感覺，還有各種與我們生命目標相符或不符的各種感覺矛盾。

肉體發展── 精神體現在可以完全進入肉體的形式。

靈性認知──以形式完整呈現靈性，在靈性的層面上接受目標。

　　在這段期間，我們會遇到挑戰，必須開放接受我們的靈性目的。我們的靈魂會受到召喚，完全進入我們的身體，而我們會展開人生的任務。這個階段常會以重大的人生挑戰揭開，或是伴隨著重大挑戰，像是離婚、換工作和生孩子。會發生這些事件，是因為這個脈輪的開啟會帶有我們對真實自我的潛在知識。這些知識是所有人都具備的，都可以取用的，只要我們願意去體驗阻礙我們真實表達目的的感覺，去面對不支持真實自我的信念，做出一些生命的改變，以讓人生能繼續前進。

◎ 第十脈輪

年齡── 母親受孕前和受孕期間：三十五至四十二歲。

心智信念── 傳達並儲存過去世和世代性的信念。

感覺元素── 包含自我、父母、傳統和過去式未表達的感覺。

肉體發展── 在受孕之前，將靈性的自我改變成物質的形式。在年紀

稍長後，允許我們將靈性的自我完全地落實在有目標的生活方式裡。

靈性認知——幫助我們的靈性化為形式（我們真的只是物質化的靈體而已）。這與我們如何將靈魂扎根有關，以及我們是否有能力提供必要的元素能量，以顯化我們的身體、夢想和慾望。

我們的靈魂會在母親懷孕之前啟動我們的第十脈輪。當我們的父母考慮要有一個孩子時，第十脈輪就開始在地球扎根，傳遞我們肉體存有需要的能量。在母親受孕之前的階段，第十脈輪會從我們的過去世、我們父母的存有，以及我們繼承的遺傳蒐集能量，用來形塑我們的肉體的本質。這些能量可以讓身體選擇染色體，以協助我們達成生命的目的。我們必須強壯嗎？我們必須勤奮、美麗或是面對肉體的挑戰嗎？你要想像，我們必須學習知道如何停止當一位受害者。我們的第十脈輪可能會蒐集在過去世受害的靈魂記憶，將這種記憶與我們祖先遭遇的虐待情境混合在一起，然後選擇適合的肉體和事件，幫助我們解決受害者的課題。整體而言，第十脈輪提供即將來臨的靈魂最初的臍帶，與身體的層次連結。

我的一位學生曾經在努力解決「我不值得」的課題，她是在協商離婚的過程中被勾起這個課題。她活了一輩子，一直覺得有一種揮之不去的失落和空虛，即使在親密關係中也是如此。她也很痛苦地想要找到人生的目的，還認為自己不配擁有生命的意義。

她從童年開始就有長期壓抑的課題，她很希望自己是個男孩。她知道這些課題可能都是相關的，於是就開始嘗試我在課堂中教導的冥想練習，這幫助她回溯到胎兒時期。她當時雖然只是一個渺小的存有，就已經感受到一種無法負荷的失落。繼續挖掘回溯，結果體會到另一種感覺，發現還有另一個存有跟她一起待在母親的子宮裡，原來，她是雙胞胎。她無法再靠自己深究，於是就向一位治療師求助，幫助她一起回溯至自己的胎兒時期，還有更早的時期。

　　她獲得的答案證實了我的想法，第十脈輪會選擇必要的基因、甚至是性別，以實現個人的生命目的。我的學生與治療師合作時，發現她的確有一個兄弟雙胞胎。有些雙胞胎擁有兩個不同的靈魂。有些雙胞胎則只有一個靈魂，這通常是同卵雙胞胎，這是選擇透過兩個身體體驗人生。我的學生一開始計劃要用另一個靈魂化爲肉身，一開始渴望成爲男孩。

　　基於一些靈性的理由，我學生的靈魂改變心意，決定進入女孩的身體裡。另一個靈魂則離開了。雖然另一個靈魂沒有生氣，但我的學生覺得很罪惡，也很失落，覺得自己「性別錯誤」。她也覺得自己配不上任何美德，因爲她「殺死」另一個男孩。她在接受這些選擇後，她與自己的雙胞胎的靈魂建立了連結，那個靈魂答應要當她的指導靈。之後，我的學生馬上全心熱情地投入自己的人生使命，更迫切地想要完整實現自己的女性能量。她在探索過程的一個月內，就開始認眞追求畢生渴望的作家夢，開始創業，成爲自由編輯。

　　有時，我們透過第十脈輪連結到的事件、感覺和能量是如此痛苦，因此我們還在母親體內時，就切斷了這條生命索。我們只能在「跳舞狂歡」之際體驗人生。我們的第十脈輪沒有扎根，就會覺得不踏實，我們很容易成爲受害者，也會遺失處理恐怖狀態或整個人生所需的肉體和情緒力量。我們不但無法利用隱藏在第十脈輪背後的力量和智慧，還會用負面的感覺和經驗塞滿第十脈輪，更進一步地關閉這些管道。這可能會導致壓抑的記憶、分裂、缺少個人力量、低能量或虐待性質的關係。我們如果重新開啓了這個管道，我們就只能當眞實的自己，無法再做假。

　　我們有時會把這個過程稱爲發現陰暗面的自我，也就是我們已經批評和壓抑的部分。陰影面的自我並不是壞事，裡面也充滿了力量、天賦和智慧。

　　我們會在中年再次啓動第十脈輪，這大概是三十五歲至四十二歲期間。我們會在自己的人生功課、關係和生活方式中受到挑戰，必須完全

地扎根，或是了解自己眞正的身份意識。這裡的操作概念是整合─在道德上整合所有眞實的自我面向。我相信，許多人在這個階段或之後感受到中年危機，都是因爲這股尋找生命眞相的召喚。

◎ 第十一脈輪和第十二脈輪

我沒有條列式說明第十一脈輪和第十二脈輪，但還是會介紹它們的活動。第十一脈輪的功能很簡單。這是一股包圍我們的手和腳的粉紅色能量，可以把我們體外的能量轉化成可以使用的能量，然後把我們身體不再需要的能量釋放到空氣裡。當我們有目的地使用第十一脈輪時，它也可以啓動自然界力量和超自然力量的命令。我接下來會舉幾個例子。

幾年前，我在墨西哥研究薩滿教。某一個區域的薩滿巫師指示我去猶加敦省（Yucatan）西北部的一個小城市，那裡有一位英國教授在訪問當地的巫師。我順利抵達當地，也找到了英國教授。這位女教授當時正在城鎮的廣場上，臉頰上有一道很深長的切痕，還流著血。我被她嚇到了，問她發生了什麼事。她告訴我，她在幾天前被閃電擊中。當地有兩位巫師，他們是療癒者，可以呼風喚雨，可以操控雨、雷和閃電。她顯然已經決定只在自己的書裡提到其中一位巫師。另外一位巫師對此感到不滿，就出口詛咒她。他告訴她，他會送她一道閃電當作懲罰。當他生氣說出這些話後，她當天就被閃電擊中，當時天氣非常晴朗，萬里無雲。

第十一脈輪允許我們召喚並掌握超自然的力量，還有包括閃電、空氣、火、土和水的自然界力量。我曾經跟隨一位西伯利亞的巫師學習，他可以從空氣中製造銅幣和其他的小物件，像是牙籤。他的解釋是，他能命令超出正常範圍的力量。（我的猜測是，現實有四種通道，而他能通過其中一種通道，呼喚力量的通道。關於這一部分，請參閱我的「進階脈輪療癒」系列。）

第十一脈輪如果沒有啓動或是受損，就會出現嚴重的故障。它如果

無法篩選別人的負面能量，我們的身體就會變成毒素的垃圾場。我們無法透過自己的腳來釋放不需要的能量垃圾，而這會讓我們的下半身充滿毒素，導致我們無法與更高的脈輪建立連結。這種昏沉狀態會讓我們錯過安全的訊號，像是忽略了交通號誌，這可能不只是令人困擾，還可能帶來危險。

第十二脈輪太複雜，難以圖形表示。第十二脈輪這個能量中心環繞著整個人體，會與三十二個次要脈輪點連結。所以第十二脈輪會全面影響我們的靈性自我及物質自我，反之亦然。第十二脈輪啓動以後，會敦促我們朝「支配」邁進，這指的是我們可以在做任何事時產生靈性的本質和眞相。我有許多個案告訴我，這就是邀請奇蹟發生的關鍵。我曾經教導過一堂課，我們激發了所有人的第十二脈輪。一個月後，班上的一位男士開始談一筆兩千萬美元的生意，另外一位女士則關掉了目前的公司，又開了另一家截然不同的公司，而她覺得更快樂了。每個人都在自己的人生中經歷了重要的改變，一切都是以最好的方式發生。

◎ 處理更高層的能量點

我們的脈輪在第一循環之餘，會以七年爲一期繼續開啓。在這些七年的期間，每一個較低的脈輪會再次被重新處理。這種永恆的重新處理的美妙之處在於，在這七年的期間，我們可以更有效率地接觸自己更高層的能量點。我們可以應用更高層的眞理，立即做出道德上的改變，在靈性通則的主導下，清除老舊的課題。

我們想像一下第十脈輪典型的中年危機。我們面臨的挑戰是根據我們眞實的需求而活，但這可能會變成一個藉口，讓我們再次背叛之前的決定，以逃避目前的責任。我們可能會說，「糟糕！我眞的不喜歡這一份工作，我想要這樣的丈夫／妻子，我想要照顧這些孩子。我是因爲家庭的計畫做了這些決定，這不是我眞實的本質，所以我想要跳過。」

　　我們如果改從靈性的觀點來看這些體悟，我們還是會製造許多挑戰，不過我們是負責地製造挑戰。我們不會逃避責任，反而可以在經歷這些壓力時開發「豐足」能量點。我們可以吸引來新的朋友，學習新的存在方式。這些正面的經驗幫助我們不要如此驟然地放棄自己的工作、婚姻或生命目的。我們也可以與我們的陰性及陽性的能量點合作，獲得深刻的洞見，認識我們的女性及男性自我。

　　我們可以透過努力與更高層的真相整合，以獲得真正的智慧，而不只是盲目地活著。這些更高層的能量點給予的反射，會呼籲我們不要只是背棄現實，而是要對現實負責。

◎ 循環內的循環

　　長久以來，我發現脈輪發展的過程可以幫助個案診斷課題，找出課題的源頭，因此能夠聚焦，清除課題。這個過程很合理。治療師們開始把這些概念融入他們的執業裡。自然派的療癒者開始應用這些概念，找到疾病類型的源頭。這似乎是一個不需要多加干涉的系統，只要記得是用這個系統去幫助人，而非要人們改變以適應這個系統。

　　就在此時，出現了一種新的模式。我發現二十歲以上的人都有陰影課題，這些課題似乎受限於起源的脈輪，但又與另一個脈輪連結。我一開始只以為這是全息術（holography）的另一種範例，這種理論認為整體會反映在過去，過去也會反映在整體之中。這些陰影課題符合一種模式。每一個主要脈輪的階段都與一個次要脈輪連結。這些次要脈輪也會以七年的順序演化，就跟主要脈輪一樣。

　　舉個例子，幾乎所有人都會在第八脈輪的發展階段做出決定，或是在這段時間為已經作出的決定努力，也可能在此時努力掙扎處理第一脈輪的課題。第八脈輪是業力的時期，在這段期間，每個人可能都會努力處理老舊的模式，朝著釐清自己的靈魂目的的終點邁進。第一脈輪攸關

生命和生存需求，包括職業、金錢、重要關係和生活方式。人們在第八脈輪的領域內運作時，顯然會利用第一脈輪的課題當基礎，演出（但有時的確能夠突破）老舊的模式。

　　我在許多三十出頭的個案身上看到類似的模式。他們幾乎都在質疑自己人生的目的，還有人生及天賦的價值，他們首先會在情緒上感受到這股催促。這種目的的追尋顯然是第九脈輪的指標，而這個年齡的安排與第一循環有關。然而，這段時期強調的感覺會反映在第二脈輪，也就是感覺和創造力的脈輪。

　　我發現幫助個案經歷第一循環的發展，最好的方法就是透過其中一個體內脈輪的語言來溝通。這意味著當我在協助個案處理第八脈輪時，我會強調第一脈輪的需求。當我在幫助鎖定第九脈輪的個案時，我會跟他們的感覺（第二脈輪）說話。問題來自第十脈輪的個案需要第三脈輪的支持，其中包括個人力量和成功課題的協助。與第十一脈輪有關的個案通常都有嚴重的個人關係課題，而這通常源自於第四脈輪。

　　舉個例子，我有一位個案是四十歲的男性，他當時正在創業。他是一位成功的會計師，他覺得自己的天賦最好用在幫助小規模商業的老闆，而非企業巨擘。他希望我幫助他確定，要如何要跟自己愛的人及潛在客戶溝通他的改變。

　　就脈輪發展的觀點來看，我很容易替這位會計師定位。他的七年循環在第十脈輪的位置留下刻痕，這是讓目的扎根的時期。他的需求符合第十脈輪關切的主題。他試圖用一種對自己、對他人都有意義的方式來包裝自己的技能及天賦。在處理第十脈輪的七年期間，他也在第五和第六脈輪之間循環（別忘了，我們會在七年循環的每一年，重新依序處理七個體內脈輪）。他渴望溝通自己的自我形象，這也展現了第五脈輪和第六脈輪關切的主題。不過，他主要關注的是成功和與工作有關的課題，這些都屬於第三脈輪的範疇。

　　我發現這個模式以後，開始做了一些非正式的調查。我跟許多直覺者和療癒專家聊過，大部分的人都告訴我，根據他們所學，人的一生中，脈輪會從第一脈輪到第七脈輪依序循環。「第一循環」似乎是存在的，而我現在要提出第二循環，這指的是從第一脈輪到第七脈輪會重新循環，每一次持續七年。

　　當我在運用兩個循環時（第一循環和第二循環），我發現我的工作效果被加強了，我的個案也更能成功地處理問題。這雖然有些複雜，但再多運用一層循環，的確可以延伸我們對於課題及關切主題的認識。額外的資訊可以帶來額外的反射，因此可以帶來更大的突破。

● 第二循環

　　我之前解釋過第一循環，是人類十二個脈輪的連續發展。基本上，我們會從第一脈輪依序發展至第十二脈輪。從第七脈輪開始，這是在十四歲時啟動，我們會每隔七年跳到另一個脈輪。在每一個七年期間裡，我們每年都會重新啟前面的七個體內脈輪。

年齡	第一循環	第二循環
十四至二十一歲	第七脈輪	第七脈輪
二十一至二十八歲	第八脈輪	第一脈輪
二十八至三十五歲	第九脈輪	第二脈輪
三十五至四十二歲	第十脈輪	第三脈輪
四十二至四十九歲	第十一脈輪	第四脈輪
四十九至五十六歲	第十二脈輪	第五脈輪

在五十六歲時，第一循環又會重頭開始，第二循環則繼續進行。

年齡	第一循環	第二循環
五十六至六十三歲	第一脈輪	第六脈輪
六十三至七十歲	第二脈輪	第七脈輪
七十至七十七歲	第三脈輪	第一脈輪
七十七至八十四歲	第四脈輪	第二脈輪

　　當我們隨著年齡增長，我們顯然有更多的課題需要處理，需要更多的脈輪來處理課題。不過我相信，這種複雜的循環不是要造成困惑，而是要更進一步地連結我們的物質自我與靈性自我。這個系統的美好就在於我們不斷獲得機會，可以去療癒來自過去的舊傷口，同時把它們轉化成未來的禮物。

　　我們如果去檢視這兩個循環系統如何配合，當我們證明了兩個脈輪的結合或緊密配合，就可以把我們的意識提升到新的層次。例如：

年齡	第一循環		第二循環
脈輪／概念	脈輪／概念		結合的概念
二十一至二十八歲	第八／業力	第一／覺察	業力的覺察
二十八至三十五歲	第九／目的	第二／創造	創造的目的
三十五至四十二歲	第十／扎根	第三／成功	扎根成功
四十二至四十九歲	第十一／轉化	第四／關係（愛）	轉化成愛
四十九至五十六歲	第十二／人性	第五／溝通和整體性	溝通整體的人性

五十六至六十三歲	第一／覺察	第六／想像、願景	覺察願景
六十三至七十歲	第二／創造	第七／目的、靈	人生的定義
七十至七十七歲	第三／成功	第一／覺察	人生的回顧
七十七至八十四歲	第四／關係（愛）	第二／創造	靈性的連結

　　當我們第二次進入脈輪發展的循環時，我們與更高層脈輪連結的能力和需求會變得更強。在最理想的狀態下，當我們快要接近一百歲時，我們脈輪的開口將會延展。在第一循環時，我們會在八十四至九十一歲期間重新開啓第五脈輪，在九十一至九十八歲期間重新開啓第六脈輪，在九十八至一百零五歲時重新開啓第七脈輪。因為大部分的人都不會這麼長壽，所以我們會把脈輪聚集成群，以符合我們的壽命。

阻塞　　　　　　　脈輪　　　　　　　真相

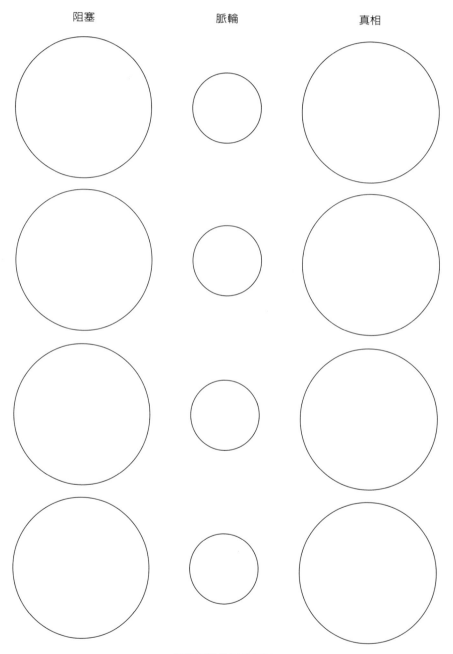

探索脈輪發展練習圖

練習　探索你的脈輪發展

1　引導自己進入冥想狀態。當你把注意力集中在自己的一個脈輪上面時，你要試著完成下列的句子：

　　1.在這個年紀，對我影響最大的經驗是……

　　2.鎖在這個脈輪內的信念是……讓我無法活出完整的自我。

　　3.我過去壓抑、現在必須表達的感覺是……

　　4.我與這個脈輪連結的身體部位，必須告訴我……

　　5.這個層次需要被改變的靈魂信念是……

　　6.最恰當的新的靈魂信念是……

　　7.當我完全痊癒時，這個脈輪能讓我……

2　你覺得哪一個身體部位最疼痛或最困難？看看你是否能運用脈輪發展系統找到不適的原因。

　　A　首先，你要先找出哪一個年齡比較可能與這個身體部位有關。然後看你是否能真的想起那段時間有任何明顯的事件、感覺或經驗。當時發生了什麼事？你如何受到影響？你如果記不得任何事，就請你的父母、兄弟姊妹或親戚幫忙。

　　B　列出你在那段時間做出的肉體的、心智的、情緒的和靈性的決定，然後把你在上一個步驟能想起的片段整合在一起。現在浮現什麼圖案？

3　利用前一頁的練習圖，在左邊的每一個圈內，填下哪一個阻塞與呼應的脈輪有關。阻塞可能是肉體的（一種疾病）、心智的（一種信念或態度）、情緒的（針對在那個年紀發生的某件事的感覺）或靈性的（你對你與神性本源的關係的看法）。然後你要在右邊的圈內，寫下對比的真相。

把這些真相寫在索引卡上，接著你要挑戰自己，每天要讀兩次這些卡片。

第 5 章

從前至後：運用你的體內能量中心

　　大部分針對人體能量系統的文獻都只注重脈輪的前側，我們如果只是二次元的存有，這樣的確就夠了。不過，我們的脈輪系統就像我們的身體一樣可以分前側和後側。

身體後側的能量體

　　我們大部分的體內脈輪都是旋轉能量聚集而成的圓錐形。每個脈輪都有前側和後側之分。前後側都會與脊椎連結，或是與脈輪從身體散發能量的位置連結。脈輪的前側是順時鐘方向旋轉，後側則是逆時鐘方向旋轉。就整體而言，脈輪的前側與我們的顯意識自我和日常生活的現實有關，其中包含今生的資訊和印記。脈輪的後側與我們的無意識自我或延伸的現實有關，其中包含來自過去世、其他次元和其他世界的資訊和印記。

　　當我們在運用脈輪的前側時，我們可以取用今生的經驗。每個能量中心的前側都包含了現在影響著我們的記憶、信念、感覺、覺察和需求。我們的療癒目的是精確地找到帶給我們負面影響的經驗、關係和信念。當我們揭開其中的因果關係後，我們就可以處理並清理這個脈輪。清除

脈輪前側的問題通常都必須採取某種行動，像是考慮一些新的想法、採取新的態度或用新的方式執行。

　　當我們運用脈輪的後側時，我們必須開放接受一套完全不同的能量。我們可能從另一個時期找到經驗。我們可能意識到有一個自我與許多不同次元連結。我們可能會接通來自其他行星、次元或現實的存有。我們通常透過現實的記憶、感覺、行動或經驗來體驗脈輪的前側，另一方面則會透過夢想、神祕經驗、無法言喻的覺察或無法解釋的肉體感官來體驗脈輪的後側。後側包含我們儲存在無意識或陰影自我內的資料。雖然這些資料源自於今生的經驗，但不僅限於此。透過我們後側的能量系統，還有一整個世界可以供我們探索。因此，透過後側的脈輪進行的療癒或顯化可以改變現實，而且不需要具備反應─刺激、原因─效果的基礎。我們的世界、信念、感覺、過程和目的都會自行重新排列順序。這就是無意識的力量。

	前側	後側
相關部分	顯意識的自我	無意識的自我
掌控基礎	物質宇宙的法則	無限的另類現實
管理	日常生活現實	延伸的現實
顯化方式	遵照一般程序	與靈性／多次元的存有及能量連結
內容	關於今生的資訊來自今生的決定、需求和經驗的印記	關於過去世的資訊、來自過去或另類的決定、需求和生命經驗的印記
療癒方式	允許我們與有形的世界接合；幫助我們「用不同的方式做」	允許無形的世界為我們改變現實

● 後側的益處

對於許多療癒者而言，運用後側脈輪系統會帶來極大的益處。首先，我們的脈輪前側與顯意識的課題有關，後側則與無意識課題有關。我們現在不斷在顯意識課題上努力，卻從來沒有讓根源浮上檯面，其實根源常常藏在我們的無意識裡。我們如果能療癒藏在我們的無意識，或是由我們的無意識導致的肉體、心智、情緒或靈性課題，顯意識現實就能依此作出回應。

運用後側的第二個原因是，這可以讓我們對另類的現實敞開，而不僅限於明顯可見的現實。每個脈輪的前側都與具體的現實連結，而這是由日常生活的世界管理，而每一個脈輪的後側都會讓我們與遠遠延伸至日常生活之外的次元和能量連結。從我們的脈輪前側灌輸的能量，一定必須遵守物質宇宙的法則。

如果想要舉起一個箱子，就必須先拿起箱子。運用脈輪後側的能量並非固定制式的。每一個脈輪的後側都有自己運作的方式，可以根據非物質法則扭曲或改變現實。你如果想要運用脈輪後側的通則來舉起一個箱子，任何事情都可能發生。也許是有另一個人過來幫你舉起箱子。也許突然發生地震，替你改變箱子的位置。箱子也可能會自己移動。你永遠都猜不到是哪一種方式。

第三個運用脈輪後側的重要原因是，很少有人用這一套。就整體而言，大部分超自然療癒的社群都忽略了人體本質一個很重要的面向，因為他們忽略了一半的人體能量系統，這就是後側，這也是超自然的陰影面向。我們的後側包含否認的感覺、覺察、力量、夢想、預告和信念。後側也隱藏了我們壓抑的記憶、未承認的知識、長久保留的祕密和未實現的慾望。因為我們都把自己本質中的這些面向長久藏在黑暗裡，所以它們令我們很驚恐。既然未知的事物會糾纏我們，我們就更有理由否認自己的陰暗面。

　　問題在於我們越忽略與我們的脈輪後側一致的無意識的眞相，我們壓抑的部分就會製造出更多的噪音及麻煩。直接面對這些魔鬼不是更好嗎？我們可以透過運用脈輪的後側來做到這一點。

● 後側的力量

　　脈輪後側的力量一次又一次地令我印象深刻。我曾看到一些個案清除重大的情緒課題，療癒長期的身體問題，意識到長期埋藏的記憶，全都是因爲他們運用了能量中心的後側，而非前側。

　　我對一位個案印象特別深刻。潔米有長期背痛和表現低落的問題。無論怎麼嘗試，她的事業都沒什麼起色。她對於背痛問題也很卻步，不願意動手術解決問題。我們利用引導式的觀想、超個人心理學和回溯的方式幫助她走進並通過每一個後側的脈輪。她在每一個脈輪的後側裡，都發現一個自童年開始壓抑的自己，於是她與自己的這些面向說話。當她帶出這些人格面向時，她問它們是否能找到一個方法滿足它們的需求，但不會造成背痛或貧窮。在我們合作的期間，它們的確做到了，潔米的背痛消失了。我鼓勵她回家，繼續利用脈輪的後側做引導式的冥想，以及自我肯定的練習。我之後就沒有她的消息。直到半年後，她打電話給我，非常激動地告訴我：「我的背痛再也沒有出現了！我不斷按照你說的，練習通過脈輪的後側，然後就發生最有趣的事情了！」潔米又告訴我一些事，包括一個意料之外的工作升遷，有機會參加一個菁英研討會、有了一個超棒的新男友，還從保險公司拿到一大筆錢。她體驗到了無意識的力量。無意識雖然會造成各式各樣的問題，但也可能帶來許多意料之外、奇蹟般的解決方法。

　　不過還有另一位個案雷蒙，他因爲肺癌來找我幫忙，當時他也在接受化療。我們最後是在他的脊椎下功夫，因爲他自童年開始就壓抑自己對於權力和目的的感受。雷蒙的第一脈輪缺乏紅色能量的完整流動，所以他沒有足夠的力氣去對抗癌症，也無法在日常生活中維護自己的需

求，他的醫生更辦不到了。我幫他治療後，他過了一週回來找我。他告訴我，我幫他做完治療後的那個晚上，他的背痛到睡不著。他起床發現他的衣服不合身。他竟然長高了兩吋！他還告訴我，他在我們的療程後，感受到「一陣又一陣無法解釋的快樂」。我們處理了雷蒙的脈輪後側，因此改變了他的背部，還有他的幸福感。他的癌症也有減緩跡象，這當然可能是因為化療。然而，我發現運用脈輪的後側，可以在能量層面上清出一條道路，讓醫療越來越有成效。

當然，不是每一個運用脈輪後側的人都有如此戲劇化的改變。不過我每次向學生介紹脈輪時，都會強調後側蘊含的力量。在介紹每一個脈輪後側的獨立及結合的功能後，我常會讓兩個學生一組交換練習療癒。在過程中，學生幫忙對方探索能量系統和生活中的感覺、覺察、需求和問題。結果毫無例外地，每一個學生都告訴我，他們從後側感受到的能量、接收到的療癒和蒐集到的資訊，都勝過於前側。

我個人認為前側和後側都一樣重要，同樣具有力量。兩者的差異在於，我們讓後側長期處於休眠狀態，既沒有承認、也沒有去接觸這一面。當一個人第一次運用後側時，就像替一隻長期關在牢籠裡的老虎開門。我們可以想見，任何老虎都會兇猛地跳出牢籠，勢不可擋。

我已經解釋過七個體內脈輪和五個體外脈輪的本質，還介紹過二十個更高層的能量點（靈點）。就如我介紹七個體內脈輪一樣，我想要告訴你們，其他能量中心也有後側。不過，由於人們對於其他二十五個能量中心所知甚少，所以我如果只介紹這些中心的平行面，而非對立面，只會讓讀者更迷惑。

● 脈輪後側的功能

脈輪的後側就跟前側一樣，都具有特定的功能。每一個後側都有肉體、心智、情緒和靈性的目的。每一個都會與其他的後側相互連結。當

每一個脈輪的後側（還有前側）都能獨立運作良好，又能與其他脈輪一致時，才會有真正的健康。我們必須深入研究脈輪的後側，認識並運用後側，對創造健康、平衡又快樂的人生而言，這是很重要的一部分。

◎ 第一脈輪

　　第一脈輪的後側位於較低頻率的次元裡。它包含的信念和經驗，與我們如何看待在物質層面顯化、創造和繁榮的權利有關。我們可以透過這個部位，接觸影響我們生存本質的核心信念系統。就理想狀態而言，我們想要傳導的能量包含紅色的（蛇的）拙火能量。我們可以透過第一脈輪的後側想像「生命的火焰」，敞開自己，接受自己的熱情、動力和渴望。當第一脈輪的後側獲得療癒時，我們可以接收到實現物質夢想和需求必備的所有能量，因為我們知道，我們是神性本源表現的實際模範。我們可以在這裡療癒肉體的課題，包括成癮、血液疾病和遺傳疾病。但更重要的是，第一脈輪的後側可以讓我們開放獲得富足、價值、完整的健康，以及對個人神性的信念。

　　位置——較低的頻率次元。源自於物質的宇宙池水之中，所有生命都從此湧出。

　　肉體特質——DNA的編碼設計。管理身體的化學平衡，以回應有關值得和價值的信念。協調集體過去的基因傳遞（就技術而言，這是從第十脈輪傳遞）。這就像汲取點，可以接觸到人類的世界，以及人類生育的慾望。

　　心智特質——這裡有一種信念的關鍵，關於我們是否值得擁有物質生活和幸福，這會引導我們做出必要的實踐，以證明我們是神性本源的顯現，而我們也值得擁有一切，以完全表達自我的本質。

　　感覺特質——允許宇宙之愛的能量進入第一脈輪的後側，這裡是原始感覺的基礎，會透過第一脈輪的前側表現。我們如果不相信自己的

善，就會阻止這股流動，**體驗到憤怒、受傷、痛苦、恐懼及更多情緒**。

　　靈性特質——就如神聖事物的物質聚合點。所有的生命都是神聖的，無論是從細胞或是到天上的星雲。我們真實的本質會吸入這裡，以符合物質的經驗。

　　療癒應用——第一脈輪後側的塑造，是根據我們（還有其他人類）之前所有的經驗和信念。我們都想要清理後側的阻塞，想要清除或改變「我不值得擁有完整快樂的人生」的信念。當我們願意開放接受神性本源的信念系統，而非自己的系統時，我們就會找到一個模板，允許無限的顯化能量進入第一脈輪和脊椎系統。我們可以運用這股原始的能量來療癒肉體、心智、情緒或靈性課題。

　　象徵符號——黑色、紅色及白色。文化的生死符號，包括長柄大鐮刀、血、古埃及十字架（ankh）、十字架、繁殖符號和大自然作物，像是小麥和穀物。

　　第一脈輪是我們的生命經驗的基礎。

◎ 第二脈輪

　　第二脈輪的後側包含我們對於自己與宇宙之間的感覺。前側包含我們的感覺體，這些感覺體就如自成一格的實體。我們可以在後側發現這些感覺體的模範或模板。後側可以傳達頻率超出我們肉身之外的感覺，而這可以讓我們產生一種完整的感覺，或是療癒不完整的感覺。

　　我們可以透過通靈看到，或是透過經驗知道每種感覺都是全然完整的單位，或是相反地，是分裂隔離的片段。我們的目的是把這些頻率編織融入我們的感覺體，也許是讓我們不完整的感覺變得完整，或是清除不屬於我們的感覺。當我們開放接受自己需要的頻率振動時，我們就能透過每個情境的複雜情緒來分析這個情境。這可以讓我們與物質現實內的

二元性合作，了解惡中的善、無意義中的意義，以及錯誤中的眞理。

位置──源自於後背部位。

肉體特質──保留前側感覺體的模板。感覺體都是物質體。所有的現實課題在某種程度上都與我們的感覺體有關。像是情緒化、壓力、強迫作用、關係的苦惱、創造的阻礙和後背痛的問題，都可能是第二脈輪後側的症狀，因爲這裡沒有完全地敞開，或是沒有受到保護。這個後側的能量中心也可以把感覺轉化成能量、力量、信念、顏色和音調。我們可以運用信念、顏色和音調等，來療癒自己的感覺。

心智特質──接受應付生命改變的療癒和適應能量。後側的阻塞會導致我們無法接收這股能量。當我們判斷是否要接受或否認某種情緒的表達，這會造成第二脈輪後側的阻塞，或是前側與後側交接點的阻塞。

感覺特質──這裡是我們的感覺模板。我們如果認爲所有的感覺都是公平美好的，我們的感覺體就會完整無缺。這些感覺就能鼓勵或勸阻、建構或破壞、鞏固或改變我們的行爲，讓我們能適應生命的自然韻律和生命的危機。第二脈輪的後側也能敞開，接受創造和經驗必備的振動及能量。此外，我們也能獲得並承認必要的超自然協助，才能隨著生命的轉彎及曲折自然流動。

靈性特質──給予靈魂必要的支持及流動性，才能適應生命，欣欣向榮。第二脈輪的後側也會受到我們的靈魂信念影響，這些信念關乎生命的意義及無意義、希望及絕望、好與壞、空虛與存在、自我及整體，以及在物質層面體驗到的其他存在的二元性。

療癒應用──第二脈輪後側是治療憂鬱情緒的主要起點。關於生、再生和繁殖的主題；共依存傾向；整體性的強迫作用；輕微的背痛；還有我們對於生命公平及不公平事件的反應。我們可以在這裡開放接受必要

的能量，以紓緩並療癒一些感覺，像是排斥、幻滅、冷淡、憤怒，還有死亡、失去、悲傷和痛苦導致的感覺。當我們讓自己的情緒達到平衡時，釋放其他人的感覺，接受自己的感覺，我們就能開放獲得創造的力量。我們也能顯化支撐我們度過生命起伏的瑪那能量。

象徵符號──象徵感覺、情緒、釋放和再生的跨文化形式，包括月亮、水、猶太教浸禮池、大自然的循環和季節，還有新月上有一名裸女，把手放在她的腹部。

第二脈輪是我們的感覺模板。

◎ **第三脈輪**

第三脈輪的後側其實是智力的模板。我們可以透過第三脈輪的後側獲得可見和不可見的事物的知識，而且可以根據我們的信念系統開發必要的能量，讓我們做出有效率的生命決定。第三脈輪的前側表達我們在這世上的意志，後側則能獲得成就必備的能量。我們可以在這裡療癒批評、錯誤和不正確的臆測，允許自己對於成功的慾望（換言之，我們如何定義成功），能以有利自己的方式運作，而非對自己不利。

位置──背的中間位置。

肉體特質──連結至身體的新陳代謝中心；影響我們整體的能量層次和慾望。問題的徵兆包括生命能量減弱、困惑、消化問題，或是無法聚焦或專注。我們必須記住，做決定、設定目的和成就目的，都需要智力的能量，而這是一種物質能量。

心智特質──作為一種智力模板，可以藉此來處理、接受、改變或拒絕所有的批評。這裡是我們將思考形式（收集形成理想的信念）及信念變成一種模式的地方，這裡講的信念關乎成功、意志的主張和慾望，以及我們與外界的關係。

感覺特質──引導我們完全接受自我、目的和慾望。當第三脈輪後側很健康時，我們就能感受到更高層的感覺，包括接納、平靜和信念。當這裡完全敞開又健全時，我們不會參與暴力或戰爭，因為戰爭是利基於偏見及恐懼之上。當我們的行為是出自自信和真誠，根本沒有暴力的空間。

靈性特質──提供有關可見及不可見事物的知識，若我們對自己的能力有信心，就能邀請必要的概念來設定並執行我們的目的。消除靈性的疑惑。允許自己的靈魂變成靈性的指導者，提供自我表達所需的概念和動力。

療癒應用──當我們經歷能量的課題時，我們可以運用這個部位，無論是肉體的、心智的或情緒的課題。這個部位的阻塞來自於懷疑，以及對我們更高的善和目的缺少信心。我們可以在這裡針對並療癒批評、偏見、不正確的臆測、痛苦的行為和成功的課題。展開這種療癒過程的方式之一，就是記得第一、第二和第三脈輪是一起運作的。我們會把第一脈輪的原始情緒加入第三脈輪的智力覺察，以創造第二脈輪的情緒。當我們改變這個指令，從第三脈輪的後側切入，我們就可以改變對於世界的感覺和認知。

象徵符號──與智力和努力學習有關的典型符號，包括太陽、書和文字。

第三脈輪是我們的智力模板。

◎ 第四脈輪

第四脈輪就像一個通道，可以通往靈魂的神奇遊樂場。我們每一個人，即使包括自認是「老靈魂」的人，其實都有個孩子似的靈魂。無論我們是什麼年紀，靈魂都是年輕的，因為我們都是神性本源的孩子。身為一個孩子，靈魂的任務就是探索、學習、發展、測試、嘗試和享受樂趣。

當我們的心的後側是自由的，我們就能開放接觸到靈性的真實渴望。大部分的渴望都具有孩子般的本質，其中還有一些幻想，像是裸泳、日光浴、吃冰淇淋，或是懶洋洋地待在游泳池旁。

我們可以透過心輪將我們的個人特質與宇宙的神性之光完全融合。這裡神性本源、「偉大的計畫者」（Master Planner）為了單純的樂趣打造的最佳空間。在這裡的愛是有條件的。條件就是自由表達我們全部的存有。當我們能對神性本源完全敞開時，我們可能會體驗到明亮拙火。我們在第三章介紹過，明亮拙火象徵著真正開悟的開始，以及接受無條件的愛。我們一旦接受了來自神性本源的愛，就能與別人分享這份愛。

位置——上背部。

肉體特質——就像一個進入點，我們覺得受到召喚而做的所有身體行動都從此進入。這些慾望的身體焦點會與心跳同步。呈現跳動、休息、跳動、休息——行動、存在、行動、存在的狀況。任何與心有關的課題，顯然都代表心輪後側的失衡，而這會抗拒追隨我們真實的召喚或渴望。

心智特質——不帶批判接受愛，就如純淨、簡單的心智能量的存取點。我們可以透過心輪的後側，獲得我們在童年時期渴望的支持。較低層脈輪的有條件的信念系統會在這裡遇到較高層脈輪的無條件的信念系統。我們有條件的需求，最後會簡化成簡單的需要，只求能真正地做自己，表達真實的自我，同時與無條件的愛和宇宙的支持融合為一。

感覺特質——連結肉體為主的本質，依附至神性本源為基礎的本質。這個脈輪的後側必須與神性本源完全連結。我們透過一個完全敞開、完全療癒的心輪後側體驗到的感覺，會與無條件的愛和鼓勵個人的存在有關。

靈性特質——讓我們在靈魂成長和發展的過程中，不斷開放面對靈魂的需求。這個脈輪的後側與神性本源，還有我們的神性自我連結。我

們可以在這裡體驗到內在孩童的召喚。我的一位學生在體驗過心輪後側的力量後，有如此形容：「一個靈魂停在這裡誕生了，等待著再次誕生。」

療癒應用——所有的心臟、循環和血液問題都與心輪的前側有關。但是當我們感受到任何類型的緊縮時，都可以檢查心輪的後側；處理童年受虐的課題；或是處理不相信我們本身的純真無邪的問題。這個脈輪常會透過夢、出體經驗或指導靈向我們說話，例如天使指導我們邁向真實的自我和真實的目的。

象徵符號——與心輪後側有關的符號可能非常個人化，其中包括我們認為很珍貴且重要的形象。一般的符號包括任何關於心、蝴蝶、蜂鳥，或是任何純真無邪事物的描繪。

第四脈輪是心的慾望的寶座。

◎ 第五脈輪

你的存在如果少了第五脈輪的後側，沒有人會知道的。我們在這裡，會透過神性本源、我們自己的靈性和高層的指導靈來認識真理。當我們表達這些真理時，其他人也能學到真理。

第五脈輪的後側就像一個中心點，我們可以透過這裡傳達來自其他存有、其他次元和我們的其他面向的想法、意見及概念。我們可以透過頸部後側接收資訊，然後透過我們有覺知的、能發聲表達的前側傳遞資訊。我們可以在這裡擁有我們想要的指導，拒絕我們不想要應用在自己身上的指導。透過這種方式，第五脈輪就像命運的中心。我們會不斷地挑選，然後說出我們想要創造的。

位置——頸部後側。

肉體特質——就像一個存取點或出入口。我們如果把門完全打開，任何人都可以進來，也可能都會進來。所有類型的人和存有都可以在此

設點，可能會導致各種類型的問題。我們如果沒有過濾，可能會接收到一些對我們不好的人或存有的指導。開放接受來自扭曲的源頭的指導，這可能會讓我們變得很脆弱，容易做出一些決定，造成財務、關係和肉體的苦惱。然而，我們如果維持開放，但是能明智地選擇訊息和指導，這將可以幫助我們創造渴望的人生。

心智特質——傳達來自其他存有或各種面向的自我的想法、意見和概念。會受到別人對我們的看法、還有我們過去世所持有信念的影響。這個脈輪最常見的問題就是自我和其他存有之間的能量索或能量合約。因為這太常見了，所以我現在常在頸部後側檢查能量索。我通常都會發現個案母親的信念，會從個案的頸部左側進入，而父親的遺傳則會深植在右側。最重要的是要清除這些老舊的信念或老舊的訊息，才能控制這個能量中心。

感覺特質——我們必須表達的所有感覺的進入點。我們可以透過像是引導式觀想的技巧，從這個脈輪離開，然後尋找與我們的感覺有關的指引。我們會從這個脈輪後側獲得指導，我們通常一定得依賴對於這種指導的感覺式反應來獲得一個源頭的動機和正確性。

靈性特質——就像一個存取點，可以接觸到外界的靈性，還有來自我們的靈性自我的訊息。全然出神的（＝乩身）多次元靈媒會利用這個點作為閘口，保有他們的身體，允許其他的存有進入。我們可以停留在自己的身體裡面，聆聽從這個脈輪後側傳來的指引，獲得許多清明的洞見。畢竟，我們其實是想與自己的靈性或靈魂完全整合，而非別人的。這裡的通用法則是在療癒或應用這個脈輪時，要說出我們已經知道的，然後要釋放抗拒，去學習我們必須知道的。我們最後會想要傳達來自神性本源本身的話語（音調或音樂）。

療癒應用——作為老舊訊息的主要進入點，這個脈輪後側可以提供我們有關任何事物的療癒概念。我們可以在這裡體驗到療癒和顯化

的相似性。我們如果想要療癒一個問題，通常都必須開放接受一種新想法，然後說，我們願意採取不同的做事方式。一旦表明自己的意圖，就可以敞開自己，顯現一些新的事物。這個脈輪後側也是一個中心點，可以檢查不尋常的問題，像是附身或是否受到惡魔侵擾。

象徵符號——任何與編織旋轉有關的符號，像是織布機、旋轉的輪子或蜘蛛。我們可以透過這個脈輪的後側蒐集原始的材料，以編造出自己的真理，進而編造出自己的現實。

第五脈輪是引導自我命運的中心。

◎ 第六脈輪

有鑒於第六脈輪是視覺的脈輪，其後側能反映出我們所有的潛能，前側則讓我們能看見終極的真理。第六脈輪前側與後側的交接點是腦下垂體，這就像一面稜鏡，可以接收我們所有可能的視界，並且根據我們的最高目的來評估這些看到的內容。我們人生的策略計畫可能被啟動或關閉。第六脈輪的核心信念系統如果是自我肯定的，那麼我們放眼所見的事物就具有建設性。第六脈輪的核心信念系統如果是自我毀滅的，自我形象就是負面的，我們的目的也會是負面的。

這個脈輪也是道路的脈輪。當第六脈輪後側完全被療癒後，不只可以幫助我們看到過去發生的事，同時也會幫助我們，讓我們看到自己如果能保持真實，未來會發生什麼事。我在教學時，曾用以下的詩句解釋第六脈輪的後側：

> 無人知曉
> 僅你和我
> 我的路應該通往何處
> 牽我的手
> 這光是屬於我

　　這神性之光

　　就是我

　　通往完美自我的殿堂

　　我們創造視界，路已開展；

　　我是誰

　　上帝的孩子

　　帶著喜悅

　　只跟隨光的視界

位置——頭部後側。

肉體特質——影響我們內在和外在的視界。第六脈輪是創造性視象的核心，我們想像的一切，會在這個脈輪中完成物質世界的顯化。對於這個脈輪的開啓或療癒，人們最常感受到是一道白光。當人們看到強烈的白光時，生命就再也不一樣了。此時他們會看到一條通往神性本源的道路，神性本源的自我也會顯現在眼前。他們如果願意踏上這條道路，生命真會脫胎換骨，與昔日截然不同。

心智特質——顯示我們對於自己真實潛能的信念。正如我們在第二章提過的，自我的概念的確存在於腦下垂體的中央。當我們盲目看不到神性的本質時，我們的視界可能是不成熟的、不完整的，或無法達成的。極度負面的自我概念會讓我們仿如置身黑暗裡，很容易被洗腦，或是受到異教影響。當我們對自己缺乏清楚的認知時，我們可能在自己的人生中採用別人的視界，而非自己的，反之亦然。我們如果能確定神性本源的自我，自然就能接收並選擇能讓我們達成最高潛能的視界。

感覺特質——影響並反映我們對於自己的感覺。第六脈輪的後側越開放，我們對自己的感覺就越良好。當我們缺乏自我接受，或是自我形象匱乏，或是類似的情形，常與第六脈輪後側的部分關閉有關。自我價值低落的感覺會導致這個脈輪的關閉。第六脈輪後側的壓抑也會導

致憂鬱的感覺。相反地，當我們對自己的感覺越好時，這個脈輪就越能給予回應，進而產生正面的感覺。

　　靈性特質——向我們顯示靈魂已經創造的一切，以及想樣創造的模樣。非常純淨的第六脈輪後側可以開放接收到更高層的引導光芒，幫助我們想望自己真實的慾望，吸引能將慾望顯化的機會。

　　療癒應用——我們會在這裡關切自我形象低落或身體形象低落的問題；對於自己的道路、選擇和可能的未來感到困惑；還有對未來全面地不信任。在任何死亡及死去的過程中，包括一些轉化或失去，隨之產生的典型現象，就是第六脈輪的後側必然會出現可預期的關閉。當我們的自我認知和選擇重新排列組合時，我們會失去清晰的視界。

　　象徵符號——所有的視覺影像；關於一條河流、一條道路或一段旅程的故事影像；光的象徵，例如太陽、彩虹和稜鏡。

　　第六脈輪是自我創造的寶座。

◎ 第七脈輪

　　第七脈輪的後側既可說不存在，也可以說無所不在。我們會在這裡開放接受意識的神性火花。後側就像存取點，我們可以在此與神性本源的所有存有連結，無論它們是否具有肉體生命。這裡有所有存有的生命線，還有我們的存有的真理。我們可以透過這個脈輪後側傳送金色拙火，這是我們靈性存有的命脈。我向一位個案介紹第七脈輪的後側後，她與我分享這首詩：

　　喔　我的靈魂之歌
　　甜美地對我　吟唱
　　我在和諧中揚聲
　　加入靈魂的合唱
　　環繞著我　吟唱

位置——更高的層次，其中所有的次元和時區都融合為一。

肉體特質——因為這個脈輪是完全的不批評主義，所以沒有肉體特質。前側的問題常顯化在肉體層面，後側則通常不會在肉體層面影響我們。不過，開放接受這個脈輪後側既有的能量，可以帶來肉體的療癒。我們生活中任何的不和諧或不完整可能都意味著第七脈輪後側受傷了。

心智特質——讓我們敞開接受意識的神性火花，以及宇宙對我們的正面信念。當我們相信自己是不值得的，或是當我們害怕會失去自己的獨特性，害怕臣服在更高的整體之下，我們就會關閉第七脈輪的後側。為了讓這個通道維持開啟，我們必須願意改變這些想法，或是讓想法獲得轉化。

感覺特質——帶給我們一種完全靜止但充滿喜樂的感覺，這就像我們在祈禱、冥想或我們在私人的角落讚頌的感受。

靈性特質——讓我們了解所有的靈都是平等的。儘管任知道眾生一體很重要性，但是我們的個體性仍是完整無缺。大部分人描述在這個層次達到的覺察，感覺就像是「回家」。

療癒應用——任何人都能從這個層次體驗到的和平與靜止受惠。就最基本而言，運用第七脈輪的後側可以讓我們的顯意識出現徹底的轉變。基於第七脈輪在肉體的存取點是位於更高的心智裡，因此運用這個脈輪後側的能量可以戲劇性地改變我們的認知與思考。

象徵符號——任何象徵完成或整體的符號，像是白色的光、圓圈、螺旋或光環。

第七脈輪是合一的寶座。

脈輪後側功能對照表

脈輪	心智信念	感覺元素	肉體過程	靈性認知
第一脈輪	針對生命價值和生命必須提供的一切的核心價值	能量的存取點,可以決定我們對於他人感覺的主要感受或反應	基因及人體集體基因池的寶座	我們可以在此明瞭,我們只是神在物質世界顯化的一種範本
第二脈輪	針對感覺的信念。感覺好不好?是否要帶著別人的感覺?	感覺體模板及能量存取點的起源地,這裡存取的能量可以滋養、支持並療癒我們的感覺	流動性的源頭,必須依此來維持系統的開放及彈性	我們可以在此承認生命的二元性;包含靈魂透過二元性體驗整體所需的援助
第三脈輪	針對成功與機會的信念;就整體而言是批評的核心;決策的區域;設定目的和成功的心智模板	與對於成功和自我接受的感覺有關	輸送達成目的所需的宇宙能量	與信念和信任有關的主要領域,與懷疑及恐懼形成對比
第四脈輪	關於我們的純真及純淨的信念;應得的簡單慾望及需求	讓我們開放接受可以創造愛的感覺、善意的活動和需求	讓我們開放接受關係及夢想,得以實現我們真正想要的事物	無條件的愛可以在此與有條件的現實法則達成平衡

第五脈輪	包含植入的、引導的或自我設計的真理	由感覺管理；我們必須開放接受對的感覺，排斥不對的感覺	可能包含許多肉體疾病的細菌；可以獲得指導的存取點，以處理肉體的問題或憂慮	常被視為「靈魂的寶座」，因為這裡提供我們來自靈魂本身的指引（最理想的狀態是由神聖源頭指引）。
第六脈輪	可以進入的視界和道路，與蒐集關於自我形象的信念有關	跟隨正確的視界，以確保帶來高自我價值的感覺	我們的視界和選擇最終能創造我們所顯化的肉體現實	透過神性本源的眼睛看待自己。我們可以開啓看到自己最真實的視界
第七脈輪	信念只存在於實際肉體的存取點；與認為自我是獨立個體與和認為自我屬於大整體這兩者間的關係有關；這個層次沒有信念，只有接受的狀態	我們可以在這裡體驗完成及和諧的感覺，以及從這開始，我們必須做出所有的評量；在這個層次達成的終極感受就是感激	當我們更開放成為整體的一部分，我們的大腦模式和肉體狀態，可以轉變朝著更健全的健康邁進	所有的靈魂在此集合，在萬物的偉大計畫中支持個體的目的

● 運作中的脈輪後側

我們都只是平凡的人類。大部分的人都無法看到自己的脈輪完全發揮作用——尤其是後側。

好消息是，我們不必等待。每次當我們開啓或療癒其中一個脈輪的後側時，即使只是其中一部分，我們都可以在其他脈輪的前側和後側中創造改變。

每個脈輪都和其他脈輪息息相關。舉例來說，第一脈輪傳達的能量可以讓我們生存下來，並保障我們的安全。第一脈輪的後側可以注入來自物質之海的能量。前側與後側的連接點會把這股能量傳到前側，而這就會決定我們的行動。而其中的能量的量和方向是由我們的信念系統來管理。我們是否相信自己值得豐足和愛，或是受到在胚胎時期被烙印的信念影響，因此變得畏首畏尾？這些信念是否堅稱沒人在乎我們，我們的需求不值得被滿足？整個第一脈輪感受到的開放或緊縮的程度，會被轉化進入我們的第二脈輪。我們如果遮蔽了透過第一脈輪後側吸收的能量，就會抑制第二脈輪的感覺體可以使用的體內能量。這樣一來，我們就很難處理透過第二脈輪後側吸收的能量，而這會對我們的感覺體構成更多傷害。

讓我們透過脈輪的前側及後側系統來追蹤一個問題。假設你想遇到一個對象，和對方作進步發展。你是在一個派對上認識一位男士或女士。你可以透過第一脈輪的後側接收能量，提升你的吸引力和慾望。如果能完全開放接受這些感覺，後側的能量就能滋養前側的行爲。此時你就會採取行動，接近這個人。

這個行動會把能量往上提升到第二脈輪，這會刺激某些感覺體。首先，你可能會很興奮，這是快樂的形式之一。第二脈輪的後側會補充能量，可以同時滋養並調和這種興奮。舉個例子，你可以利用這種興奮療

癒自己的不信任。你接下來可能會感受到自我信任，而這又是另一種形式的快樂。因為第二脈輪的前側是個人的、接收的脈輪（而非向外行動的脈輪），所以前側的反應就是開放接受這個人。

開放的能量會一股腦衝入第三脈輪。第三脈輪的後側可以提供意見，告訴你如何與自己的真實渴望互動。你會篩選並評估這些意見，透過學習到的和與生俱來的信念系統來過濾意見，這些系統能區隔脈輪的前側及後側。

當你決定與對方互動後，你的能量會向上移至你的心。你位於後側的靈魂和心的想像會從第四脈輪的後側進入。你如何感受自己與對方的連結？你此時又是在運用包容性的第二脈輪。你的能量會調整配合你的心對於其中的可能性的感受，然後把能量送到第五脈輪。

現在你站在這個人的面前。你該說些什麼。你可以透過第五脈輪的後側，蒐集到來自你的靈性的或其他的指導。這個脈輪如果很清澈，指導就會合宜。你如果還被卡在老舊的模式中，就可能把事情搞砸。假設你已經相對地獲得療癒，也具有相當的接受性，你就可以把所有的感官、感覺和指導化為話語，向外投射。你會對這個人說話。你的心中的渴望之一是去滑雪，所以你就問對方否想要去滑雪。

對方答應了！你的能量就會湧入第六脈輪。我們可以透過第六脈輪的後側看到可能發生的所有景象。你是否在想像滑降滑雪或越野滑雪？是在洛磯山脈一間破朽的小木屋或是瑞士阿爾卑斯山的農舍？這些景象會透過你已經設計好的自我形象過濾，同時受到你的第二脈輪的能量大量地滋養，這會透過第六脈輪的後側來湧入能量。你終於決定一個渴望的結果，這可能會透過第六脈輪的前側向外投射。現在，第六脈輪之下的所有脈輪都已經啟動了，所以你可以決定如何繼續。你會專注在自己的心，給對方一個由衷的擁抱？你會繼續對話，透過語言來連結？你會採取更多行動，更加利用你的第一脈輪？

　　你到底最後會採取什麼行動,就理想而言,這會由你的最後一個體內脈輪來選擇及管理,這個脈輪正在追尋目的和一體性。這個脈輪的後側不僅會一直依附你周遭的靈體,也會執著於你正在面對的這個人的更高層靈性。你知道,你如果允許自己根據更高層的自我感受來完整地表達,那麼無論你做了什麼,說了什麼,這都是刻意針對你自己,以及這段有發展可能的關係。

　　當然,這個情節只是非常簡單地介紹脈輪的前側和後側會如何互動。誤解、批評、壓抑的慾望、否定的感覺,還有別人的感覺和能量,這些不只會儲存在前側與後側之間的旋轉點。我們也可能在靈光體、靈魂和任何地方發現它們。我們如果能謹記在心,脈輪後側的功能是根據無意識的程式設計,前側是根據顯意識的程式設計,我們就能非常清楚地知道,自己該如何處理能量,如何做出決定。

　　最重要的是記住一個事實,我們每個人都有機會去體驗人生,而非迴避人生。我們會繼續被賦予必要的選擇、機會和方法,以幫助我們釐清、療癒和轉化。

● 偵測脈輪

　　脈輪的前側和後側會在脊椎相遇,第七脈輪是例外,這個脈輪與頭顱連結。我們可以透過實際工具來衡量這些脈輪的存在。科學和醫療的團體正在透過聲音、顏色和影響力來測試這些脈輪的存在。

　　你可以透過靈擺來找到自己的脈輪。靈擺就是用一條細繩或鍊子來綁住一個有重量的東西,像是石頭或戒指。當你把靈擺放在脈輪的區域時,它就會在前側或後側隨著脈輪本身的旋轉而搖擺(參閱圖表5.1)。

　　你可以透過這種方法,看到你所有的體內脈輪的流動,除了第一脈輪的後側和第七脈輪的後側。第一脈輪的後側位於比較低的次元。你

不能用靈擺來找到它。大部分的人甚至無法在精神層面看到它。第七脈輪的後側會對一個更高的次元開放，這個次元振動太快，你無法用實際的技巧找到它。其實第七脈輪根本不是位於實際的位置。因為它將我們連結至自己的更高層自我和其他人的更高層自我，它是在時間連續統之外。認識或理解第一及第七脈輪後側的唯一方法，就是體驗它們。

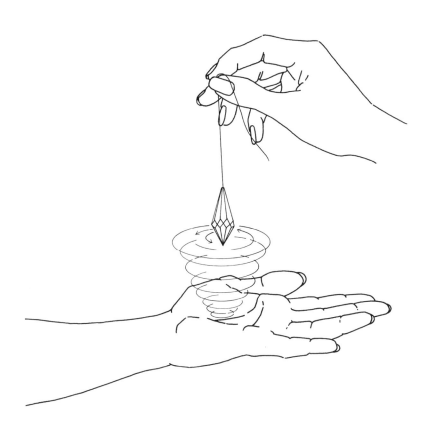

圖表5.1　用靈擺偵測脈輪

練習　運用你的體內脈輪

請一位夥伴幫助你練習。

1 請呈臥姿，請你的夥伴引導你進入冥想狀態。讓他或她把手放在你的每一個脈輪的位置。每一次專注在一個部位。

當你感受每一個部位時，試著回答下列問題：

● 當我敞開或療癒這個脈輪時，我能接收到什麼？

● 是什麼阻礙了這個脈輪完全發揮功能？

2 要求某一個脈輪在假設已獲得療癒的前提下發揮功能。如果這個脈輪真的被療癒了，體驗一下這是什麼感覺。跟夥伴分享你的觀察。

········ 第 *6* 章 ········

你周遭的你：你的能量場

　　你知道嗎？你身上的衣服不斷地振動。我們吸入的空氣喝下的水，其中的能量粒子也不斷地在流動。皮膚、腺體、大腦和眼睛的細胞，還有我們在工作、開車和與人互動時的自我，以及在其他關切的事物中的自我，都一直在表演「與死亡的盡責之舞」，而這就是美國作家寇特·馮內果（Kurt Vonnegut）對生命的定義。

　　生命是運動。生命是舞蹈。這種源源不絕的動力會不斷產生改變。即使我們試著大叫「就維持這樣！」，說服物質能停止它永無止盡的華爾滋，我們還是不能創造靜止。當一個物品停止移動很久之後，它還會繼續振動，適應它才剛做出的改變。我想起我就讀幼稚園的兒子，他有一次戶外教學參觀一個自然公園的觀察。他和同學偶然發現一隻死掉的蠑螈，為此激動了好幾天。他充滿敬畏地和我分享，「媽咪，牠還在動！」，「即使牠的腸子都已經爆出來了！」。

　　我們能量場中的每一種成分都在不斷地流動。第一脈輪會根據自己的韻律搏動，而第二脈輪也會追隨著自己的律動。來自肉體和精神性內容的能量會到處橫衝直撞。感覺會對想法做出反應，然後會回應我們的需求。周遭有如此不同的調性和波動，我們卻還能像一個完整無缺的個體與外界互動，這實在很神奇，但我們的確能做到。

　　我們在這一章會集中介紹靈光場，這是交互貫穿、包圍身體的人類能量場。我們在下一章會介紹幾個其他的能量場或相關的能量體，幫助你完整認識「你周遭的你」。

靈光

　　我們能保持完整無缺的原因之一，就是有包圍著我們的能量。這常被稱為人類的能量場，或是靈光（Aura），可以將我們與環境分離和連結。

　　每個有生命的物體都有靈光，有些人則相信沒有生命的物體也有靈光。人們對靈光的形容有很多種，像是從身體射出的光，或是一個力場，或是一個宇宙的能量場。無論是哪一種形容，靈光都是一種由物質能量組成的奧祕體（esoteric body），也很像脈輪的旋轉門。

　　靈光體本身有許多層。有些靈光層的振動頻率比較高，會不斷地回應我們的靈性需求。有些靈光層的振動頻率比較低，所以會回應我們的物質需求。我們最容易在肉體之外看到或感受到這些頻率較低的靈光。根據愛因斯坦的相對論，芭芭拉·安·布藍能（Barbara Ann Brennan）覺得物質和能量是可以互相交換的，「物質只是放慢速度或結晶的能量。」[1]

　　無論是較高或較低的靈光層，都能與對方互動。很多時候，較低頻率的靈光層的真實任務是把靈性的瑪那轉換成實際物質；較高頻率的靈光層的功能是把物質化為靈性能量。

　　許多靈媒會透過這種方式來區分這些奧祕體：靈光是位於身體之外；脈輪是位於身體裡面。儘管這種方法能幫助我們建立清楚的概念，但並不完整。大自然其實無法區分內外的東西。脈輪是完整的單位，這會與靈光層連結、互動，同時幫忙形成靈光層。這些靈光層也是完整的

單位。靈光就像一個整體，包含我們的存有的脈輪和所有面向。這也像我們的能量自我的次單位，因為它的主要功能可以幫忙我們與外界互動，還有與不斷與我們的存有遊戲的肉體、心智、情緒和靈性次元互動（參閱圖表6.1）。

◎ 矩陣般的靈光

與其把靈光想像成一種能量帶或能量層，不如把它想像成一種矩陣系統比較貼切。矩陣內的線會交錯形成一個網格（Grid）。我們就能把一個網格想像成完全不同的能量體，它可以合併融入我們的肉體，同時鎖在我們身體內的某些點上。我們也可以把它視為一個更大的能量網格的延伸或次單位，這個更大的能量網格可以將所有人類與彼此、大自然和宇宙連結。

當我們能記住，我們是不斷在振動時，不只是我們的存有的每一個面向，萬物皆是如此，我們就不免好奇，為何我們不會因為一切都在改變而分解。

「一切都在改變」正是我們為何會擁有靈光的原因。這個能量場會建立我們的獨特性，同時讓我們與更大的力量連結。靈光會提供形式和物質，同時幫助我們保持彈性，具有適應能力。構成靈光體的矩陣能量線，會像連連看遊戲一樣，把這些小於原子的粒子與器官連結，再讓器官連結至大腦，讓大腦連結至皮膚，讓皮膚連結至氣候狀態，讓周遭環境連結至太陽，太陽連結至兄弟行星。靈光就像一層皮膚一樣，可以保護我們避免受到外界的過度影響。它也像電腦一樣管理我們的能量系統，我們才能回應周遭的變化。我們的靈光會注意到千里之外發生的事，也會注意到我們細胞內最小粒子目前的狀況。

---

1 Brennan, Hands of Light, 24.

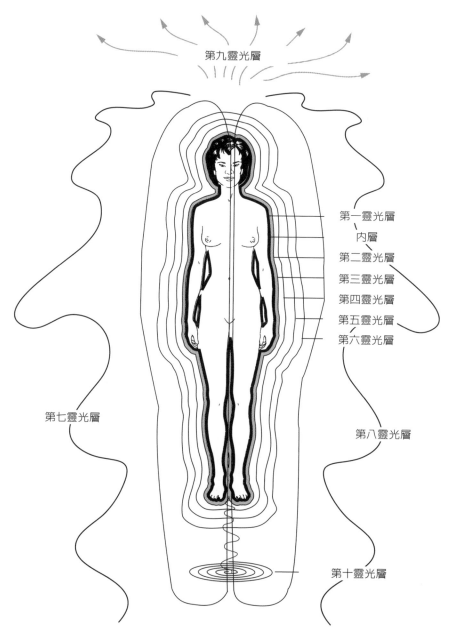

圖表6.1　靈光層

◎ 靈光的四種角色

我們的靈光能量矩陣或靈光場常會自動執行它的角色。不過，如果能對靈光和靈光扮演的四種主要任務／功能有清楚的認知，這將對我們很有益處：

1. 預測
2. 適應
3. 易感
4. 保護

靈光的預測反應，與它能學到某種可能的問題或機會的能力有關。當我們注意靈光的適應功能時，我們也能注意到什麼在改變我們，同時做出決定，知道該如何改變形狀，以求適應。我們可以透過靈光的易感本質，找到並解決疾病、心理問題、不恰當的信念系統、過度擴張或否定的感覺、源自家庭的課題、關係的苦惱、對事業的擔憂和靈性的誤解。我們如果能運用靈光的保護功能，就更善於學習如何照顧自己。

我曾幫助許多長期疲倦的人，他們最能展現靈光的四種功能。當我運用直覺觀照（intuitive vision）時，我可以從靈光認出長期疲倦的人，因為他們根本沒有靈光。就平均而言，健康的人的靈光可以從身體往外延伸二至六呎。長期疲倦的人的靈光會黏附在皮膚上。在這些人身上，我通常可以看到皮膚表面有一層薄的紅色，紅色上面是一層薄的白色，然後是一層比較厚（二至三吋）的深黑色（參閱圖表6.2）。黑色這一層就像黑洞一樣。它會吸收外界的能量，但是會牢牢抓住能量，不會刺激或支持肉體的自我。而白色這層，我相信這代表對靈性的嚴重誤解。我發現這種誤解幾乎都是來自過去世，或是這一世的某一位祖先，然後在童年早期再次出現這種誤解。紅色層是這個人的生命力能量。基於某些理由，當事人會認為生命太痛苦，無法讓這股能量在整個身體內流通。

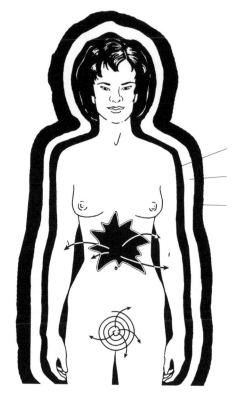

內層（inner band）：紅色

中間層（middle band）：白色

外層（outer band）：黑色

圖表6.2　長期疲倦的人的靈光

　　長期疲倦的人缺乏對抗壓力必備的靈光保護，因為他們整個靈光場已經壓縮成三層的能量。擁有健康靈光的人會拒絕負面能量，讓毒素透過各種靈光層排出。但是長期疲倦的人的黑色能量層會吸收所有的負面能量，就像一個黑洞一樣留著這些能量。在健康的人體裡，紅色的能量主要會被留在體內，促進肉體的精力和反應能力。但是長期疲倦的人為了保護或武裝自己，只好在他們的體外塗上這層紅色能量。所以他們無法在需要的時候召喚內在的力量。

正常的靈光也會提供適應性和彈性。當一個人長期疲倦時，靈光層很堅硬，外在或內在的壓力源無法四處流動。長期疲倦的人會發現自己不斷地在做能量的戰鬥，因此也會不斷地耗盡精力。到最後，他們會少了靈光的預測天賦。健康的靈光會包圍自我，因此可以預測未來有哪些可能，因為某些靈光層會延伸進入其他的次元。有些靈光層會深入脈輪，還有我們的經驗庫，取用其中的智慧，根據可能的事件做出調整。長期疲倦的人會被限制在一個非常狹隘的殼內，根本無法感受到未來的可能性。所以他們會因為生命一連串意料之外的轉折精疲力盡。（參閱第十七章，介紹當各種醫學的狀況出現時，能量體會如何呈現。）

● 靈光層

靈光是一種矩陣，會將我們與內在及外在更大的矩陣交織在一起。我們常把能量場和包含各種單位的靈光稱為靈光層，這會與脈輪、能量點和身體本身交錯。每一個靈光層或矩陣的單位都有一個肉體、心智、情緒和靈性的次元及目的。認識每一個靈光層，可以幫助我們活出自己想要的人生。

許多神祕學相關的名詞與靈光層有關。也有很多靈光的專家和系統，對於靈光層的數目各持己見。書中系統延伸的概念機會與其他系統一致，但也會有些不同，因為我會用簡單的方式介紹每一層靈光，同時強調靈光層和最相關的脈輪之間的關係。

我相信在靈光系統裡有九層的靈光或九個矩陣的模式，在這九層靈光上面有兩層觸摸不到的靈光，還有第十二層靈光相當於第十二脈輪。當我在與個案工作時，通常會使用基本的九層靈光。我只用簡單的數字解釋這九層靈光，也會提供一個名字，以符合其他的超自然／形上學系統。

◎ 第一層靈光

我認為第一層靈光與第一脈輪有關，所以它的功能也與第一脈輪有關。它會保護、確認和鞏固我們的肉體意識。

大部分的超自然論／形上學者認為這初始的第一層靈光與乙太體有密切關係，想像第一層靈光就依附在皮膚上。而我認為，第一層靈光就是皮膚。每次當我的個案必須處理基本的保證或安全感課題、保護和界限的課題、生死的課題、或是皮膚或外表的課題，我都會運用第一層靈光，或是鼓勵個案去跟處理直接或間接運用第一靈光的人士合作。這些人士包括整脊師、醫生、針灸師、徒手療癒師、訊息治療者、私人教練或其他運動的專家，或是任何與身體互動的人。

我們的皮膚會把體內的東西保留在體內，體外的東西留在體外。它也負責管理內外之間的互動。與這一層靈光有關的能量矩陣，也會有類似的功能。它會創造一種形式，在我們還活在這個世界上時收容我們的靈，也會幫助我們把自己的靈性真實反映在這個世界。它幫我們反映的方式，就是幫助我們的皮膚記載我們的生活經驗，反映我們的感覺，同時保有肉體的空間。

我們要記住，靈光與肉體不是分離的。第一層靈光的運作最能清楚呈現兩者的關係。第一層靈光就是皮膚，也是肉體的各個面向。我曾看過這個能量矩陣就像皮膚一樣，與第一脈輪的前側連結。與第一脈輪後側有關的能量矩陣模式會依附或循環進入比較低的物質頻率，然後從中吸取物質能量，以維持日常生活和生命本身必要的界線。

我會把第一層靈光想像成皮膚，這與我和一位牛皮癬病患的合作有關。他全身都是牛皮癬，也已經試過所有的醫學和臨床療法。我與他分享我的直觀，我唯一能看到影像就是一個小嬰兒渴望母親抱他。他確認這件事，他說據他所知，他的母親很少抱他，甚至到現在，她也從來不

曾擁抱他。我相信，我的個案因為缺少來自母性角色模範的保護滋養，所以他的第一層靈光沒有接收到需要的模板。

我的個案喜怒無常，時常很情緒化，這就是皮膚薄的典型反應。當他開始把現在的問題和感覺導向童年的課題時，皮膚的問題就開始逐漸改善。很遺憾地，當他的皮膚狀態幾乎要完全乾淨時，他認為不需要再去面對這些課題，開始把注意力放在過去的戀愛經驗。他的皮膚狀態馬上又開始再次發作。

位置——皮膚（參閱圖表6.3）。

肉體特質——管理所有針對皮膚的肉體需求，是人體最大的器官。所有影響皮膚或我們基本肉體生存的課題或疾病，都是第一脈輪和第一層靈光關切的主題。這包括事業和金錢課題，還有其他與安全感有關的功能。

心智特質——可能影響一個人對值得、安全、認同、性向和其他課題的信念。

感覺特質——會在皮膚上記載主要的感覺，會透過具體的、與第一脈輪有關的現實，像是對住處、關係和食物的肉體需求。這些感覺包括生氣、傷害、狂怒、恐懼、喜悅、痛苦、罪惡和羞恥。肉體的異常包括痘、癬、帶狀皰疹，這都代表第一脈輪的課題（通常是情緒為主的）反映在第一層靈光上面。

靈性特質——透過第一脈輪的前側與我們的具體現實連結。第一脈輪的後側會與第一層靈光的矩陣連結，利用我們對隱藏或學習到的信念，這些信念與神聖源頭有關，也與我們和神性本源的關係有關。我們如果把第一層靈光的矩陣與一個靈性的模板產生連結，像是我們要在下一章介紹的乙太模板，我們最直接關切的生命事物將會獲得大量的提升。

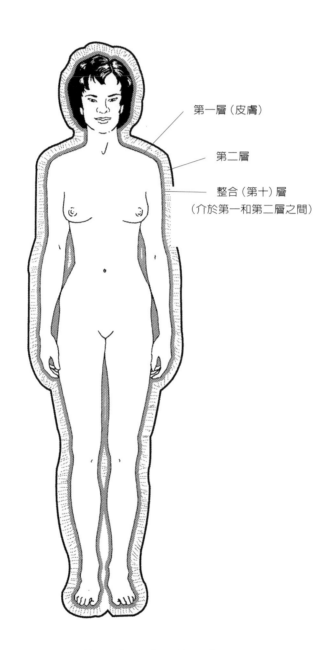

第一層（皮膚）

第二層

整合（第十）層
（介於第一和第二層之間）

圖表6.3 第一、第二和整合靈光層

　　療癒應用——我們最好要記住，第一脈輪包含我們基本的程式設計，包括源自原生家庭的信念系統。皮膚疾病或問題的根源之一是我們的家庭系統。物質世界的問題、一連串的生死課題、保障和安全感的擔憂，或是性向的問題或課題，可能都是源自於家庭系統。這些事件也代表著與我們第一脈輪後側連接的靈光矩陣受到基本精神信念的影響。我們若能利用負面的徵兆來協助我們找到有因果關係的課題，對症下藥，自然能採取預防措施。我們只要願意誠實地探索、擁有並轉化自己的核心身分認同及信念，靈光場就能激勵成功、健康和快樂，因為靈光場與肉體和物質的宇宙連結。

　　另一種可以透過第一層靈光影響或療癒的關鍵狀態，就是孩童時代的虐待課題。情緒、肉體、靈性或心智的犧牲或傷害可以反映在皮膚上面，或是一個人的肉體外表上（像是體重問題或邋遢）。我們要記住，儘管如此，第一層靈光兼具非物質和物質的矩陣模式。虐待的模式也透過靈光向外呈現在生活方式、衣著選擇、職業、金錢和生存的其他面向。

◎ 第二層靈光

　　第二層靈光矩陣會將我們的內在的感覺現實，與外在的事件、經驗或人連結，而這些會鼓勵或觸動我們的感覺狀態。

　　大部分的神祕學家會把第二層靈光稱為情緒體。雖然這麼說好像是在玩弄文字，但我認為如何替「情緒」下定義是很重要的。當一種想法的形式和一種感覺體或一種感覺體的部分結合，就會產生情緒。其他文化會有這樣的信念，就像塞爾日·金（Serge King）描述的夏威夷的卡胡納（kahuna）文化，「對卡胡納而言，情緒不只是感覺，而是瑪那（能量）在身體內的移動，伴隨著一種特定的想法。」[2]這種想法可以是一種意見、概念或是最初的念頭。這些想法一開始只是由許多信念凝聚在一起，創造出一種理想。想法的形式本身就是純淨的能量，它們一旦成形，就會獨立於肉身存在。另一方面，感覺體就像變形蟲。每一種形式的念頭，都會

將一種感覺封在內部。我們出生時都會帶著原封未動的感覺體。

　　我是在日本遇到一位療癒師時，開始運用感覺體。他是在街上走向我，拍了我的腹部。我的丈夫和導遊不在附近。我當時懷孕了，變得膽怯又脆弱。這位男士接著用拇指和食指畫一個小圈，然後輕拍我的胃部。他畫第一個圈時在笑，畫另一個圈時在皺眉頭，然後另一個圈時，眼睛睜大彷彿處於戰鬥狀態。過了一會兒，我開始知道他在做什麼了，他在表達我的腹中寶寶的感覺。我慢慢地可以開始看到或畫出這些感覺體。之後，我看過很多學生和個案有利地運用這種概念。

　　就最純粹的本質而言，第二層靈光矩陣就是天真的想法形式，這些通常都與批評、信念和偏見有關。我們的感覺的顏色或反射，應該也可以透過第二層靈光表現。我認識許多療癒者和靈媒會檢視第二層靈光，進而評估個案的情緒狀態。住在洛杉磯的靈媒卡蘿·卓爾（Carol Dryer）告訴我，她可以透過靈光場的顏色改變來辨識個案的反應。她說：「舉個例子，個案的靈光場如果變得霧茫茫，我就知道他們不了解我在跟他們說什麼。」[3]

　　就整體而言，這個靈光層的工作就是要保護我們，讓我們避開對自己感覺有害的外在能量，同時透過喚醒或封閉某些感受，來記載外界的現實。

　　我常會把第二層靈光的矩陣比喻成音樂創作。我們的感覺體會潛伏在體內，就像一個有顏色的音符。當我們認為有威脅出現時，靈光的感覺層（意即第二層靈光）會與我們的第二脈輪的前側交錯，敲打出害怕感覺的音符。第二靈光層接著就會在我們第二脈輪的後側敲打出另一個音符，引進一些能量，可以幫助我們重新建立系統的平衡。這個靈光層會彈奏必須的音符，無論是在內或在外，才能用符合我們基本特質的方式，有創意地、充滿情緒地表達自我。

這個靈光層常常因為許多的漏洞、沒有感受到的感覺、集中的感覺或是身體內的其他異常狀況，導致功能失調。

位置——大致上是沿著身體的輪廓，位於第十層靈光場之上，會與每一個脈輪的前側及後側交錯，在第二脈輪附近會比較膨脹。這個靈光層的顏色因人而異，必須看我們的本質和設計的成分而定。當第二層靈光獲得療癒之後，這個場會傾向於流動的，就像水一樣，當我們快樂和滿足時，它還會閃爍發光（參閱圖表6.3）。當一位女性剛懷孕或是生育能力很強時，第二靈光層也會閃耀發光。

肉體特質——讓我們連結到一些可以煽起感覺的能量，同時帶走廢物。感覺可以刺激我們，可以提供能量，讓我們有合宜的回應和反應。感覺也告訴我們，生命中正在發生的事。我們的脈輪、行為和靈光場如果有在發揮作用，我們就會覺得自己「處於流動狀態」，充滿能力。如果沒有發揮作用，就會出現一堆肉體的問題，特別是與第二脈輪有關的問題。當我遇到相互依賴的難題、與壓力有關的疾病、貧乏的關係和創造力的課題，像是寫作瓶頸之類的，我常會檢視自己或個案的第二脈輪。

心智特質——幾乎所有人對於某些感覺的正當性或「沒問題」都有誤解。這些偏見可能會包覆感覺的靈光場，導致我們很容易失去平衡、容易陷入負面情境、完全迷惑或缺少能量。證實其他人心中的感覺，有助於第二靈光場維持形狀，發揮功能。

感覺特質——與我們曾經有過的任何感覺，以及潛伏在身體內的感覺連結。第二層靈光場會滋養和療癒我們的感覺體，保護我們不要被不屬於自己的感覺影響。第二層靈光的缺口會讓我們很容易被別人的感

2 King, Kahuna Healing, 63.

3 Talbot, The Holographic Universe, 192.

覺傷害，會是導致我們保留一些進入我們的感覺。對感覺的批評會導致我們壓抑感覺。累積的感覺會在第二層靈光場建牆。我們認為這些牆能保護我們，但它們只會導致我們不允許用感覺來保護自己。

靈性特質——讓我們維持活著的狀態，與自己最誠實的反應連結，因為感覺可以表達我們的真相，清理我們的靈光場。

療癒應用——許多人能意識到感覺和疾病之間的連結。儲存、否認或充斥的感覺和意識，會累積在身體裡。當第二層靈光場出現變色、不正常的膨脹或殘缺的外觀，這可能意味著某些感覺的過度豐沛或表現不足。這些問題可能可以幫助我們診斷目前的一種身體異常，或是預測可能出現的異常。

虐待的狀態也會對這個靈光場造成極大的影響。性、言語、肉體或情緒的虐待或忽略，常會傷害或撕裂第二層靈光場。

有時，直觀敏銳的人可以透過解讀第二層靈光場，診斷虐待的課題。比較安全的方式是透過一些技巧，像是徒手療癒，實際解決這個靈光場內明顯的問題，允許個案能回想、記起或診斷自己的課題。治療師和其他心理健康專業人士常會幫忙個案標記並認識自己的感覺，清除阻塞的感覺，釋放不屬於自己的感覺，同時更新並點亮第二層靈光。這些方式的效能通常取決於他們在接觸到自己的感覺時，能投入的範圍有多深廣。

◎第三層靈光

我們最常把第三層靈光稱為心智體，這與第三脈輪有關。它的形式比感覺的靈光層較為明確。就超自然的角度來看，第三層靈光的矩陣能量線通常都非常明顯。

第三層靈光矩陣的模式，取決於我們獨一無二的天生的和後天習

得到的心智能力及天賦、我們的教育經驗，還有天生及被塑造而成的批評和偏見。這個心智的靈光體常會從我們的第三脈輪向外擴張。

它累積到最高點，會在我們的周遭形成一道牆或心智場。這種個人的心智場會與別人的心智場連結，創造出一個整體的資訊網絡，延伸超越目前的時間連續統。這也許可以解釋所謂的「百猴效應」，當有足夠的動物或人數開始有同樣的行為，或是有類似的想法，有些行為或認知就會突然變得很普遍。

也許只要有足夠的人透過第三層靈光互相連結，這種情形也會發生。我們可以透過這個靈光場，進入一個跨次元的知識體，透過創造幸福與成功具備的概念，來滋養我們的身心靈。

我們必須領悟自己擁有心智這件事，而不只是一個大腦，這件事很重要。我們會透過第三脈輪和相關的靈光層，可以發掘需要的概念和資料。我們絕對不僅限於表面的肉體形貌。知名的整體論醫師狄帕克·查普拉（Deepak Chopra）形容自我就是「我們的顯意識智力」，同時解釋「智力不僅在頭腦裡」。查普拉說過，智力是在細胞層次表達，伴隨著荷爾蒙系統和管理身體基本功能的抗體。「儘管我們可以替這些智力的表達定位，但無法替智力本身定位。它會在滲透每一個層面的表達，它在我們的體內無所不在，遍及大自然裡。智力就是心智……而它的範圍擁抱整個宇宙（Cosmos）。」[4]心智靈光層的顏色一般都是黃色的，不過它的顏色、明亮度和模式都會隨著環境改變。舉個例子，當一個人認真思考時，第三靈光層的矩陣的某些線串會增加。同樣地，當我們在運用這一層時，它也會有加強的趨勢。

---

4 Chopra, Creating Health, 83-84, 109.

我在旅行時，曾注意到不同文化對於這個靈光場的常見顏色，看法極為不同。許多高加索美國人、歐洲北部和猶太教的文化都認為第三層靈光的顏色主要就是黃色。黃色是理性、思考和清晰的顏色，也是這些族裔象徵價值的顏色。但是在一些印度和巴基斯坦國家，心智場的顏色是藍色，有時是紫色調。在祕魯，我遇到的薩滿散發著鮮紅色和綠色的光忙。我在觀察北美印地安人的儀式時，發現更多的藍綠色、金色、白色或土紅色，要視部族而定。在所有的文化中，這些顏色的濃淡會持續很久。我在日本曾發現過銀色的粒子。不同的種族和文化可能會在集體心智中開發不同的意識點。我們可以透過閱讀、學習和旅行，學會如何與不同的意識點溝通，這可以擴展我們的覺察能力。

當我們在睡覺時，這個靈光矩陣的前側似乎會關閉，後側則會開始發光。當我們在睡覺時，我們的心智開始觸及無意識的功課。此時的我們正在利用宇宙的知識和學習體。這個靈光場會連結到第三脈輪的後側，並滋養所有脈輪的後側，幫助清除誤解，揭露必要的資訊。我們在睡覺時接收到的部分想法，是來自於當顯意識現實暫停作用時，所體驗到更寬廣的一種開放性。

位置——主要是從第三脈輪的前側及後側散發光芒。這看起來像是一種矩陣，或是網絡的類型，在第二層靈光的上方運作，會通過第二層靈光，與我們周遭的跨次元的心智場連連結。（參閱圖表6.4）

肉體特質——協助我們開放接受能量、意見、概念和想法，這會影響我們的肉體生命，特別是我們的消化和新陳代謝系統。這可以提供我們所需的想法和明晰的洞察力，能在工作和玩樂中遊刃有餘。

心智特質——有可能將我們連結至資料、訊息和概念的無限儲存和處理狀態。這個靈光層是主要的操作點。當我們在精神層面觀察這一層時，我們可以明白當事人主觀的覺知基礎範圍有多大，判定對方對於接受學習和資訊的舒適程度。偏見、偏袒和誤解會形成破損的矩陣點，

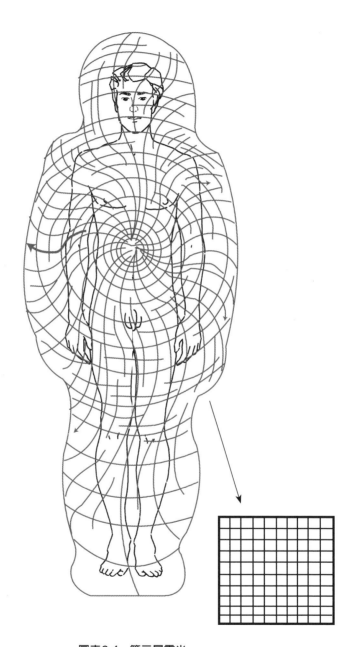

圖表6.4 第三層靈光

矩陣的線或中間的線會變色、形狀不完整，或是有其他異常。

　　感覺特質——透過第二層靈光，與第一層靈光實際地相互連結。與感覺的靈光層交錯結合，有助於創造一種情緒，這是一種想法加上一種感覺。當一種想法和一種感覺結合時，我們都會被促成採取行動，而這就是所謂的情緒。

　　靈性特質——幫助我們開放接受結構、意見、解釋和援助，以達成我們的靈魂目的。「你就是你所想的」這句話雖然不盡然全是對的，不過我們的想法的確會定義我們對生命的概念和形象。

　　療癒應用——當我們處理第三層靈光時，可以隔開傷害我們的思考過程和信念。當我們能診斷它們後，我們就可以同時運用第一、第二和第三層靈光，把情緒分解為次級的成分，幫助我們改變自我破壞的行為、心智模式和無法抗拒的感覺。這個靈光層也可以用於診斷，解決心智的問題或學習的困難。我們也可以刻意開發這個靈光層的後側，為我們面臨的資訊性問題找到答案。

◎ 第四層靈光

　　我同意大部分的超自然論形上學者的觀點，認為這個與心有關的靈光層就是星光體。我們的星光體會將我們連結至星光層，這是許多指導靈和地球學生高靈居住的次元。黛安娜・史坦（Diana Stein）在《女性的精神生活》（Women's Psychic Lives）提過，我們的肉體和乙太（靈光）體是透過一條「銀線」連結。她說，當進行星光層投射時，「稠密的肉體和精神體會分離，把乙太體送出『飛翔』，但肉體仍在家裡。這條銀線會延伸到無限的遠方，讓肉體與精神體連結。」[5]

　　就技術而言，銀線會與第五脈輪連結，但在有些人身上，則是與第八脈輪連結，而這就是透過胸腺與身體連結。孩童時期，當我們在經歷轉變或是睡眠時，靈魂透過銀線最常拜訪的地方就是星光層。當我們需

要物質以外的幫助，通常會有許多出體經驗。我們會透過這個靈光場，回家尋求建議、幫助和滋養。透過我們的星光體，我們可以拜訪活著的人。星光層與實際的距離無關，只跟時間有關。我們可以在這裡遇到死去已久的親戚或未來的人生夥伴，解決一些問題，或是接收到我們需要的任何教訓。

當我還年輕時，我曾積極地透過星光層投入與正面存有的關係之中。守護靈、天使和導師，這些對我而言都非常真實。我還記得其中一個比較重要的經驗，這是發生在我二十一歲時。我在一個夢境裡，有一群人要檢查我顯化物體的能力。他們把我放在一個空的房間裡，要我用物體把房間塞滿。我試著這麼做，然後就哭了出來。

當這些「監察者」進入房間時，我變得很生氣。我問他們怎麼可以出這種考題給我，我從來沒受過這項指導。他們看著我說，其實他們想過這一點。然後我的夢就醒了。過幾天，我收到一本不知道從哪裡寄來的書：這是一本有關顯化的書。我突然之間就被一堆傳單淹沒，都是討論「創造屬於自己的快樂」之類的主題。

這個場域通常會圍繞我們全身。它會透過後側，讓我們與神性本源連結。它會透過前側，讓我們與和我們有關的人連結。這個能量層的可塑性，也就是為何它常常在人與人之間包含、保留或形成能量索或約定的協議。

健康的第四層靈光可能反映許多不同的顏色、寬度和形狀。我最常看到它散發玫瑰色光輝，但也常變成銀色、藍色或綠色。當我們感覺到愛時，很容易看到玫瑰色；當我們處於全然的覺知時；常會是藍色，當我們在與指導靈溝通時，常會是銀色。這一層的寬度通常是一呎，雖然愛的人

5 Stein, Women's Psychic Lives, 28.

的存在或缺席、愛的本身或能量索，都會對它的尺寸有顯著影響。當然，我們天生的習性也會改變這一層的形狀，以適應我們的性格與需求。

當我們在睡覺或深度冥想時，這一層靈光會開啟，邀請我們體驗星光層。當我們在夜晚離開自己的身體，或是透過星光投射時，我們只是跟隨這個靈光矩陣的線條，連結至我們由銀線維繫著的星光體自我。在這些拜訪中，會出現許多的學習跟療癒。我印象中有個非常清晰的夢境，在夢中，我與一位西南部的印第安薩滿連結。有好幾個晚上，我都在他的火堆旁與他對話。他給我的感覺非常真實，彷彿真有其人一般。我最後問他，為何我們需要連結。他說他以前就認識我，他擁有我的靈魂的一部分，必須還給我。我拿回之後，拜訪就停止了。

我們可以因為某些原因投射在星光層。我有兩三次抽離身體的經驗。有一次，我被丟到一個老鼠的身體裡，實際體驗老鼠的存有。我還曾與一隻老鷹形成過類似的關係。還有一次，我確實感受到自己的乙太自我轉變成一隻白色的豹。

我的很多個案也跟我說過類似的經驗，他們都是善良、正常的普通人。有一位女士在凌晨四點害怕地打電話給我，她說自己在過去三小時不斷地被帶到不同動物的身體，一個接著一個。還有一位男士突然把自己投射在一位朋友的房間裡，跟朋友打招呼，他之後馬上打電話給我。這些重要的經驗可以提供學習和洞見，但我們必須非常小心。星光層也可能讓我們開放接觸到惡意及邪惡的能量和存有。這就是為何我要求我的個案們必須先學會保護自己，然後才能連結至神性本源，在這個領域中更深入地探索。

這所有的經驗都只指向了一件事：我們本身就是旋轉門。我們被訓練如何理解，如何相信，但我們不僅限於此。

位置——就在心智的靈光層之上，以約一呎厚的光輝圍繞著身體。

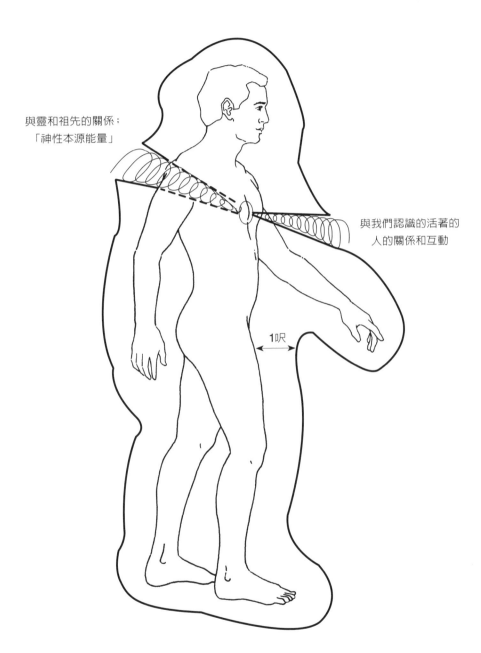

與靈和祖先的關係；
「神性本源能量」

與我們認識的活著的
人的關係和互動

1呎

圖表6.5　第四層靈光

它會透過心輪的後側，與神性本源的能量流連結；透過心輪的後側，與我們的環境或關係互動。（參閱圖表6.5）

肉體特質——可以幫助我們明確點出過去、現在或投射的心血管問題，也能為一般肉體的問題提供更多的資訊或療癒。

心智特質——管理有關關係的意見，還有我們對於值得的信念。正面的關係必須仰賴於我們是否能透過後側的層面，與神性本源完全連結。

感覺特質——連結我們較低層的星光體和較高層的星光體，將肉體導向的感覺和意識，與靈性擅長的感覺和意識合併。第四層靈光可以透過我們的感覺（這代表我們最高的需求與慾望），提供我們機會，去體驗和實現我們夢想的事物。

靈性特質——邀請我們的靈魂與其他人的靈魂在星光層相遇。在這裡，我們可以互相學習，交換資料與訊息，為人生功課的計畫努力。我們最後會允許神性本源的能量支持自己。

療癒應用——我們可以透過這個靈光層，診斷目前或潛藏的心臟問題，還有關係課題（過去、現在和未來的）。我們也可以在這個場內「讀」自己的心的渴望。

我們最容易在這一層上理解能量索。所有的能量索都有負面的影響，因為它們會限制目前的關係，或是重新創造關係的模式。它們也會抑制覺察與理解，無法知道如何達成心的渴望。

◎ 第五層靈光

我們也把第五層靈光的能量場稱為平行場，這裡會向所有的層級和次元開放，但是方式比較有趣。它會反轉一個平行次元的形式和形狀，然後透過鏡子投射在我們身上，而不是直接正面的影像。我們的第五脈輪會與其他脈輪前後合作，一定要反轉這個影像才能了解它。

　　第五層靈光場的前側是比較具體的一面，會有一個堅硬但平滑的表面，或多或少會位於第四層靈光上面。它有點像凸透鏡。其他層的影像、形式、想法和訊息，會透過第五光層的後側傳遞，然後在進入第三次元時被顛倒過來。接著，它們會被投射在前側的鏡片上，或是這一層靈光的表面上，然後被整合融入我們的身體。我們可以透過這種方法接收到資訊和療癒能量。

　　儘管第五層靈光會讓我們開放接觸到其他次元，但是我們必須知道，我們在某種程度上，已經存在於其他層次。透過這一層調換的指導，可能來自於其他存有或其他層，但也可能來自我們另一面的自己。這些其他的自我同時存在於平行的現實裡，會反映出沒有做的決定、沒有誕生的世代，還有我們的現實中沒有想過的行星。

　　位置——大約從距離我們身體兩呎或兩呎半的位置開始。它會連結平行的宇宙，沿著所有其他次元的網格點掠過。（參閱圖表6.6）

　　肉體特質——可能潛在地重新創造已在其他層次或次元形成的事物。這個靈光場連結至這些可能性，以及代表這些可能性的智慧性存有。由於第五脈輪是基本的連結脈輪，所以一般人認為第五脈輪是顯化的脈輪，有時也是靈魂連結至身體的位置。我們可以透過運用平行的靈光層，取得一些資料和能量，以承認或說出關於我們的存在和願望的真理，這是物質顯化非常重要的一個步驟。因為我們也可能汲取到負面的精神，所以需要利用靈性的守護者來保護我們。

　　心智特質——將我們連結到充滿可能性的場域，我們才能從中挑選最能真實反映自身本質的信念、真理和現實。因為我們可以透過數千種方式表達同一種真理，所以「哪一個才適合我」這個問題變得格外重要，而這一層靈光可以幫助我們回答這個問題。否則，我們可能會嚐到自我或他人批判、重要訊息，或是負面操縱帶來的結果。

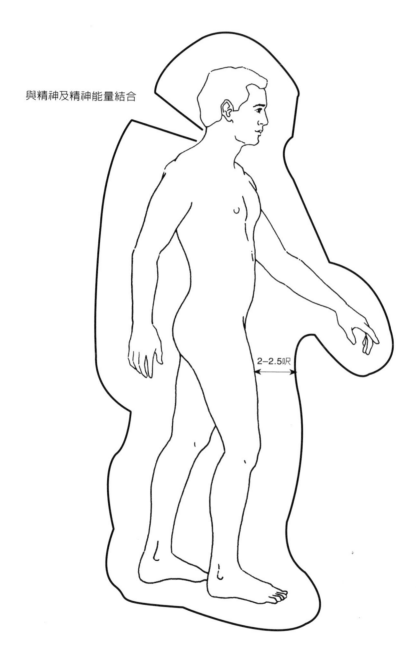

與精神及精神能量結合

2–2.5呎

圖表6.6　第五層靈光

感覺特質——可以讓我們敞開接觸到平行的機會或現實，或是透過不同的方式來感受及表達。我們常常可以透過運用這一層靈光，化解感覺的阻塞和問題。

靈性特質——允許靈魂探索選項。這一層可以在我們做出決定，或是體驗決定的結果之前測試狀況。

療癒應用——透過這一層的靈光場，我們可以覺察自己的決定和可能的結果。我們可以進入創造目前狀況的世界或行動。這裡有無限的改變和轉化機會。

◎ 第六層靈光

這一層靈光的成分幾乎都是光，所以其他的超自然主義者將它稱為「天人體」（celestial body）。我把它稱為光體靈光層，因為它的矩陣模式是由實際的光纖維編織而成。麥克·泰伯特（Michael Talbot）曾在《全息宇宙》（*The Holographic Universe*）提過，許多宗教傳統相信，一個靈性高度發展的人身上常會有一層明亮的光，肉眼都可以看見。他認為，這就是為何人們常會描述聖人和神性存有的頭上有光環。他也提到在一九二七年去世的蘇菲派神祕主義者哈札特·伊納亞特·克汗（Hazrat Inayat Khan），據說他「有時會放射大量的光，人們可以實際地看得到光。[6]」

第六層靈光會與比較具有結構的第五層靈光場和形狀較不明顯的第七層靈光場緊密結合。它會將選擇與結果的必要條件，以及宇宙的愛和支持的真理結合在一起。當我們在運用這個能量層時，其實是在進入更高層的真理，進而創造出可以在物理現實中實現的形象。

---

6 Talbot, The Holographic Universe, 165.

　　當我與祕魯、猶加敦和哥斯大黎加的薩滿和療癒者合作時，我對這一層靈光非常敏感。有時候，我可以用肉眼看到這一層靈光的光束。當這些光束明顯地將療癒者連結至儀式參與者或附近的病患時，我也可以看到光束延伸至遠方，有時會隔了好幾個國家，到達尋求療癒的人身上。我之後會描述在遠方接受療癒的人的形貌特徵，再由對方提供照片或描述，發現我的所見的確是正確的。

　　我還研究過許多其他的部落文化，包括美國印第安人文化和巴西、玻利維亞、塞爾維亞和夏威夷的文化，他們都很強調視覺的重要性，還有看穿真實與不真實的重要性。我們可以透過第六層靈光的掃描，檢視現實的真相。

　　位置——這一層的矩陣模式十分精緻又緊密交織，看似是距離身體週遭三呎左右的光輝。在許多人身上，這一層的能量會集中在頭部。就理想狀態而言，它應該遍佈環繞整個身體，如遍佈尖刺一般，然後有光束連結至可見和不可見的現實。（參閱圖表6.7）

　　肉體特質——當我們成功地在光體靈光層和神性本源的白光之間建立連結，就能啓動物質的顯化和療癒。

　　心智特質——反映我們對自己的想法和思考模式。這些想法比較像是態度，而不是獨立的想法，它們反映了我們自我接受的程度。當我們在解釋各種變色、污點、破洞或無光澤的影像的意義時，這時要求一個超自然影像加以釐清，是很有幫助的。

　　感覺特質——讓我們依附於更高階的感覺，而非包覆在肉體內的感覺，後者幾乎有如獨立的主宰個體。當我們在尋找與更高層感覺體的連結層次時，我們會跟隨肉體之外的光束。當有健康的連結存在時，我會將更高層的感覺視爲如蛋一般的流動存有，而第六層靈光會像布的波浪一樣，交疊融入這些存有。

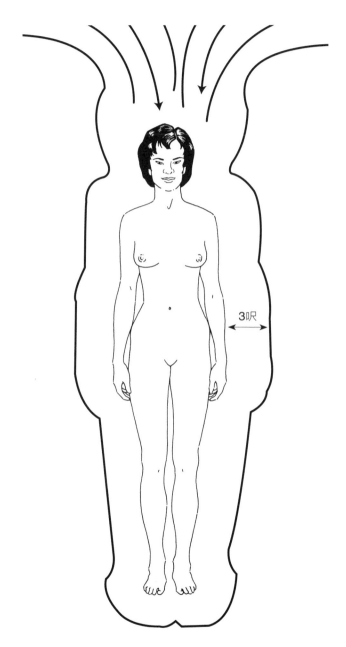

3呎

圖表6.7　第六層靈光

靈性特質——讓我們接觸到感覺、想法和顯化的可能性的較高層特質。透過這一層靈光接收到的能量，可以滋養我們的每一個部分，包括靈魂。

療癒應用——這個光體的靈光場運用起來十分有趣。其中有一種驚人的療癒應用，先對這層靈光進行療癒，彷彿在為渴望的改變準備一種模板，然後再把這個模板往下拉進肉體裡面。我們可以利用這個能量場來檢視問題，這可能意味著自我接受的失序狀態。

◎ 第七層靈光

人們常認為第七層靈光是最後一個架構肉體的靈光場。這裡也被稱為因果靈光層，對大部分的人而言，這一層靈光的形狀就像一顆蛋，從肉體之外延伸三點五呎。這不同於第七章描述的能量蛋，儘管兩者有關連。泰伯特在《全息宇宙》提過幾種古老的傳統曾經體驗過這個能量場，其中包括猶太神密哲學卡巴拉（Kabbalah），把這種散發的光稱為「奈非西」（nefish）。卡巴拉的教導提到「一種色彩燦爛的蛋形泡泡包圍著每一個人體。」[7]

我會利用兩種主要的方式運用第七層靈光。第一種如果稱不上神祕，也可以說比較偏向心理層面。當我們連結至因果領域時，這一層靈光會讓我們利用與我們的靈性目的有關的實際自我或象徵性自我。我認為美國印第安人的半神靈體「卡奇那」（Kachina）最能解釋第七層靈光的概念。卡奇那神靈有幾百個，每一個都有獨特的目的或真理；它們其實就是「神的代理人」，也就是帶著人性特質的神。

舉個例子，有一個卡奇那可能會帶來春雨。另一個則代表愛與和諧的真理。我常解釋，當我在運用第七層靈光時，我會協助個案看到自己的卡奇那自我，這個自我在離開神性本源時，會帶著一個目標或真理繼續向前。

　　第二種運用是療癒。我有時會掃描第七層靈光，從中預視可能發生的癌症或其他疾病，也會檢查目前重大疾病的狀況。當然，這些超自然的掃描可能是靠不住的，不過我相信，當我們對科技能提供的東西越來越幻滅時，這也會逼著我們信任自己對於個人健康的直覺和本能感受。我們也會越來越依賴利用自己各種不同的直覺天賦來幫助彼此。

　　有鑒於此，我相信許多癌症出現在身體之前，會先進入這個靈光場。在我們的社會裡，第七層靈光是最容易解讀的外層能量。它也是最脆弱的，因為這個社會不太尊重靈性。這個能量層最終與靈性有關。早在癌症的症狀實際出現之前，這一層靈光常常就已經被一些導致癌症的狀況刺穿或傷害。

　　整體而言，我和許多同業都發現，癌症常與力量的壓抑有關。對於力量的恐懼常常會導致感覺的阻塞或靈性的課題，反之亦然。舉個例子，我們如果被虐待，或是目睹暴力地運用憤怒，我們可能會認為，使用力量是壞事，而且會傷害人們（就像這件事會傷害我們）。我們如果是在一個原始的、守法的或狂熱的地方成長，我們一定認為自己應該過度溫馴或過度武斷。

　　力量只是一種被引導的能量。我們的免疫系統、安全感和舒適安康往往關乎我們是否能理解、是否有能力為了安全和顯化去引導能量。我們如果不知道如何適當地對抗或避開疾病、帶著虐待念頭或惡意的人和批評等諸如此類的負能量，我們當然無法打敗導致癌症和其他主要疾病的數以千計的病毒和狀況。

　　對於力量的批判，會妨礙情緒靈光層和第七靈光層的表現。我常在已罹患癌症的人的第七層靈光中看到一個洞。這個洞或斑駁的點會沿著

---

7 Talbot, The Holographic Universe, 165.

實際的癌症病灶垂直地排列。對我而言，身體內癌症的位置很黯淡，會有紅色和白色的點，或是形狀很模糊，或是一種很古怪的藍色。不過，潛伏的癌症一開始都會在第七層靈光出現一個洞，然後透過底下的靈光層流血。當癌症對於肉體的傷害更嚴重時，這種狀況的顯現就更完整。第七層靈光是整合性的靈光層，這裡有時會保留一種重大的疾病好幾年，然後才會實際地把疾病丟進肉體。

　　我想起一位罹患乳癌的個案的病史。她其中一邊乳房和纖維組織非常疼痛。我在她的第七脈輪中看到一個洞，但是這個黑暗的洞的線條並沒有穿透進入她的胸部。我不認為她有癌症，但似乎會在某些時候發展成癌症。醫生根據當時的判斷，認為她沒有癌症。但是她防範未然，先改變飲食，解決自己的情緒問題，加強自己的免疫和內分泌系統，處理自己靈性的不滿足。她的纖維組織消失了，疼痛也不見了。（參閱第十七章解釋乳癌患者的靈光）

　　第七層靈光場就像第一層靈光場，會延伸進入顯意識和無意識的層次。它會影響松果體和大腦皮質，因此擴展了我們的思考過程的範圍和能力。這也可以帶領我們連結所有主要的「阿凡達存有」（avatar entities）（意即揚升的人類）和人物，連結進入「香巴拉」（Shamballah），也就是位於地球的神祕、高頻率的人間天堂。我有時會在第七層靈光場看到非常強烈的視覺影像，但仍未完全落實。我們可以透過第七層的後側，與萬物的靈性面向連結，而這也是由一種法則所掌管：萬物皆為一體。

　　第七層靈光會與其他所有靈光層連鎖交織，會自行黏附在脊椎上。然後透過這種方式，不斷地將靈性的瑪那導入肉體的自我。

　　位置——形狀就如一顆蛋，包圍著肉體。它會延伸至阿凡達和「香巴拉」，這是地球上一個象徵天堂的神祕城市，會讓我們和其他每一種存有連結。這些存有已經對神性本源擁有完整且謙卑的愛。（參閱圖表6.8）

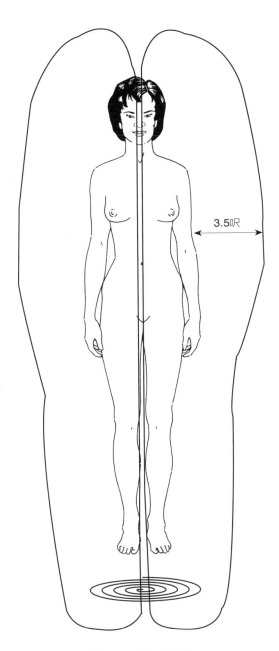

3.5呎

圖表6.8　第七層靈光

　　肉體特質——影響我們的整體存在，因爲這一層與大腦和脊椎有複雜的連結，管理所有的生命功能。我們如果能訓練自己感覺、看到或聽到這一層靈光，就能明顯加快診斷和資訊蒐集的速度。

　　心智特質——幫助我們連結至正確的思考過程，針對世俗憂心的事物，向古人和阿凡達請益，或是針對靈性的事物，向聖者尋求建議——所有引導我們走向神性本源的正面互動尋求建議。

　　感覺特質——在這一層，感覺會融合爲一體，就像彩虹會融合成爲一道偉大的白光。最後導致的感覺比較像是對恩賜的覺察，而不是某種單一明顯的情緒。

　　靈性特質——這裡是與一切的靈連結之初，無論在類別上是屬於肉體、心智、情緒或任何其它的靈。

　　療癒應用——研究一下自己能如何開發這一層的靈光場，這是很明智的做法。因爲它將我們的肉體自我，與所有的生命、以及與生命有關的美好連結，它能吸引來的療癒和豐足的潛力是不可計量的。

　　由於接下來的兩個靈光場，還有整合性的靈光場，會在肉體、心智、情緒和靈性帶來如此全面的影響，我只會概括描述這些能量體。大部分的資訊來自於我本身的工作，因而只能以經驗來驗證。

◎ 第八層靈光

　　第八層靈光與第八脈輪有關，這關乎著過去、現在和未來的時間，還有我們在時間內的所有經驗。這個能量層會透過頭頂進入連結，然後會擴展至整個身體，連結至第一和第二脈輪的前後側。它會幫助我們能在當下扎根，提供現在一個因果脈絡。

　　這一層是月光色調光束的格狀框架，由一種空洞或黑色的能量襯托。我們在這個能量矩陣中對任何一個點施力，重新體驗我們本身或我

們身旁的人已經經歷過或可能經歷的事物。這意味著我們可以利用這層靈光進行預測、回顧記憶，還有與過去及未來有關的轉化。

　　當我們運用這個靈光場時，最重要的是當我們試圖回顧歷史或預測未來時，不要太深入細節。第八層靈光場本身就是完整的系統，遠勝過於其他層。它會告訴我們目前的狀況。過度介入，將會改變現況，可能是透過一些我們無法預見或不想要的方式。

　　運用第八層靈光的方式之一，就是透過第八脈輪取用阿卡西紀錄或「陰影紀錄」，或是透過第八脈輪內的「生命之書」。我曾在第二章介紹過，這些記錄讓我們可以診斷問題，找到解決方法，而這可以透過第八層靈光場被傳送進入體內。

　　我最喜歡的執行方式就是冥想，啓程進入第八脈輪的核心，然後憑著直覺進入適當的檔案。我如果想要獲得明確的訊息，我就會進入阿卡西紀錄。我如果想要解決遺憾，或是某一個因為「沒走上某一條路」的問題，我就會利用「陰影紀錄」。我如果想要帶領希望，還有與神性的連結，我就會利用「生命之書」。當我獲得關於自己或他人的資訊後，我就會要求能看到、感受、聽到或知道解決方法。當我得到解決的方法後，我就會透過第八層靈光場回到我的身體，這個靈光場會鎖在身體的胸腺裡，就像第八脈輪一樣。為了這趟旅程的目的，我常會把第八靈光場視為橫越所有時空的蜘蛛網，會有肉體包圍，但也會貫穿胸腺。

　　想要利用第八層靈光場來進行療癒，另一種方法就是利用它和它如蜘蛛網的細絲，以直覺的方式旅行進入不同的存在區塊。靈魂可以在化為肉身前、現在世或死後的各種不同時刻進入這些區塊，而這裡常常是能啓發轉變的驚奇之地。

存有的區塊：靈魂的療癒之地

　　有四種區塊，或說存在的層次，是靈魂可以在誕生前、活著時和死後去拜訪的。我們會爲了一些健康的理由進入這些區塊，但是每一個都有天生的不利之處。我們將會在這一部分討論這些區塊的利弊點。

　　我會常常檢查這些區塊，透過第八脈輪穿越它們，看看它們是否是重大、末期或長期的問題的源頭。我會從第八脈輪的核心，想像第八靈光場的細絲會從第八脈輪的核心射出，同時包圍著第八脈輪。接下來，我會詢問神性本源，告訴我哪一條細線會引導到包含目前問題的源頭的區塊。我會沿著這條細線旅行，進入這個區塊，檢視或重新體驗導致「據點」或是其他任何問題的事件，而這些問題不斷地對我造成負面的影響。

　　我接下來要介紹這四個區塊，描述它們如何幫助靈魂，還有可以在其中找到哪些類型的問題。

◎ 白色區塊

　　我們的靈魂會在一世開始之前，先進入這個次元來設計一分靈魂約定（soul contract）。靈魂約定強調我們的命運點，還有當我們活著時會出現的「必做之事」。我們通常會在神性本源、一位指導靈、還有我們最終會相遇的人的靈魂的協助之下，來到這分約定之前。

　　我們可能會選擇自己的父母、學校、特定的關係和事業的變動。我們也可能選擇挑戰甚至威脅生命的事件，如果這對我們的靈魂學習是必要的。已有證據證實這個區塊的存在。我曾在第一章提過多倫多醫學大學精神醫學教授喬伊·惠頓。他做過研究，發現超過百分之九十可以被催眠的人都能喚起前世記憶。[8] 除此之外，很多人都記得兩世之間的一個空

間，其中充滿白色的光。他們會在這裡利用一種強化的道德和倫理感，形成未來世的計畫。[9]

當人們退回至這個階段時，會出現一個機，選擇是要繼續同樣的人生，或是有不同的計畫。幾乎每一個了解自己目前狀況的人，知道其背後原因的人，都會選擇維持現狀。而渴望改變的人幾乎一脫離催眠狀況，就會立即就會體驗到改變。[10] 我們會有人生的問題，都是因為靈魂的約定。

白色區塊裡有三種情形可能會造成麻煩。許多靈魂會在化為肉身時改變想法，發現靈魂約定的某一個部分限制太多、不適合或不必要。這會導致挫折、壓抑、憤怒和反抗，還有與這些反應有關的問題。

第二種情形是因為別人改變了他們的靈魂約定。我曾在我工作期間看過很多這種問題。最常見的是關係問題，因為可能成為伴侶的靈魂或孩子改變了心意，從來沒有出現。

有時我們應該擁有的父母也沒遇上，因為他們的靈魂放棄了，改便心意走到別條路上去了。我因為這個問題困擾掙扎了好幾年，我記得我應該擁有一個不一樣的母親。我跟我這一世的母親從來沒有連結。後來我的父親終於告訴我，他在遇到我的母親之前，已經和另外一名女子訂婚。我馬上就知道，這位女子應該是我的母親，而當我父親跟這名女子分手時，我媽媽可能已經懷了我。知道這件事，幫助我放下對母親的一些批評，而我們母女倆也終於能和平相處。

---

8 Whitton, Life Between Life, 35,

9 Talbot, The Holographic Universe, 215.

10 同上，212-218.

　　第三種情形是我們的成長超出了靈魂約定，不再適用這分約定。我們已經知道我們想要什麼，現在也有一個選擇：我們應該離開？還是留下來？我們如果留下來，現在該做些什麼？這個階段通常會籠罩在重大疾病、意外或生命改變的陰影之下，包括離婚、失業或一次大搬家。我有一個朋友在幾年前經歷類似的階段，我知道他可以在一場車禍中活下來。我看到車子迎向他，而在那一瞬間，他決定留下來。他在接下來的兩年做出重大的生命改變，但是當他帶著覺知擬定新的靈魂計畫時，他也病了很長一段時間。你如果有一些長期的問題，看來無法透過實際的方法解決，探視白色區塊將是一種很好的解套方法。

◎灰色區塊

　　我們的靈魂會離開白色區塊，然後通過灰色區塊，這裡是幾近空洞的能量構成的。當我們的靈魂在這裡被投向它的雛形胚胎體（embryonic body）時，過去世的記憶和靈魂約定的細節都會被抹去。生命中可能會出現許多問題，都要視我們在這個區塊的經驗而定。

　　有時候，一個靈魂忘記太多事情。神性本源會允許我們保留接下來的轉世所需的資料和能力，但是一個靈魂可能會在通過灰色區塊中一個死沉的空間時，在那裏丟掉太多東西。這種情形最嚴重的話，會變成自閉症、低覺知和低成就。

　　有些靈魂忘得不夠多，就會因為一些無意識或者甚至是清楚知道的想法和經驗侵入他們的新人生，因此飽受痛苦。這常會導致小時候的惡夢、偏執、幻覺、精神分裂、多重人格障礙、兩極化的特質、揮之不去的恐懼和焦慮。我常會帶個案通過灰色區塊，進入稍早的一世，看看他們是否從那裡帶來一種創傷，必須與這個創傷和解。

　　有些靈魂會在灰色區塊中繫住或「勾住」一個存有或一種意識。在灰色區塊裡的居住者，有些是有幫助的，有些則是有害的。受到負面啓

發的存有通常會漂浮在這個區塊，找到方法回到人生裡。它們不願意實際化爲肉身，所以可能會依附在行經的靈魂上面，希望在這個靈魂化爲肉身後，透過這個靈魂而活。有些存有做的太過頭，會實際刺激母親的輸卵管排出好幾個卵子，好讓它們能住在一個身體裡。這些存有沒有靈魂約定，所以沒有足夠的生命能量能留下來。這有時就是「消失的雙胞胎」的背後故事。我的很多個案相信他們本來是雙胞胎，只是母親有部分流產，只留下了一個孩子。根據有些人的講法，另一個靈魂會騷擾恐嚇他們，導致他們失眠、偏執、有罪惡感和精神受到干擾。

◎ 紅色區塊

紅色區塊就像能量體，會沿著肉體運作。這裡其實是一個乙太次元，保留我們在某一世沒有處理的情緒。我們會透過第一脈輪依附著紅色區塊，從一世轉到另外一世。這種依附會經由我們的靈魂發生，還有在我們活著的時候發生。當我的個案有過度情緒化的問題，或是陷在某個情緒的據點裡，看起來無論如何都無法釐清，我就會引導他們進入紅色區塊。我也會在紅色區塊裡控制和管理疼痛，而釋放累積的情緒常能減輕疼痛。

◎ 黑色區塊

大部分的靈魂會在死亡時通過黑色區塊。它的運作就像它本身的情緒，最接近我們能理解的「審判日」。我們的靈魂會在這裡遇到活著時遇過的靈魂。許多比我們先過世的靈魂會停留在這裡，爲了和我們和解，或是完成一份靈魂約定中未完成的部分。不過，仍在世的靈魂也常爲了同樣的目標來到黑色區塊。

我們可以看到，透過黑色區塊清除關係的問題，可以帶來明顯的好處，但是很不幸地，不是每個靈魂都想要創造和平的協議。很多已經去世的靈魂會永遠存在於黑色區塊裡，想要報復或是俘虜它們的「敵對靈

魂」。其中有些會侵犯在世者的日常生活，鼓勵暴力或殘忍的行為，甚至嘲弄在世者，導致他們自殺。當我在處理的問題與渴望傷害或懲罰別人的慾望有關，或是我的個案覺得他們受到在世者和亡者的過度迫害時，我常會在療癒過程中結合運用黑色區塊。

● 第九層靈光

這一層靈光與第九脈輪有關。它的確在物質層占有一個非常微小、幾乎不存在的空間。我看過這就像頭上方的一個針孔。它不需要占有太多空間，因為它是在無限和豐足的法則下運作，所以我相信它可以驅動能量移動得比光速還快。

在運用這一層靈光時，你必須自我引導，或是透過他人引導，進入一個很小的入口。如果能有人在旁邊促成是很有幫助的。如果沒有，你可以與指導靈合作，觀想你被連到某一種生命線，這條線可以把你拋回到現實裡。實際上你並沒有面臨任何危險，因為你其實正在往下沉入自己的某一部分。到頭來，你會知道一些關於自己的驚人的事。

大部分人會在入口的另一邊體驗到一個奇妙的世界。實際的第九層靈光場既是我們靈魂世界的疆界，也是這個世界的內容，是我們試圖在這個星球上或是任何行星上找到的天堂。當你來到這裡冥思、仔細觀察想法、解決問題或療癒，這都是很有益的。我們的這一面是如此平靜，我真的很納悶，我們為什麼不常來這裡造訪？

我來這裡旅行時，常會把我與一種感覺連結，而非與一個地方連結。有些人可能會把這個地方稱為天堂、涅槃或香巴拉。在這裡，我能敞開接受我們常常在尋找的皈依（metatonia）經驗，這是一種恩典和開悟的狀態。

芭芭拉·安·布藍能（Barbara Ann Brennan）在《光之手》（*Hands of Light*）描述一些宇宙場（cosmic fields）能「與這一世之外的我連

結」，我相信第九層靈光場是其中之一。她也提過，透過這一層靈光來傳遞奇蹟般的療癒，「當我觀察在這一層次工作的指導靈時，看來他們只移開了一個人一整側的能量體（還有能量體的所有能量場），然後把它放入新的組合裡」，「這能對患者帶來非常快速的療癒。」[11] 第九靈光層顯然有巨大的影響力。

整合靈光層

　　整合靈光層是非常重要的靈光場，與第十脈輪有關。很多人把它稱為乙太體，認為它緊鄰著皮膚（參閱圖表6.3）。對我而言，這一層靈光緊鄰著皮膚，會連接至第十脈輪和大地。這是形式的靈光層，所以也會被稱為第十靈光層。當我們覺得安全時，這一層靈光可以從皮膚延伸至三呎遠。當我們覺得被威脅時，它可能會緊黏著皮膚。

　　我有時會想，這個整合的靈光層就像是「分身」（the double）的移動通道，就像許多巫師和薩滿說的，第二個自我可以與肉體分離。卡洛斯・卡斯塔尼達（Carlos Castaneda）曾受過亞基印第安唐璜（Yaqui Indian don Juan）的訓練。他曾體驗過這種「分身」。西方對於出體經驗也不陌生。我們很多人可以明白與我們身體分離的感覺，我們會在夜晚被猛地一拉，突然就感覺自己在某一個地方。根據查爾斯・泰特（Charles Tate）的研究，出體經驗有五個特色：

1. 飄浮的感覺。
2. 看到自己的身體。

---

11 Brennan, Hands of Light, 230, 233.

3. 突然身處你剛剛想到的地方。

4. 相信擁有一個非肉體的身體。

5. 非常肯定這種經驗不是一個夢。[12]

整合層的靈光可以作爲物質世界和靈性世界之間的通道。這一層本身有時也可以形成可以出體旅行的分身。

我曾發現這一層靈光是由我們的基因和靈魂的繼承設計，可以用來閱讀或探索最初、與靈魂爲基礎的資訊。這一層可以整合我們所有的體內經驗，包括這一世或其他世的。這些實際的資訊會被記錄在實際的物質內，而這構成我們一半的能量系統，而在這個系統中也很重要的能量印記，則是與我們的靈魂目的和道路有關。這一層靈光其實整合了我們的肉體物質（般納）和靈性物質（瑪那）。它將我們的脈輪能量中心和靈性能量點連在一起。此外，這層能量體提供我們的肉體、情緒和心智層面一個成長、發展和改變的藍圖。很多徒手療癒者會對乙太體工作，因爲改變它，就能同時帶來肉體和靈性的改變。

其他的靈光層

有很多研究證實十個靈光層的存在，包括美國加州大學洛杉磯分校、杜克大學、德國和俄羅斯政府的研究，可能還有大量未公開的美國政府的研究。還有像是克里安（Kirlian）攝影的現象，這是一種可以拍攝靈光層的攝影技術。每一層靈光最終會連結至不同的次元，現代物理學甚至可以延伸證實這些靈光層的存在。這種以科學爲基礎的、現代的「弦理論」（string theory）可以「證明」有十種次元。當然，還有一些數千年的神祕和實際經驗，證實靈光的存在。然而，很少有資料支持我的理論，認爲在主要的十層靈光之上，還有兩層靈光。

　　我真切地相信第十一層靈光和第十二層靈光的存在。在我的工作過程中，第十一層靈光就是第十一脈輪的延伸。不同之處就在於，第十一層靈光不會受限於手和腳周遭的空間，而是能向外延伸，在其他空間內接觸到前二十個靈性能量點（簡稱靈點）的能量。

　　我是在療癒過程中運用第十一脈輪時，構思得出這個理論。我有一位個案有腕隧道症候群，我們試圖用「平常的」直覺或靈性療癒方法來清除這個問題，結果都不管用。之後，我就讓她向外流動到十一脈輪的位置。她看到一些從這一層（第十一脈輪）衝出如波浪般的能量，連結至其他的感覺。令我驚訝的是，這些感覺處於概念的狀態，也就是代表前二十個脈輪的感覺。她可以透過自己的手和腳觸碰感受到來自這些脈輪的波狀能量。當她運用「創造」靈點（第二十四個靈點）的能量時，明顯改善了腕隧道症候群的症狀。不過我當時認為，這個脈輪和她的症候群的連結，只是她獨有的現象，只是造成她的狀況的原因而已。

　　隨著時間過去，我幫助個案更能指出他們的手腳引進和流出的能量。當處於扎根的狀態時，我常常讓他們運用我現在稱為的第十一層靈光，從大地的最深處和天堂的最頂端抽取能量。這有時會帶來太大的震撼，導致有些個案之後無法移動。你要記住，第十一層脈輪和第十一層靈光與蛻變有關——我們的身體會實際感受到我們引進的東西。

　　我也相信有第十二層靈光。其實我看到這一層就像第十二脈輪的黏著劑。讓我們回想一下，第十二層脈輪就是次要脈輪點的匯集。儘管這些脈輪點會在身體之外，透過一些明顯的超感知能量纖維建立連結，但我認為在這些能量纖維的附近還有一個能量體。這種發光的能量就像振動的原子形成的網，範圍可以遠超過身體。我有時會運用這個網，也就是我所謂的第十二層靈光，為有嚴重創傷狀況的個案引進靈性能量，

12 Kalweit, Dreaming and Inner Space, 53.

像是意外後的受害者。我總是能馬上看到個案的身體放鬆，透過第十二層靈光，你可以一次運用所有的次要脈輪。

舉個例子，我曾看過一位參加研討會的女士，她的頭部受過重傷，嚴重到性命垂危。她當時被一群人包圍，得到許多靈性的關注。至於我的部分，我看到她的靈魂當時正在離開。靈魂已經脫離她的胸部，正準備放掉與銀線的連結，銀線是其中一個次要脈輪點。靈魂也正準備剪掉一面網，而這就是我認爲的第十二層靈光。我馬上就知道，她的靈魂如果完成了這場「手術般的戰爭」，她就會死亡。

我告訴她的靈魂，現在還不是離開的時候（我很少會這樣侵入，但在這個例子中，我覺得這麼做是恰當的）。我強迫關閉第十二層靈光，沿著銀線，猛地將她拉回自己的身體裡。出乎眾人意料之外，這位女士很快就康復了。

靈光層的魔力：第十一和第十二脈輪

基督教新約聖經裡面提到，耶穌行在水上，或是用一道命令平息風暴，當時到底發生了什麼事？中國故事裡面的仙人沒有死就得道升天，又是怎麼一回事？就我來看，這可能是運用第十一脈輪、第十二脈輪和靈光層的結果。

第十一層靈光場就像我們身體周圍的一片薄膜，我們如果把它切開，就會感受到由閃爍的光形成的場。來自這些光的能量流動會連結到我們的大腦、較高層的脈輪、較低層脈輪，還有手和腳。對於受過訓練的人和初學者，我們會利用這個場，以一種非常強大的方式來命令和指引能量，強大到足以讓我們走在水上，讓一顆腫瘤消失，或是從空中抽

出一枚硬幣。

　　第十一層脈輪是我們與某一個存在層次的連結，這個層次處理力量和勢力的課題。(我在《進階脈輪療癒》系列裡，把這描述成力量的通道。)我們可以透過心智的命令，召喚和轉變自然和超自然的能量，依照我們的意願行事。自然能量包括元素的力量，像是風、水、火和其他更多的力量。超自然的能量包括光束，還有宇宙、星體、跨次元和靈性的力量。

　　我們每個人會以不同的方式運用第十二脈輪。它其實代表我們獨特的自我，還有最佳的潛能。我們可以透過第十二脈輪召喚靈性、人性和實體的幫忙及協助，用來支持我們的靈性任務。當我們真的很擅長一件事時，我們會在自己做的所有事情中都運用第十二脈輪。我們所有人的天生設計都是要邁向成功。

◎ 運用靈光

　　運用靈光的方式有很多種，甚至可以用一整本書來介紹這個主題。我接下來會介紹幾種我運用靈光的方式。

　　當我在運用靈光時，我首先會挑選一種直覺技巧。我是否想要以視覺方式觀想靈光和其相關的脈輪？我是否想要利用我的直覺靈聽技巧，聽到關於它們的訊息？我是否想要運用動覺能力與它們互動？我是否想要整合運用這三種方法？

　　當我選好方法後，接著就會決定是要看到整體的靈光體，或是馬上集中在特定的靈光層。我一般會在檢查脈輪時，先檢視整體的靈光場，然後會隔離少數幾個特別的靈光層。有時我會透過檢視每一個靈光層來掃描整個靈光場，每一次檢視一層。當我這麼做時，我通常會從整合靈光層開始，然後往上、往外移動至第九靈光層。舉個例子，我會利用這種方法來幫助一位女士，她很擔心自己是否罹患乳癌。我一開始先跟

她講清楚三件事：

1. 跟我合作的期間，她必須繼續看醫生。

2. 我不會用任何方式診斷，只會分享我的感受和畫面，幫助她得到同樣的資訊。

3. 我不會評斷她的療程，也不會評斷疾病的結果好壞與否，但我會鼓勵她在我們互動時，向神性本源完全地敞開自己。

我完整掃描過她的靈光和脈輪後，轉告她我看到的畫面，然後集中在一或兩個脈輪，以及兩個靈光層。她的胸部和腹部周遭的靈光場出現變色，而這分別是位於第二和第七靈光場。我們之前曾討論過變色，這就顯示了導致她的問題的情緒和靈性原因，開始變得明顯。還有一些其他的事，像是當她的父親告訴她，她的母親的死都是她的錯。她就在那時開始出現乳房的問題。我們的確做了更多的探索和努力，而她的乳房疼痛消失了，檢查的結果也很正常。當然，我們不能證明我們的努力讓她痊癒，但我同意這是伊瓦合在《祖先的聲音》裡表達的感傷，這是我的結論。我們必須承認我們都是生命的振動。我們如果可以移除造成阻礙的思考形式，我們就能正面而非負面地影響生命的流動。[13]

當我在運用靈視技巧時，就像我對上述個案使用的方法，我通常會先找變色、形狀異常、腫脹或虛弱的點、磨損的地方或奇怪的顏色。如果有這些細節出現，就代表一個目前或潛伏的問題。當我在診斷靈光時，我會同時運用心智和直覺。我會想這一層靈光與什麼有關，然後開始在腦海中標出可能的問題。我如果是為別人工作，我就會問對方相關的問題。我甚至會讓他們看到自己的靈光，要他們告訴我，他們看到了什麼。

當我在利用靈聽的直覺時，我會針對一個特定的靈光層／區塊／帶的健康或需求，詢問指導靈或是我自己的直覺。問題通常包括：

1. 這個靈光層的整體狀況如何？

2. 是否有任何我／我們需要知道的問題？

3. 是什麼問題？

4. 療癒這個問題會有什麼結果？

5. 放著問題不管會有什麼結果？

6. 我們能用什麼最好的方式來應付困難？

當我在運用動覺感知時，可能有許多方式。我如果是用徒手療癒或觸療的技巧，我可能會感受到熱或冷的點，或是感受到能量場內或皮膚上有一些異常。熱通常代表一個點有太多的能量，這可能代表有儲存或沒有感受到的感覺，或是沒有被處理的信念或問題。這也可能是一個集合的點，或是別人的問題或感覺沉降在這裡。我發現當我在掃描時發生的熱，不同於能量交換時發生的熱。當我在進行療癒時，我的手如果變熱了，這代表我正在送能量給個案。

一個冷的點通常代表缺少感覺、覺知或意識。這也可能代表靈光場內有破洞。破洞通常會造成能量的消散或損失，也會讓一個人很容易接收到其他人的能量。不過，當我的手在療癒過程中覺得冷時，這代表能量被釋放，或是被抽出。個案如果放下強烈的感覺、信念、記憶或誤解，通常都會變得非常冷。他們可能會覺得發冷，持續一小時，或是好幾天都覺得忽冷或忽熱。我有一位個案有膝關節受傷的老毛病，手術都治療不好。不過我幫她進行一次療癒後，她的膝蓋馬上移動三吋，位置立即固定。她在接下來兩三天都感覺到這些忽冷忽熱。她的膝蓋痊癒也釋放了許多長久累積的能量和情緒。

---

13 Ywahoo, Voices of Ancestors, 75.

不過另一種動覺技巧會運用簡單的直覺能力來感受或與靈光場調頻校準。我們都有能力去感受自己和別人的問題、感覺、異常或敏感度。應用這種能力的關鍵就在於信任自己的認知，同時鼓勵別人也能做到這一點。有時，我必須把個案的問題或症狀當成自己的，我才能做到感知。我已經在幾個國家接受過薩滿的訓練，所以我對這種方法十分自在；不過我發現大部分的人都很排斥。你的工作不是承擔你的個案、朋友或親戚的問題或課題。你如果發現自己很自然會介入，我會鼓勵你要馬上學習界線和保護，向一位了解這種療癒方式的課題和倫理的人請益，接受對方的訓練。

當我在觀想靈光層時，我也會對自己、個案、我們的指導靈或神性本源提出問題。我如果在用手掃描時感覺到異常，我就會引導我的個案進入出現異常的身體部位，要求他們將問題或某個代表該問題的東西化為形象。我們有無數種方法可以結合動能、視力和聽力的直覺。我通常會整合三種方法，我發現這勝過於分開使用每一種方法，或是只使用其中一種方法，而我也會覺得自己有能力，也有自信召喚我的所有能力去顯現調查的過程。

而到最後，我有多麼願意向神性本源敞開自己（同時為了讓路給神性本源），會直接影響一次掃描或療癒的成效。我把自己視為神性療癒的載具或管道。身為人類，我一直就像空洞的骨頭，是一個不完美的載具，必須被拆解卸除，成為愛的導管。身為一位療癒者，我必須對個案特定的個人信念和過程保持不批判的態度，而我會要求他們去接收最高形式的指導。這裡的底線就是，跟我們的態度相比，世間所有的技巧、教導和知識都顯得微不足道。

● 療癒靈光的問題

我們也可以運用任何一種方式來實際改變靈光場。觀想是一種很強大的工具。舉個例子，如果有一個能量索存在，我們可以先看到它，然

後利用引導式的想像了解這個關係連結的本質。（有關如何運用能量索，更多的資訊請參閱第十一章）我們最後可以利用靈視的技巧移除這個能量索，療癒留下來的洞。在引導式冥想、出神、回溯療法和催眠時的靈視都非常有用。這可以幫助我們或另一個人深入課題的核心。

靈聽的技巧可以協助我們召喚內在和外在的智慧來源。我常會促成個案和自己的某一個部分進行討論。我可能會讓他們與靈光層的一個洞說話，或是和他們的問題的來源對象說話。在大部分的療癒過程中，我也會跟我自己的和個案的指導靈說話，也會鼓勵我的個案這麼做。我常常要求看不到的指導靈實際幫我進行一項療癒；至於我為自己進行的療癒，我則會召喚天使的存有或基督耶穌。其他人可能會召喚他們傳統中的指導靈。

這裡還有無數的動能療癒技巧，包括把能量傳導進入某一個人體內，或是從某一個人的場移除能量。這些技巧可能還包括放鬆能量場，或是用必要的閃電般的能量摧毀能量場。我通常會整合三種技巧。當我這麼做時，我常會問以下的問題：

a. 是否有任何當下或潛伏的生理問題？

b. 是否有任何信念系統或模式對這個靈光層造成負面影響？

c. 是否有任何感覺需要被釋放、表達或確認？

d. 這個靈魂是否要透過這一層靈光對我說些什麼？

e. 是否有任何指導靈依附在這一層靈光上，要傳達某一個訊息給我？

f. 是否有任何正面、現在或可能的生命經驗被這一層靈光鎖住？或是這一層靈光試圖把這些經驗拉向我？

g. 是否有任何固有的、源自家庭的課題對這個靈光場造成負面影響？

h. 是否有任何關係影響這一層靈光，是負面或正面的影響？我必須
　　對此做些什麼？

i. 我現在是否能做些什麼事來幫助這個靈光場？

當我在回答這些問題時，通常就會知道必須做什麼。

整體而言，我發現在所有的療癒過程中，技巧是最不重要的部分，
無論我們是在運用靈光或任何其他的能量系統。在任何的療癒中，最重
要的是不時把自己和個案的最佳利益放在第一位。心懷善念可以保護療
癒者和個案免於潛在的傷害。

● 另一個次元：中間能量層

這裡還有另一個能量層系統介於脈輪和靈光系統之間。我會利用
這一層，向個案描述他們的靈魂印記或人格特徵。學習如何理解這一
層，可以為你在關係或事業的選擇上提供重要的意見。畢竟我們最快樂
的時候，就是一分關係或一分工作能融入我們全面的存在狀態，而非只
是部分。這一層可以提供你一些有如快照的資訊，讓你知道你若想要完
全投入一個私人或專業層次，必須具有哪些特質。

我閱讀這個中間層的方法，就像在檢查電視螢幕。我首先會檢查一
位個案的靈光體，然後會檢查脈輪。接下來，我會把自己的內在視覺移
動到靈光和脈輪之間的一個空間，把兩者都抹去。於是現在我就來到了
中間能量層。

我通常會運用內在的靈視和顏色來體驗這一層。我從來沒有看過
其他人介紹關於這一層的技巧。我可以告訴你，根據我和我的學生的經
驗，靈視是進入這一層最清楚的方法。我常會運用並傳授聆聽和動能的
方法，去詮釋這一層的資料，但我在這裡只會集中討論靈視的部分。

我基本上會透過檢查脈輪上方的能量層，來解讀中間能量層。中間

能量層其實是一系列的層，每一層的顏色都不同。這些顏色的本身，還有每一層的寬度，都與脈輪本身的顏色和寬度不同。

舉個例子，當我在掃描一個個案時，我在她的腳附近看到一個紫色的螺旋，在她的大腿和腹部有一堆藍色，在她的心臟前方有帶狀的粉紅色，還有一個橘色帶圍繞著她的頭。

根據這個畫面，我確定了一些關於她的基本個性的原因。我告訴這位個案我看到的一切，而根據我的理論，我猜她在改變或轉化的狀態中是最自在的，或是與這種狀態的人建立關係時是最自在的。她可能想在一個能幫助人們經歷轉化過程的場域中工作。我確實看到了這個畫面，不過是在我發現整體的訊息後，才看到這個畫面。我是根據她的腳的附近的紫色得出這些結論。我知道紫色就像我對第六脈輪的定義，與轉化和直覺性的願景有關。腳與第十脈輪有關，而這也是扎根的脈輪。任何與腳或腳底下有關的課題，都與當事者日常的安身立命有關。當我繼續這位個案的療程時，發現她天生就很有同情心，也具有理解能力，而她的情緒狀態很容易被別人影響。而我也認為，她正考慮把自己的慈悲天性應用在專業領域，接著就將這分訊息繼續延伸。

關於同情心與理解能力的看法，是因為我知道藍色與第五脈輪有關，而這與理解和學習有關，同時也與繼承的功能有關。我的個案可能從她的家庭繼承了大量的同情心和理解能力。位於第一脈輪的藍色告訴我，她很擅長的職業是包含某種情緒的釐清和同情，而這在重要的關係和溝通裡面都是最基本的需求。她的第二脈輪的藍色告訴我，她需要別人了解她的感覺。

我在繼續評估的時候，也不忘和她確認我的分析是否成立，同時確認我已經告訴她這所有資訊的實際應用。我雖然給了她一些職業的建議，但是也很謹慎，不要告訴她該怎麼做。她當時是銀行業裡負責貸款的高級職員。根據我們的評估，這分職業不適合她，但最重要的一點，

是她自己得出這個結論。

　　她在一年之後回來找我，顯得欣喜若狂！她剛完成申請就讀神學的碩士學位，主要專攻靈性諮商。她將自己的同情心，還有與轉化有關的聯想，連結至靈性的工作。我很少在一個人臉上看到這麼耀眼的光芒。所有體驗過這種技巧的個案，都對它的應用和幫助感到驚訝不已！

● 顏色、身體部位及其意義

　　這一部分是要簡單介紹，當我們將顏色和身體部位運用在磁性層時，其象徵何種意義。我鼓勵你們試著解讀，並觀察其正確性。

● 顏色和其意義

　　紅色：關乎提供自己或他人基本需求的生命、熱情、能量和動機。

　　橘色：創造力、感覺、被剛出現的事物吸引。

　　黃色：智力的、心智的、代表組織的、明確的、管理技巧。

　　綠色：療癒技巧；想要看人們或計畫從A點進展到B點。

　　藍色：同情心、理解力、可以溝通的；喜歡學習和理解。

　　紫色：深刻的直覺性、人的精神性、轉化的顏色。

　　白色：與通則、概念和目的有關。

　　銀色：傳送；可以將資料從這個點傳送到另一個點。

　　金色：宇宙的愛的顏色。

　　粉紅色：人類的愛的顏色—結合精神和目的的白色，以及可以保護／供給生命的紅色。

　　棕色：土地的、受限於世俗的；代表與自然或自然遷程的連結。

黑色：可能象徵一種強烈的能力、隱藏的力量，或是一種保護自己或別人的需求或技巧；可能掩蓋了一種必須出現的隱藏的或熟稔的能力。

● 身體部位及其意義

腳：與扎根有關；一個人可以發展良好的地方，與生活環境有關；需要的工作氣氛類型。

膝蓋：與移動的型態有關；一個人如何隨著生命的起伏改變和轉化

大腿：與繼承的特質和傾向有關；陽性和陰性能量的設計；與陽性和陰性本質有關的儲存的、未處理的情緒。

臀部：與第一脈輪的課題有關；可以從這裡理解基本的職業與工作需求／技能／企業。

腹部：與第二脈輪的課題有關；這裡可以洞悉一個人基本的情緒本質和創造天賦。

胃：與第三脈輪的課題有關；代表一個人的心智天賦及成功驅力。

心：與關係的需求、行為和人格有關。

胸線：關於一個人及其精神身分意識的連結，關於自己有權利表現堅強與有權利獲得安全的信念。

喉嚨：與一個人的溝通風格及能力有關。

臉：顯示一個人如何看待世界；當一個人早上醒來時必須看到什麼。

額頭：關於一個人對於身體和自我形象的感受；一個人的目標和對未來的預測。

頭頂：與重要和天生的通則有關；對一個人而言最重要的事。

　　你要記得，身體右側的課題，與刻板印象中男性關心的事物有關─
行動、行為、與世界的關係。身體左側的課題，與刻板印象中女性關心的
事物有關─感受性、情緒、指導，與內在自己的關係。

 練習　解讀靈光

I 解讀自己的靈光

1 準備一張紙和一些蠟筆或色鉛筆。在紙上畫一個人形。這個形狀
就是你。讓自己進入冥想的狀態，指出你目前身體內的課題。你
是否有哪裡會疼痛？你是否有恐懼？你是否覺得某一個部位已經
關閉？在相關的脈輪上打一個叉字（X）記號。

2 現在確定這個脈輪，還有這個課題與哪一層靈光有關。在紙上畫
出這一層靈光。現在假裝自己是直觀型的醫生。這一層是什麼顏
色？或是有什麼變色跡象？需要改變什麼？當你在畫的時候，盡
量發揮創意。

3 你畫完之後，看看是否能在腦海中看到這層靈光的畫面。在周圍
看看，嘗試玩玩它。看看你是否能做任何改變。你是否覺得自己
的內在或附近有任何轉變？

4 你現在對自己有什麼認識？

II 解讀別人的靈光

有三種方法可以解讀別人的靈光：透過視覺、口語和動能。

1 **視覺**──要求你的夥伴站在一面空白的牆旁邊。關掉室內的燈，
只留下一盞燈；如果可以的話，用這盞燈照亮你的夥伴，或是從
後方打光。把目光專注在你的夥伴的外形輪廓，然後模糊焦點。

看看是否有任何形狀、能量帶、顏色或任何代表性的畫面。記錄你的觀察，然後向夥伴解釋你的觀察，確認哪些是貼切的，哪些並不貼切。

2 **口語**——請你的夥伴分享一個問題、一件關心的事或一個問題。花一點時間反思觀察，然後問問你的直覺，讓直覺告訴你，哪一個靈光層最受這個課題影響，或是哪一個靈光層中有關鍵或解決方法。寫下答案，或是口頭分享你想到的資訊。繼續詢問你的直覺，找到更多的資訊。

3 **動能**——請你的夥伴躺下。搓揉你的雙手，直到你感覺雙手間有能量流動。用手觸碰這個人的身體外觀，檢查是否有熱或冷的地方，是否有奇怪的感覺、情緒反應、凸塊或能量體的凹陷。看看你是否能分辨不同的靈光層，根據它們的頻率和你的夥伴的反應來區分。

III 解讀夥伴的人格印記

運用上面任何一種方法，掃描檢視夥伴的人格層，而非脈輪或靈光層。與你的夥伴分享你的反應和推論。

.... 第 *7* 章 ....

在你的場內：
更多位於你周遭的事物

　　靈光場是眾多能量場中唯一能構成或影響我們的場域。我們與數百種能量場及能量體相互關聯，而這些場域支持著「自我周圍的自我」。不過有些場域會對身體和生命形成挑戰，可能在你閱讀本書之際，這些挑戰都還困擾著你。人類如果想讓世界充滿祥和與仁慈，一定要從我們與大自然的互動方式著手。我們使用能量場的方式，正不斷製造地球及人類的壓力，威脅生命的展演，甚至危及到生命的存亡。

　　場是三種主要能量結構的其中一種，會創造人體，也會創造地球的身體。本章將會討論幾種影響我們的自然或人為能量場，有些精微場包圍著我們，有些能量體則會與我們的場連結。本章目的旨在讓讀者了解，我們人類具有何等的延展性。我們延伸地越廣，產生的效能也就越普遍。

自然場

　　這裡有兩種主要的場域會維持並影響生命：電磁場（electromagnetic fields, EMFs）和音場，或稱音波。電磁場是一種波譜，我們的身體需要這種波譜，以維持肉體、情緒、心智、甚至是靈性的健康。

　　我們的體內脈輪占據整體電磁譜中的可見光的部分（參閱圖表7.1）。部分的第七脈輪，以及第八及第九脈輪則是位於紫外線及更高的頻率中。部分的第一脈輪和全部的第十脈輪屬於紅外線，會產生比較低的頻率。

　　另一個基本的場域就是聲音，這是由聲音或太陽的波或場域構成。聲音是一種機械波，振動比大部分的光波慢。我們可以在創造的每一個角落發現聲波，它通常可以穿透人體和世界。當聲音維持同樣的振動，也就是當它們在撞擊時，可以支撐或療癒我們。而當聲音的頻率太過極端時，也可以造成傷害，甚至是殺害。

　　這世上至少還有數十種、甚至數百種的自然場存在，我們會用正面或負面的方式敏感地感受到它們。我們有些人會在一個特定的行星進入天上某一個特定角度時產生反應。還有人會在大氣壓力升高或降低時生病。我曾觀察過一位個案對自然場的敏感程度，觀察個案的出現症狀，是否是因為週期性或季節性的能量轉變，或是因為突然出現莫名的身體或情緒反應（然後很快又消失了），或是因為環境的狀況。

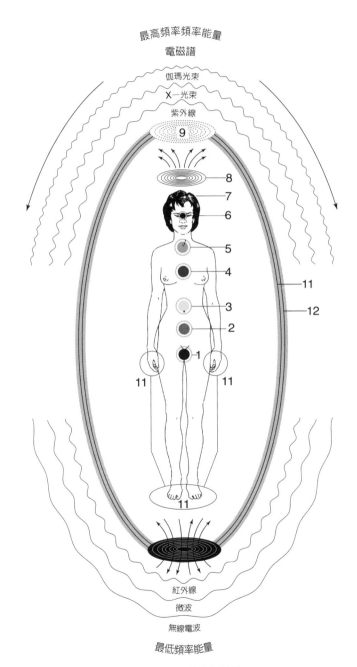

圖表7.1　電磁場和脈輪

人為的場

　　現在有些新名詞代表我們受到電磁場和其他場所毒害的後遺症。其中一種是地因性壓力（geopathic stress），另一種是電磁譜污染（electromagnetic spectrum pollution）。

　　地因性壓力指的是人類和自然的場偶爾造成的致命影響。研究人員發現接觸到某種程度的能量壓力源會導致各種結果，包括身體疼痛、失眠、癌症和心臟疾病。漢斯・聶伯（Hans Niper）博士認為，他的病患中有百分之九十二有地因性壓力。[1]

　　電磁譜污染的情形越來越多，這也很危險。這包括放射性中毒（radioactive poisoning）、電污染（electropollution）、磁場污染（magnetic-field pollution），還有其他形式的有害污染。舉個例子，頻率比較高的磁場會干擾我們身體自然的磁性，讓我們很容易罹患某些疾病。電線和電器會散發很低頻率的輻射，可能導致電污染和實際的疾病。舉個例子，有研究指出，居住在電線附近的人們，罹患兒童及成年人白血病的機率比較高。無線電波或微波，像是手機散發的，也可能導致癌症。[2]

　　我認為很重要的是，我們必須知道人類製造的能量污染不僅會導致身體的失調，也會導致能量的混亂。脈輪的本質就是電磁波。我們的靈光基本上也是具有磁性。當我們打亂了這些以頻率為基礎的能量結構的自然平衡，就會擾亂了每一個結構的肉體、心智、情緒和靈性功能。我們要如何庇護或保護自己？這裡有幾種方法：

1. 透過這本書教導的技巧，還有其他相關主題書籍教導得巧，加強整體的脈輪和靈光層。

2. 觀察你個人環境的電器，不使用的時候把插頭拔掉。電器放射的能量，有百分之七十是來自於插頭插著但沒有使用時。

3. 多到戶外活動──遠離電線。大自然可以淨化我們的精微結構，爲其重新充電。

4. 在工作時、辦公室裡、或是在家裡使用電腦、手機或其他科技產品時，使用保護性的裝置或物質。我發現如果把粉紅色的法蘭絨放在第三脈輪的位置，或是放在科技產品上，可以轉移電磁污染。粉紅色的石頭，像是粉紅色的石英也能吸收負能量的場。你可以把它能長期發揮作用的地方，或是放在你的口袋裡，透過禱告來淨化它，或是每隔幾小時放在鹽水中，賦予它飽和的量。我也建議你的房子裡至少要有一個噴泉，這有助於平衡空氣中的離子。市面上有許多產品能偏離或中和電磁場的污染。你可以在網路上搜尋「電污染」或「電磁波產品」等字眼。

5. 利用磁性的技巧來淨化及平衡，例如想像有一道能量的瀑布從頭到腳徹底沖刷你的能量場。

6. 考慮使用風水或是其他建築生物學的技巧來建立一個安全的環境。擺設物品的方法，像是床的擺法，也能減少受電磁波污染的負面效果。

1 www. mercola.com/2000/aug/13/geopathic_stress.htm.

2 Albohm, "Review of the Epidemiologic Literature on EMF and Health," 9; Tynes, "Residential and Oc- cupational Exposure to 50 Hz Magnetic Fields and Malignant Melanoma," 343–7; Wertheimer, "Elec- trical Wiring Con gurations and Childhood Cancer," 273–84; Albohm, "Neurodegenerative Diseases, Suicide and Depressive Symptoms in Relation to EMF," S132–43; Hansen, "Increased Breast Cancer Risk Among Women Who Work Predominantly at Night," 74–7; Cao, "Effects of Exposure to Extremely Low Frequency Electromagnetic Fields on Reproduction of Female Mice and Development of Offsprings," 468–70; Gerber, Vibrational Medicine, 282; www.darvill.clara.net/emag/emagradio.htm.

精微場

　　我們要知道，除了靈光之外還有許多精微場都是無法衡量的，也在影響我們做的每一件事。這些包括型態場（morphological）、病蔭場（miasmic）、精微地理（subtle geo-）場和宇宙光場。（我在《精微體》一書中有更完整的介紹。）

　　型態場會圍繞著一個人或一群人，甚至是獨立的或群聚的生命形式，讓他們為了交換資訊而保持連結。如此一來，他們可以有效率地將學問及想法代代相傳，或是從一個在世的家庭成員傳給另一個成員。我常利用一個個案的型態場去評估長期成癮、慢性疾病或基因課題的源頭，例如家族中常見的癌症或心臟病。我們可以透過改變一個型態場內的破壞性資訊，擺脫疾病、想法和傷害我們的課題，藉此獲得釋放。

　　「病蔭」這個名詞是由順勢療法（homeopathic medicine）[3] 創建人山繆·哈尼曼（Samuel Hahnemann）博士創造的。順勢療法牽涉到用稀釋的物質來治療疾病，用以符合一種疾病的頻率。根據他的想法，現代許多從事能量治療的人認為病蔭是一種振動的模式，會把疾病從這一代傳到下一代，從一個家庭成員身上傳到另一個成員，或是從我們的靈魂傳到我們的身體。

　　地球和宇宙會創造精微的地磁能量場，會影響我們身體的電磁頻率。這裡有幾個例子，像是哈特曼方格（Hartmann Grid）、班克立方體（Benker Cubical System）和地脈。哈特曼方格是一組方格線，線上的輻射量會比線之間地區的輻射量來得高。班克立方體是另一組線，會被導向地球的兩極。地脈則是地球釋放能量的位置，會影響天然的電能量和磁能量。[4] 我們如果接觸到任何一種上述的線，通常都會造成我們的電磁場失衡，有些研究人員還認為這會導致慢性甚至是末期的疾病。

　　宇宙光場也被稱爲「零點場」（zero-point field），這包括光子或是可以穿透所有實體的光的波粒子（wave-particles）。因爲我們的DNA是由光組成，所以我們與這個場的關係也負責掌管我們的健康。[5]

其他人類的場和體

　　我們如果都像愛麗絲一樣掉進鏡子，在進入夢遊仙境時，我們可以看到能量體會與我們的靈光場、還有我們身體的其他部分奇妙地產生關聯。我喜歡運用這些不同的結構，因爲它們帶來的療癒效果超出靈光場的能力所及。

　　有一些是一位全面的脈輪療癒者能使用的人類的場和體，包括肉體乙太體（physical etheric body）、靈魂乙太體（soul etheric body）、生命軸線（Vivaxis）、乙太鏡（etheric mirror）、光體（light body）和能量蛋。

● 肉體乙太體

　　我們如果用一個能量的顯微鏡窺視，會發現有一層緊鄰著你的皮膚的乙太薄膜，上面記錄著與你的健康和肉體健全有關的能量設計程式。這個肉體乙太層就像你的第十層靈光或整合靈光層。當你爲了療癒的目的，就可以連結進入其他的次元、存在層、反世界和平行世界。我們

3 homeopathic medicine，順勢療法創始人赫尼曼醫師認爲：在健康人體身上產生某些症狀的順勢藥物，可以用來治癒爲這些症狀所苦的病人。

4 Devereux, Places of Power; Carlson, "Lodestone Compass: Chinese or Olmec Primacy?" 753–760; Jacka, The Vivaxis, 197.

5 Watters, "DNA Is Not Your Destiny," 32–37, 75.

可以憑著直觀造訪這些地方，為了肉體的療癒從中吸收能量。

我們肉體的每一個面向，也都併入一個肉體乙太體之中，其中包括我們的細胞、器官和器官組織。在這些層次上，肉體乙太層不只包含過去世的記憶，也包含世代性的記憶。從科學的觀點來看，我們可以從表觀遺傳學（epigenetics）的觀察來證實這種說法。

表觀遺傳學的基礎概念是，有一種能量可以開啟和關閉我們的基因。科學家已經觀察到某些特定的化學物質，像是蛋白質和甲基分子，就如開關一樣，可以告訴基因要如何運作、何時運作。但是這些化學物質背後都有能量在指導它們。就像許多研究顯示，許多主導力量的本質其實都是情緒的、世代之間的。改變我們自己的環境，也就會改變影響我們的祖先的狀況，然後就會刺激這些化學物質緊栓著我們的基因。[6]我認為DNA和細胞肉體乙太層的表現和影響，都與表觀遺傳學的效應有關。

● 靈魂乙太體

靈魂乙太體會包圍著我們的靈魂，其中包含我們的人生記憶、經驗、渴望和結論。它會跟我們從這一世穿越到下一世，我們才能汲取之前的知識。當我們在冥想或是進入一種狂喜狀態時，我們也可以利用它來進行直覺旅行，就像薩滿一樣。

● 生命軸線

生命軸線是科學家茱蒂‧傑卡（Judy Jacka）在《生命軸線連結》（The Vivaxis Connection）中提出的。這是在我們體內生成的能量球，就像胚胎一樣，之後會與我們的出生地永遠連結。它就像一條隱形的臍

---

6 McTaggart, The Field, 44–51; Puthoff, "Zero-Point Energy."

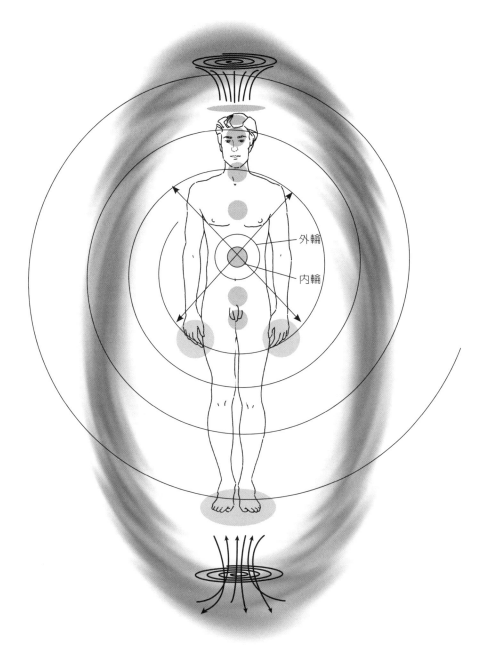

圖表7.2　第一光體

帶，終其一生，能量會在我們和我們出生地之間不斷地穿梭流動。當出生地因為天然或人為的改變出現重大變動時，我們的身體也會感受到類似的效果。[7]所以生命軸線也是一種理想的能量體，幫助我們檢查一些症狀，像是疲倦、慢性發炎、突然發作的自動免疫系統疾病或嚴重的環境過敏。

● 乙太鏡

乙太鏡是高度精密又閃亮的能量場，它包圍著人體，與整合靈光層相連。它包含我們最理想身體健康狀況的模板及線索。當我們在鏡子裡面觀察一種疾病或狀態時，我們可以看看自己是否能修正它。有些問題是「命定的」，包含一種重大的靈魂功課。我們目前的身體狀況和鏡中顯現的狀況如果有顯著的差異，我們就可以利用意念把渴望的狀態轉移進入我們的身體內，支持我們的身體結構與更高層的標準進行調校。

● 光體

光體其實是從脈輪內輪散發出來的一系列的震盪的能量帶（參閱圖表7.2）。我們必須帶著覺知地啟動光體，但是喚醒更高層覺知的經驗也能開啟它們。

光體一旦被啟動後，就能從脈輪的核心散發出來，就像一個彩虹色的泡泡。我們可以憑著直覺感知每一個光體獨特的顏色、形狀和功能，它們全都具有保護作用。因此，它們會過濾不想要的能量、情況、人和實體，只讓正面的能量、情或人和實體進入，與能夠完成這些任務的靈光層合作。

每一個光體都有自己的空間，就在我們肉體的自我附近。當每一個光體都展開時，我們會覺得自己好像被不斷擴張的光圈圍繞。

---

7 Jacka, The Vivaxis.

　　我常替孕婦幫她們未出生的孩子打開這些光體，這除了能提供孩子保護，也讓孩子能在誕生之前，都繼續與神性本源保持連結。我們可以透過祈禱或冥想做到這一點。

● 能量蛋

　　能量蛋是圍繞所有靈光層的電磁場（參閱圖表7.3）。它就像一個搖擺、發光的能量帶，其中包含三層。

　　最外面的第三層可以開放進入靈性領域和靈性的點。我們可以透過第三層，召喚仍未存在於地球上的靈性援助和能量。位於中間的第二層可以開啟可能性。這一層其實是跟「零點場」相同的物質構成，我們在第一章討論過零點場。我們可以透過意念和神性的恩寵，從反世界及平行宇宙取用療癒能量。位於最裡面的第一層緊鄰著第十二層靈光場。它會與一些靈光層交互作用，包括第十二層靈光和第七層靈光，在我們的肉體和環境之間傳達資訊。當能量蛋的三層都發揮作用，都有節奏地震盪時，它們可以幫助我們將此刻天上的能量引進身體內，達到顯化和療癒的效果。

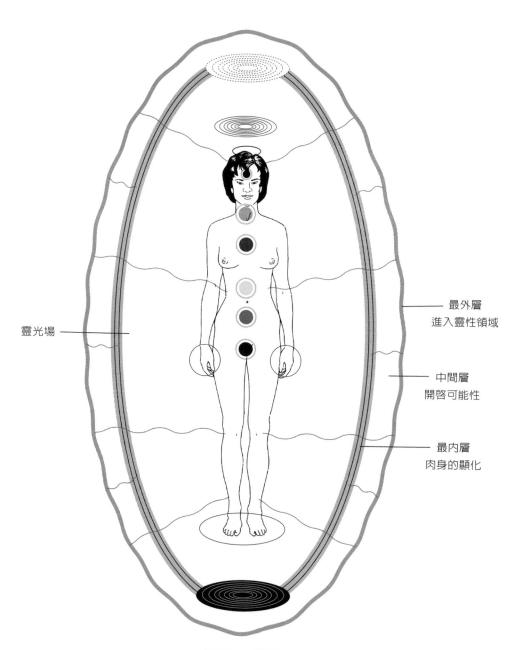

圖表7.3　能量蛋

靈光場

最外層
進入靈性領域

中間層
開啓可能性

最内層
肉身的顯化

第 *8* 章

進入流動：能量的光束

　　光束是所有人都可以取用的宇宙能量。能夠接近這些能量，是身而為人的額外好處，因為它們能在我們的生命旅途中協助我們處理任何我們遇見、迎接或是打擊我們的事物。

　　有些形上學者的理論認為每種光束都與一種特別的形象或存有連結。追隨「偉大白光兄弟會」（Great White Brotherhood）的形上學者就相信這一類的連結。根據他們的說法，共有七種光束和七種高等的存有，這些存有就是每一種光束的守護者和管理者。

　　我相信人類都擁有高層次指引者的恩賜，而且有光束能量的支持。我覺得每個人都可以運用任何一種光束。我們可以選擇是否要透過特定某位守護者來運用光束。不過在我的經驗裡，從來沒發現任何哪種宇宙光束會與特定某一個存有產生連結。

　　光束的另一項妙用就是被賦予一個角色，去發現我們的基本性格。傑克‧施瓦茲（Jack Schwarz）[1] 是近期對這種理論的支持者。他認為，我們可以根據進入我們身體的光束來確定我們的基本性格或目標。早期的通神論者／神智學者愛麗絲‧貝利（Alice Bailey）[2]，以及當代的C. W. 李德彼特（C. W. Leadbeater），也是以這種方式來運用光束。

　　還有一種很普遍的形上學看法，認為每一個靈魂都會與一種特定的光束對頻／協調，利用光束的能量來完成光束的目的。我稍微修正這種看法。我們一定會比別人善用某些光束，這或許是因為我們對某種特定能量感到較熟悉，也或許是因為我們需要這種特定的能量來平衡自己。

　　無論如何，我不認為一個靈魂會只運用一到兩種光束而已。每個人都有獨特的性格。靈魂會追尋平衡和完整，因此會在某些時候需要特定的能量，但在其他時候又需要別的能量。切羅基文化似乎支持這種觀點，伊瓦合在《祖先的聲音》提到，我們會在生命中的某些時間點反映某種光束的能量特質。[3]

　　我們可能傾向於持續利用某種特定的能量來源或光束，而非其他的來源或光束，因為它符合我們的靈魂目的。然而，我們不會因為某種光束進來，就能修正我們的靈魂目的。我發現，我們只會利用來自光束的力量，就像我們在運用其他的能量來源時，也只會利用來自它的力量。

　　如果從我本人所見的觀點來解釋光束，一切就更容易明白了。光束是一種意識流，而完整的能量光束是源自於神性本源。這些光束會以安全、強烈且令人振奮的速度振動，它們不只是光束，像陽光一樣向外擴展。我認為它們會依照一種循環的模式流動，從神性本源向外移動到我們身上，然後再回到神性本源。

　　當我們在認識光束時，最重要的一個矛盾之處在於，一種光束或是神性本源的意識流，從來不曾離開過神性本源。光束會滋養我們神性本源的自我，我們明白自己與神性本源是一體的，從來不曾與祂分離。我們人性的自我則是親密地與這個神性源頭的自我連結。其實，這種關聯是一種反射，但也有人說，這是一種投射。

　　這就像是我們某一部分創造了一個稱為「人生」的夢想世界，我們在其中探索、玩耍和學習。這個部分接著會把自己投射在這個遊樂場

裡，開始體驗不同的信念、感覺和情態。這個肉身內的自我其實跟神性
本源的自我從來沒有任何不同；前者只是後者的延伸。神性本源的自我
一直引導著人性自我。不過基於各種不同的理由，大部分的自我開始相
信，這兩者是分裂的。我認為這種信念來自於一種罪惡感，因為一開始
想要去體驗所產生的罪惡感。我們必須消除這種罪惡感和恥辱的裂痕，
這不是要達成一些未知的成就，而是要回頭理解，自我一直都存在於神
性本源之中。

　　我認為光束會滋養神性本源的自我。光束會提供已經理解、已學會
的自我一些必要的豐富養分，以維持並加強我們的本質。我們活在肉身
裡，必須了解我們的神性本源自我，就是我們的人性自我。光束的任務
就是將我們帶回這個循環內，幫助我們憶起神性本源的自我。

　　我認為有六種主要的光束，還有第七種能量流，會與我們內在的神
性本源自我互動。我看到六種主要光束會從一個特定的點進入身體，然
後從另一個點離開。它們是從身體的兩側（前側和後側）進入和離開。當
然，這種說法本身就是一種矛盾，因為每一種光束其實都是從體內移動
到體外。我們如果先專注在這些進入和離開的點，就比較能意識到每一
種光束，與其建立關係。

　　很多人可能知道我把一般人稱的七種光束減為六種。我認為第七種
光束就是神性本源的自我。當我們打開前面六種光束後，就能理解且承
認自己就是神性本源的孩子。相反地，我們如果現在就認為自己是神性
本源的一部分，我們也不需要認識其他的光束了。

---

1 Jack Schwarz，出生於二戰時期，能靠雙手達到能量治癒，可控制自己的身心活動和疼痛的反應，有
「西方瑜伽師」之稱。

2 Alice Bailey，美國當代著名占星師，為「密宗占星師」，與具有靈能的C. W. Leadbeater皆為神智
學會的一員。

3 Ywahoo, Voice of Our Ancestors, 108.

主要的六種光束

光束	入口	出口
第一	尾椎	松果體
第二	第三眼／額頭	腹部
第三	胃部	喉嚨
第四	心臟前方	心臟後方
第五	第八脈輪	第十脈輪
第六	神性源頭自我	第九脈輪

這些光束的特質跟其他文本中所提到的十分相似。接下來是概要的介紹：

◎ 第一光束

主要展現——意志力。

入口的重要性——在肉體層面建立神性自我的存在。

出口的重要性——讓人性自我的存在與神性本源重新建立連結。

◎ 第二光束

主要展現——愛與仁慈。

入口的重要性——允許人性自我透過神性本源的眼睛，看到無限的仁慈與愛。

出口的重要性——將我們的感覺狀態，包括困難的與正面的狀態，重
新帶回神性本源，尋求療癒和完整。

◎ 第三光束

主要展現——智力。

入口的重要性——把神性本源的概念帶給人性的自我，供其考慮。允
許人性的自我考慮必須啓動什麼。

出口的重要性——將決定、結果或學習重新帶回神性本源。

◎ 第四光束

主要展現——一體性。

入口的重要性——再次強化一個事實：神性本源會透過具體的現實，
將心的慾望引入人性的自我。

出口的重要性——將和諧及失調反射回到神性本源，尋求反省和療癒。

◎ 第五光束

主要展現——知識。

入口的重要性——喚醒這一世的人性自我或其他的人性自我所有過去
和未來可能的知識，將知識提供日常生活使用。

出口的重要性——將這份知識植入人性自我目前的物質現實之中。

◎ 第六光束

主要展現——理想主義。

入口的重要性——允許人性自我擁有純然無條件的接納、愛和原則性
的支持，這些只有神性本源能提供。

出口的重要性——喚醒靈魂的基本天性後，將靈魂帶回神性本源的自我，讓兩者之間形成封閉的循環。

◎ 第七（終極）光束

我不會把這種能量稱為光束。這比較像是當我們知道我們就在神性本源之中時產生的意識，我們會受到這股光束滋養，這道光束本身就是一切，同時也維持並包含了一切。

運用光束

我們可以選擇刻意或無意識地運用光束。如果是帶有目的，我們會評估生活裡缺少什麼，哪一種能量可能會有幫助。舉個例子，我的一位個案詹姆斯正面臨財務問題。因為他對光束的概念非常有興趣，我就要求他開始運用第一光束的能量。金錢的課題可以反射在任何的光束上，不過我知道基本的安全感課題源自於第一脈輪，而第一光束會透過第一脈輪進入我們。

我也知道金錢與更大的目的課題有關，與我們是否在正確的職業道路上有關。第一光束會從松果體或第七脈輪離開，這兩個點也與目的有關，這更支持了我的決定。畢竟，第一光束與意志力有關。把意志力這個字拆開，就是「意志」加上「力量」——也就是我們想要的，加上完成它的力量。因此我最後憑著直覺加上理性，對詹姆斯做出這個建議。

詹姆斯開始冥想第一光束與自己的神性本源的連結，一天冥想三次，想像光束從尾骨進入，然後從松果體離開。他把注意力放在光束的每一次轉折。他在兩個月期間，解決了幾個與金錢有關的課題，包括認為他不值得擁有任何金錢、他對於如何賺錢的迷惑，還有他對父親的憤

怒，他的父親眼中只有錢。

我對詹姆斯採取一點不同的方法。當我們合作一個月後，我建議他開始同時運用「豐足」能量點，這可以讓他加速解決自己的課題。他在兩個月內就獲得一份待遇較好的新工作。他也開始存錢，在六個月內，他已經存到了一棟房子的頭期款。

有些問題可能需要好幾種光束的近入。當我們在扮演化學家的角色時，最有幫助的作法是花點時間確定一個課題的所有面向，然後再開始著手。假設你已經確定第一光束與你的金錢課題有關，但是知道你需要的不僅於此。你可以做一點冥想，這會幫助你想起來，你在離婚之前並沒有麻煩的金錢課題。你已經知道心輪（第四脈輪）與關係有關，所以你也許會想嘗試一下第四光束，其中可能有你需要的療癒能量。

我曾有過一個不尋常的光束經驗，這發生在我跟我的丈夫分居不久之後。由於我是被迫搬家的，我發現自己只有五百美元、兩個床墊，還有一個年幼的孩子。我有一天在睡前向神性本源請求，希望它送給我任何一種我需要的光束能量，幫助我安身立命。我永遠不會忘記那一晚。

我一開始感受到紅色能量，也就是第一光束的能量。我的腦海裡出現一個聲音：「這可能會痛。」其實我太低估了。我感受到尖銳的疼痛，骨頭移動時還發出嘎吱嘎吱聲響。我嚇壞了，不知道自己釋放了什麼。當時我堅信一句古老的格言：「治療比疾病更恐怖」。我一整晚翻來覆去，性格的每一個面向散發不同顏色，用不同的方式改變我。我感受到許多的存有，不僅是一種光束。我發現它們能帶來安慰，令人放心。

在一年半內，我就在舒服的郊區安定下來，在市區外買了一塊地、清償了所有的債務，還擁有七百多位客戶。我相信這很大一部分都與那晚有關，包括光束帶來的淨化，我之前及隨後運用了更高層的能量中心，再加上我有傳統清教徒的工作哲學。

直到最近，我還開發了第五光束，在三個月內寫了大概四百頁的手稿（都是單行行距排版）。那段時間有很大一部分，我都沒有印象。我只記得我能從一個知識源頭汲取知識，這個源頭遠勝過於我本身的知識。我還與三個能量場的專家連結，他們的協助縮短了我的研究時間，讓我節省了數百小時。光束就在我們的身旁，我們隨時都能運用它們達成最高層的目標。

● 運用光束的方法

有幾種方法可以運用光束。具有靈視力的人可以偵測自己或他人，透過顏色來掃描光的存在或缺乏。靈媒常常用以下的方式來詮釋光束的顏色：

光束	顏色
第一	紅色或玫瑰色
第二	橘色或薰衣草色（不同於紫羅蘭色或深紫色）
第三	黃色或檸檬綠色
第四	綠色或粉紅色
第五	銀色或黑色及白色
第六	金色或紫色
整合	白色

我們除了尋找遺失或不完整的光束連結，還可以判斷我們（或另一個人）最常大量汲取的光束能量，這也是很有幫助的做法。這些資訊可以告訴我們關於自己或另一個人當時主要的需求。我們如果開發了許多第二光束的能量，我們很可能專注在感覺上面，還有如何在生活中表達感覺，如果不總是如此，至少反映了當下的情況。我們如果大量引進第三和

第四光束的能量，就是正在利用智力和關係的能量。我們也許正在思考，我們對一段關係日益累積的看法是如何違反了某一段關係的現實狀況。

這裡的可能性及相關詮釋是無窮無盡的，我們在認識這些光束的用法時，最重要的是相信我們的直覺感知。如果有人告訴我們，我們是第三光束類型的人，但我們不這麼認爲，就不用相信這是真的。然而，我們如果認爲自己吸收很多第三光束的能量，就可以選擇如何利用這份理解。我們可以進一步認識我們與第三光束（智力的光束）的熟悉程度。也許我們還可以挑戰自己進一步利用自己的光束的明亮度，甚至建立新的方式去傳遞它。

有許多方式可以實際開發或引進光束的能量。第一種方法也許是最簡單的，但也是最難描述的。我們就只是把它引進來。我們請求光束，感受光束的存在，然後把它帶進我們的身體。你如果採取這種方法，要記得檢查入口和出口。這些點是否乾淨？沒有阻塞？光束是否能完全流動通過這些點，或是有些點被卡住了？當我們感覺不同時，就知道自己成功了。

另一種方法是視覺的方法。我們可以用精神感應來掃描入口和出口，尋找光束。我們要檢查顏色和變色的部分、光束出入時的力量和強度，還有這些光束是否嘗試爲我們照亮任何東西。

另一種掃描的方法包括聽覺。我們永遠可以要求自己或是一位指導靈，向我們解釋這些光束目前的狀況。我們可以傾聽答案，或是把答案寫下來。

接下來是一些針對光束的問題：

1. 我是否能在自己體內或週遭找到光束的位置？

2. 這道光束是否正在進入入口？

3. 如果沒有，為什麼？入口是否阻塞了？是什麼阻塞了入口？是情緒、肉體、心智或靈性的課題？我必須做什麼或是相信什麼，才能打開這個入口？

4. 當這道光束在我的體內時，會有什麼影響？

5. 當我在利用這道光束時，是否有任何我必須做、必須知道的事，才能讓光束更能滿足我的需求？

6. 是否有任何光束正在離開我的身體？

7. 如果沒有，為什麼？出口是否阻塞了？出口被什麼阻塞了？我必須做什麼或是相信什麼，才能打開這個出口？

8. 當這道光束離開我的身體時，看起來如何？

9. 這道光束看起來的（或是感覺到的）狀況是否適當？如果不是，有什麼我必須做或必須知道的事嗎？

10. 這道光束是否已經完全回到神性本源？如果沒有，我如何阻礙它完整回到神性本源？

11. 我的所有光束是否處於平衡狀態？如果是，我如何確保它們會一直維持這樣？如果不是，我必須做什麼或是知道什麼，才能讓它們保持平衡？

我們如果能梳理這些訊息和其他光束的資訊，追根究柢，最後就能得到一個結論：光束是要幫助我們更愛自己。我們如果願意愛自己，自然就能完成正確的夢想。

運用你的光束

Ⅰ　選擇一種掃描方法，搜尋自己的場，尋找光束。畫下或記錄你的發現（包括一個身體的圖案）。接下來，引導自己進入冥想的狀態，問自己前面提到的十一個問題。記錄你的答案。這些答案告訴你什麼關於自己目前狀況的資訊？

Ⅱ　選擇一種光束，運用它一週。每天早晚，你要畫出或是感受這道光束進入你的身體，然後在出口出現，幫助你連結至神性本源。這一週要結束時，評估一下關於這道光束最關切的主題，是否出現什麼狀況？

Ⅲ　接下來這些問題，是要幫助你確定自己目前正在運用哪些光束。理解這些資訊，可以提供你一些線索，讓你知道自己現在必須維持的專業或個人的重心。

A. 目前哪一種顏色最能解釋你的性格？

　1. 紅色
　2. 橘色
　3. 黃色
　4. 綠色
　5. 銀色
　6. 金色
　7. 白色

B. 下列哪一個敘述最能描述你在下列情境中的狀況？

● 工作時

　1. 具有說服力：完成一件事很重要。
　2. 體貼周到：最重要的是用好的方法做一件事。
　3. 審慎斟酌：最重要的是考慮選項，才能做出最好的決定。
　4. 團隊導向：當每一個人都盡力時，才能達成最好的工作結果。
　5. 已知的：知識（知道必須去理解什麼）會反映在最後的結果上。

6. 理想主義的：你無法完成夢想，除非你朝夢想踏出第一步。

7. 有目的的：我如果能與神性本源保持連結，我做的一切都會是完美的。

● 在關係中

1. 強烈的：讓我們真實對待彼此。

2. 仁慈的：我愛鄰人，就如我愛自己。

3. 深思的、有意的：這裡有些行動造成的結果；讓我們徹底把事情想清楚。

4. 和諧的：最重要的是我們能一起行動，互相支持。

5. 理解的：我們如果知道彼此的本意和理由，我們就能相處融洽。

6. 接受的：無論任何時候，人們都應該做自己，表現出自己該有的模樣。

● 閒暇時

1. 肉體的和自我確定的：我喜歡不斷移動。

2. 反省的：現在必須對事物有更高層的理解。

3. 勤勉的：我需要時間去研究、學習和思考，我是否在必要時表現自己最好的一面？

4. 心胸寬敞的：我維持心胸寬敞，跟著我的慾望走，進而變成更好的人。

5. 好奇的：我想要學習必須學習的任何事。

6. 專注的：當我在做任何事時，我想要盡可能把它做好，即使只是一場遊戲。

7. 沒有差異：我一直都在真實地做自己，跟神性本源裡的自己並無不同。

C. 你最常在日常生活中運用哪些特質？

1. 決心

2. 考慮別人

3. 理性

4. 同情與和諧

5. 理解，與你知道的有關
6. 遵守信念
7. 有意識的覺察

D. 接下來會列出一些名人，以及幫助他們有傑出表現的一項特質。你如果要從下面選 出一位英雄或女英雄，你會選誰？

1. 米奇·曼托（Mickey Mantle偉大的棒球明星）：他利用天賦，敦促自己讓這個天賦變得更好。
2. 泰瑞莎修女（Mother Teresa人道主義者）：她願意與人分享愛，對任何種族、膚色、年齡或教義的人都一視同仁。
3. 愛因斯坦（Albert Einstein物理學大師）：他致力於讓科學與靈性產生連結，成就斐然。
4. 小馬丁·路德·金恩（Martin Luther King Jr. 人權領袖）：他告訴我們，「人皆相同」，他也活出了這句話的精神。
5. 聖嘉樂（St. Clare）或阿西西的方濟各（St. Francis of Assisi）（宗教團體領袖）：兩者都相信人們可以過著靈性的生活，同時教導人們如何做到這一點。
6. 靈性先知：這些人的生命及工作會引導人們連結至神性本源。

接下來用數字代表每一種光束，請計算你選中每一種光束的次數。

1=第一光束
2=第二光束
3=第三光束
4=第四光束
5=第五光束
6=第六光束
7=整合光束

我們大部分的人可能比較常利用──或兩種光束，勝過其他的光束。請利用下列的分類解釋，來確定你比較傾向的作法。

一種光束選擇五次——你具有與這個光束有關的大量特質。你的靈魂目的可能仰賴於實際應用這種光束提供的能量。你朋友描述你的性格特質，通常會有很大部分與這種光束有關。當你理解這一點後，你可以利用這種來自神性本源的能量，同時保持開放，接受人們可能會以不同的方式看待人生。你必須藉由一些努力，與別人形成夥伴關係，確保你的計畫和人生保持平衡。

一種光束選擇四次——你會強烈擁護這種光束固有的特質，利用這些特質，也可能會表現這些特質來達成自己的目標。你雖然不像一種光束選擇五次的人們一樣如此明顯，但還是要很謹慎地尊重別人的方法和洞見。利用這種光束可以減輕其他四種光束的強度，為你的性格增添平衡。

其中一種光束選擇三次；另一種光束選擇兩次——你可能會同時平均運用兩種不同類型的光束能量，讓你顯得相當容易適應，維持平衡。你在工作時，傾向於應用這兩種光束的特質。你非常適合扮演溝通的橋樑——你可以幫忙兩種看似不同的觀點或方法連結在一起。擁有兩套強烈的作法有時很困難。其中的珍貴之處在於：當你陷在一種特別的課題時，你可以轉換處理問題的方法。舉個例子，你如果無法決定如何透過其中一種傾向找到脫身之道，跳出兩難的局面，你可以轉換到不同「光束」的思考模式。

選擇散布於各種光束——你的選擇如果沒有強烈的傾向，你就是比較是通曉諸事的人，而非專家。在關係中，你很容易學習看到不只一種的觀點，也可能需要留意如何表達自己最強烈的觀點。有時最重要的是要做出取捨。你要留意，不要變得優柔寡斷。你天生就是一個創造和平的人，也是天生的調停者，你要有智慧地、審慎地利用你的天賦。

第 9 章

守護通則

　　所有主要的宗教、科學、工業、醫學方法和紀律，都是建立在已確立的通則或綱領上。這些普世法則可能有數個起源，有些是根據實際經驗推論得出，像是牛頓的地心引力。有些則是根據經驗調查，像是熱力學法則。有些來自高靈的傳達，像是十戒或佛陀的訓示。有些則是來自古老的常識，像是沒有根據的說法。無論通則源自何處，它們都有一個相同之處：替創造或採納它們的文化賦予定義。

　　通則很重要。它們提供了一致性並明定界線，能確保某種程度的安全感。它們可以讓人們基於共同的意圖而結合，進而促成一種理想或運動。通則會設下標準，有助於做研究，同時幫助人們互相了解。

　　普遍法則也會被用在較不樂見的狀況下。例如印度的種姓制度就是以宗教規範為基礎，將人們區分成「配得起」與「不配」兩種人，任由後者飢餓、生病，沒有翻身的一天。納粹政權所定下的規則直接導致數百萬人喪命，因為這些人不符合「受領天命」的雅利安人所定下的規則。許多美國人的祖先被驅逐離開祖國；他們無法被當時的法律接受，所以選擇了不同的社會規則，結果不是被迫就是自願離開祖國，以免遭受更多迫害。

　　嚴苛的通則除了導致人類的分裂，也會對人類的想法、文明發展、

科學、變革和美德造成限制。綜觀歷史，有些宗教信仰確實使得科學的發展停滯或延遲。試想一下，如果哥白尼認為地球是圓的理論在當時就被同儕接受，而不是被棄如敝屣，如今我們的世界會是何種光景？諷刺的是，科學標準本身也會被用來限制個人的發展。我們現在看到美國的政府和商業機構正企圖阻止人們使用色彩治療、草本療癒和徒手療癒。近年來，甚至連使用維他命都受到抨擊。

　　人們常誤用通則。而錯誤通常不是來自於這些通則本身，而是對其認知和應用有偏差。人終歸是人。當我們有誤解時，例如認為別人出手是要對付我們，或是我們必須要說謊才能讓事情順利進行，我們就可能為了逃避自認為的威脅或自我暴露的危險，扭曲真相。當我們考慮到通則的存在時，我們必須小心運用。光說「如果每個人都彼此相愛，這個世界會更好」是不夠的。我們應該考慮，自己要如何透過道德的方式來應用通則。

　　許多宇宙法則掌管著我們的地球、國家、政府、事業、家庭和日常生活。其中許多通則都是跨越種族、社會經濟、地理和政治界線。許多人都有一些共同的通則。即使我的兒子在五歲時第一次聽到為人處世的金科玉律，他也能理解。按照他的說法，「這代表如果我給波比一個玩具，他也必須還我一個！」大部分的文化都有「你要愛鄰人，像愛自己一樣」這種通則，只是陳述的方式略有不同。許多宗教團體都有「上帝就是愛」的概念。

　　如果人類共有許多約定俗成的通則，為什麼彼此的差異性還是那麼大？答案可能有好幾種。雖然我們可能跟其他人或團體有類似的標準，但對這些通則的詮釋可能不盡相同。我們可能會用不同的方式去應用同一個規則，或是因為我們還有不同的通則，導致對於共同通則產生認知衝突。儘管如此，人類會繼續創造並維持這些通則，是因為我們需要它。

　　我們在運用人類的能量系統時也需要跟隨這些規則。問題在於，我們運用在整個人類能量系統的通則是什麼？在此問題下還有一個更重要的問題：我們如何用道德的方式運用這個系統？我們如何確保這些資訊不會助長誤用或不道德的應用？我們有無數的事實和療法，可以應用在我們祕傳的、靈性的關係上面，以及日常生活之中。我們不是要試著建構另一種道理來批判或評論自己與他人。我也不是在嘗試建立另一種系統，導致操縱或幻想。

　　就如我提過的，通則可能有數個起源。我們可以創造一整套的通則，來規範我們如何運用人類的能量系統，而每個運用這套系統的人都不可避免會遵從。我們真正需要的只是一個大方向，依此來發展我們個人的價值和通則。我們要有原則，但也有要符合某種共通的標準。我們不需要特立獨行，而是要符合普羅的道德標準。我們需要的綱領不僅能確立所有人的觀點，但不是暗示某一套的經驗勝過於其他經驗。我們需要的綱領是步驟，而不是規定。而這些綱領反過來能鼓勵我們在概念上和應用上實現最高的通則。

　　以下這些是我替自己建立的原則。我相信它們的起源具有普世性，但是需要依據個人狀況修改和應用。它們只是建議，稱不上是金科玉律。它們符合大部分的教條、通則、概念和理想，但也能拿來作實際運用。當你在運用自己或別人的能量系統時，依循這些綱領可能很有幫助。這些綱領是特別針對人類能量系統，因為它們是根據能量系統中心的整體本質進行校準。它們既實用，但也具備概念性。我鼓勵你們運用這些綱領，或是創造屬於自己的準則，而且要一直謹記在心，這些綱領的運用都要視你的意圖而定。這些通則可以幫助我們自己和全體人類，打開那扇介於靈性與物質之間的旋轉門。

人體能量運作過程的通則

◎ 第一通則

　　人體能量系統是為了療癒和顯化這兩種活動設計的。請謹記，其最終目的在於：

1. 尋找療癒之道，用一種符合別人需求的方式，化解阻擋我們實現內心渴望的阻礙。

2. 尋找顯化的方法，我們需要療癒對真實自我的傷害，才更能去愛別人，接受他們真實的模樣。

　　我們的內心渴望源自本質。我們的本質具有神性本源想要我們達成的靈性及肉體的顯化。我們本質的欲望是能在身體和其他層面上完全展現本質。由於人類能量系統就像靈性和物質之間的旋轉門，它也是最佳的工具，不僅可以療癒完全表現自我的課題，還能表現我們本質的真實欲望。

◎ 第二通則

　　療癒和顯化是一體的。在身體層面上，當我們傳導、改變或重整物質時，療癒就會出現。療癒讓真實自我得以完全顯化，當中牽涉到傳導、改變或重整靈性的能量。這能讓我們療癒真實自我受到的傷害。當我們參與療癒的過程時，有可能是試著修復傷害來恢復到較完整的狀態，也可能是更為敞開，透過改變來進入內在渴望達到的新狀態。為了能達成療癒的效果，必須知道如何顯化；為了顯化，就必須願意療癒那些阻擋我們擁有想要的事物的任何東西。這兩種方式最終的目的都是一樣的。

它們能幫助我們理解並實現眞實的自我。

◎ 第三通則

　　必須透過眞實的療癒，才能達到眞實的顯化，而這取決於我們改變的意願。這個概念聽起來很簡單，的確如此。但是我們的抗拒，有時會讓我知易行難。舉個例子，我們如果需要療癒，或是處於匱乏的狀態，這代表在某種程度上，我們正在抗拒顯化自己的欲望。這可能出自各種原因。這可能是我們不相信自己值得獲得自己想要的東西，或是我們還沒從目前的經驗中學到足夠的功課。或是我們想要的東西其實跟自己認爲的不一樣，或是我們只是很害怕把握一個機會。也或許是我們不想受傷，或是不願意再次感到失望。

　　對於大多數的人而言，改變是一種令人害怕的概念。即使我們的心智對於改變這個概念很自在，但是有時候，我們的感覺體會抗拒改變。當我們對抗自己的反抗心態時，我們的小我也會反擊。此時，我們一定要調整到願意改變。如果我們缺少改變的意願，也要讓自己願意接受改變的意願。當我們停止對抗時，就能打開旋轉門，獲得不同的療癒或顯化的機會。

◎ 第四通則

　　爲了改變，我們必須願意放手。

　　放手就是臣服。我們爲了達成心的渴望，必須放下任何不是眞心渴望的事物，或是無法與神性本源一致的所有事物。我們必須願意釋放非我的本質，以及與本質背離的一切事物。我們必須臣服於神性本源，放下所有以外的事物。

◎ 第五通則

　　要做到「放手」，必須完全接受目前的狀態，願意完全地愛自己，也願意完全地被愛。

　　只有完全接受的事，我們才能徹底放下。我們常因爲一些已知或未知的理由，抗拒療癒，拒絕顯化心的欲望。我們必須接受自己潛藏的知識與智慧；我們必須接受這種抗拒。我們唯有以自愛爲出發點，才能改變，才能冒險去愛自己多一些。因爲我們正把自己的抗拒移交給神性本源，而我們也必須允許神性本源來幫助我們，或是愛我們。放手象徵著完美的自愛狀態。

◎ 第六通則

　　所謂的常態，就是我們認爲理所當然的狀態。如果我們改變標準，常態也就會隨之改變。

　　我們目前的存在狀態，通常就是我們所認知的常態。疾病、有限的金錢、職業或關中的不滿，還有許多令人不舒服的狀態，都肇因於我們看待事情的標準，也如實反映出我們對「正常」的定義。我們身體能量系統的任務就是保持我們相信的標準。以靈性爲基礎的能量系統，其任務就是幫助我們創造符合我們最佳或基本標準的現實。我們如果允許用自己的本質來建立肉體、心智、情緒或靈性的標準，能量系統就會改變它對常態的看法，然後我們就能療癒和顯化心的渴望。

◎ 第七通則

　　我們越能將自己的療癒和標準，與神性本源和我們的神性本源自我校準一致，我們就越快樂。

　　神性本源和我們的本質，或稱爲我們的神性本源自我，是由純然的愛的能量構成的。神性本源的一切都在尋找純然的自我表達。當我們表現完整的自我，依此採取行動，我們就能實現自我，感受到快樂。

應用通則

這些通則是綱領的基礎，個人或團體可以自行定義綱領。他們並不是受限於自我的通則。任何系統的通則都可以應用在他們身上，包括十二步驟通則、宗教教義，甚至是希波克拉底宣言都可以。

即使這些綱領聽起來只是概念性的，我還是可以應用在實際的事物上。我替自己或是個案的其中一種做法，就是依序應用每一個通則。舉個例子：

第一通則：我現在正在努力實現什麼心的欲望？

第二通則：我必須療癒什麼，才能顯化我想要的？我必須顯化什麼，才能療癒擋住我的路的障礙？

第三通則：我真的願意改變阻擋我成功的事物嗎？我真的允許神性本源改變我嗎？

第四通則：我真的願意放下阻擋我成功的事物嗎？

第五通則：我願意愛真實的自己嗎？自愛到願意改變？同時願意被愛，足以接受需要的幫助？

第六通則：我願意改變對於常態的認知，讓其包括完全活在渴望的改變之中，或是能帶著渴望的改變活著？

第七通則：我願意活得快樂嗎（或是與快樂有關的課題）？

我們可以用這七個通則來檢視任何課題。我們甚至可以利用這個模式來診斷自己目前的狀況。

　　我還有另一種應用方法，就是利用這些問題，讓我體內的七個脈輪完全融入這個過程。我會把意識帶到第一脈輪，問自己第一個問題。然後會讓自己進入第二脈輪，問第二問題，按照脈輪和問題依序進行。你會發現，每一個通則都反映了相同數字的脈輪。透過這種方法，我們可以完整理解我們的課題，包括這個課題帶來的療癒和顯化的影響，同時能讓我們的整個身體開放接受改變的過程。

　　這些通則最後可以歸納成一點：我們就是自己的本質，也就是我們的神性本源自我，同時值得在生命中反映這個真理。這意味著我們的肉體、心智、情緒和靈性現實，可以與我們的心的渴望結合一致。如此一來，我們就會感受到快樂。

　　我們接下來會更深入地討論這些通則，與我們的肉體、心智、情緒和靈性健康的關係。下面的練習可以幫助裡實際運用這些通則。

 練習　運用通則

我會引導學生做這個練習，也鼓勵你找一個夥伴來引導你。

1　讓自己進入冥想狀態。指出一個重要的課題或問題。花一點時間，讓你自己體驗關於這個課題的所有感覺。你認為這個課題如何存在於你的身體裡？它如何影響你的人生？它如何影響你身邊人的人生？你已經意識到這個課題多久了？

2　現在花一點時間反省這個課題。創造一個紅色的泡沫，把它連在你的第一脈輪的核心，然後進入這個紅色的世界。問自己一些有關第一通則的問題：我現在正在努力實現什麼心的欲望？

　提醒自己，你的問題底下藏著一種欲望、一種夢想或需求。這是什麼？當你看到或感受到缺少或遺失了什麼時，你要問問自己，你正在

努力達成什麼。當你被這種紅色包圍時，你要讓身體去體驗，你如果擁有自己想要的東西，會是什麼樣的感覺。

3 現在創造一個橘色的泡沫，把它連到你的第二脈輪。你現在進入這個橘色的世界裡，問自己一些有關第二通則的問題：我需要做些什麼，才能顯化我想要的？我必須顯化什麼，才能療癒擋住我的阻礙？

當你在反覆思考這些問題時，放任你的創造力自由發揮。想像一些圖案，思考一些想法，或是幻想一些能提供洞見的故事。

4 接下來創造一個黃色泡沫，把它連到你的第三脈輪。在這裡自問：我真的願意改變阻擋我成功的事物嗎？

不要太快回答。你真的願意改變阻擋你達成心的願望的事物嗎？願意從事你需要的療癒或顯化嗎？當你感受到自己是全心回答「是的」時，你才能繼續下去。

5 現在創造一個綠色泡沫，把它連到你的心。現在進入這個泡沫，問自己這個問題：我真的願意放下阻擋我成功的事物嗎？

讓自己稍微暫停一下，去感覺你對這種想法的反應。其中是否有恐懼？壓抑？問題？你要誠實，然後再更深入地探究。當你緊抓著這個問題，以及與它相關的所有事物，你真的快樂嗎？如果能說出同時感覺到否定的答案，你可能願意放手了。

6 現在創造一個藍色泡沫，把它連到你的喉嚨。在這個泡沫裡，你要問自己接下來這些問題：我願意愛真實的自己嗎？自愛到願意改變？同時願意被愛，足以接受需要的幫助？

我們必須說出自己的真相。我們必須為自己聲張主權。跟自己討論有關抗拒的問題；請求藍色泡沫幫助你在任何一個負面的自我批評中找到真相，然後釋放這個負面看法。當你可以說出，你完全值得擁有眼前的一切，你就可以繼續下去。

7 你現在接近一個從你的額頭散發光芒的閃亮的紫色泡沫，從你的額頭散發光芒。這個紫色的泡沫就是你的自我形象的核心。你要問自己：我是否願意改變對於常態的認知，讓其完全活在／跟隨著渴望的改變之中？

你要讓自己畫出目前的自我形象。這個自我正在創造你目前的現實。這個人看起來很滿意嗎？很快樂嗎？他或她對自己的感覺好嗎？如果不是，你就要再找一下其他層次的理解。這個自我底下的自我，是什麼模樣？這個自我形象低落的自我在哪裡？感覺你對這個自我產生同情，問問這個自我是否願意出現。問問這個自我是否願意接受針對自己或是自己的現實的新標準？

你要實際地想像畫面，看你這一部分的自我如何遭遇改變。看你自己如何透過改變這個畫面，改變你自己的理解。然後繼續下去。

8 你進入了一個漂浮在你的頭上的泡沫，你要問自己：我願意活得快樂嗎（或是與快樂有關的課題）？

在這個層次上，你可以敞開自己去感受並體驗什麼是快樂。讓自己浸浴在白色的光之中。用白色的光包圍你的課題、你對課題的想像，以及你對課題的感覺。接著請神性本源轉化這個課題，還有這個課題的能量。當你感覺完整時，回到你的心裡。

9 在心的層次上，你要把所有的顏色從泡沫中抽出，將它們送回對應的能量中心。放下你準備釋放的所有一切─所有的錯誤信念、低落的自我形象、黑暗的點和變色。當你準備好時，把這些泡沫釋放進入大氣之中，要求神性本源分解它們的本體，回收它們的資源。

10 深呼吸，回到清明的意識狀態。

第 *10* 章

靈性的設計

　　到目前為止，我已經介紹了能量系統的基本元素，還有根據這些系統運作而建立出來的發展模式和原則。接下來要解釋這個系統的療癒和顯化的實際應用。你可能會覺得應該從實際面開始切入，因為我們關切的主題大部分都屬於物質層面。大部分人都把重點放在工作、金錢、家庭、關係、健康和財產上面。我們常以為，只要我們改變物質現實，或是只要做點什麼不一樣的事，就能全面改善我們的幸福。

　　從這個角度切入很合乎邏輯，但是我們即將要探索的是能帶給我們更多可能性的面向。改變有兩種方法。首先，我們可以改變物質能量，而我們也常常這麼做。因為我們就是旋轉門，當我們改變物質能量時，先是會改變我們的物質現實，然後是我們的靈性現實。十二步驟的做法就是根據這個理論。我們如果戒酒、戒菸、停止沉迷某事物，我們的信念系統和感覺就會變得清晰，也就更能接近自己的靈性自我和高層力量。

　　然而，因為我們都是旋轉門，所以反之亦然。如果先影響靈性自我或精微能量，我們的肉體、心智和情緒也會產生反應。這裡潛在的問題在於，這些連鎖反應不一定等同於實相的改變。它們往往比我們認為的效果更好，而且是加倍的好。我們的靈性自我和系統不需要依賴時間、因果關係、刺激與反應等物質法則來運作。

　　我提出的人體能量系統法則，就是奠基在深知有一個神性本源的存在，而我們都有一個（本身也就是）神性本源的自我。所有的能量都來自神性本源，這代表我們的宇宙、肉身，甚至我們感覺到的物質，都來自神性本源。當物質一旦被建立，模式一旦成形，就必須耗費更多能量才能重整物質，這比一開始就適當地形成物質還要費力。

　　試想看看，減掉身上最頑固的十磅肥肉，是否比維持標準體重困難許多？幫一張椅子重新補強坐墊，其困難度是否遠勝於讓工廠再生產一張同樣的椅子？再想想，恢復健康遠比保持健康困難多了。最後再思考，就長遠來看，先改變我們的靈性自我，允許這個改變來重整自己的其他面向，這實在容易多了。

　　至於為何使用較高頻率的靈性能量，是最有效的療癒和顯化方法，這當中自然有許多原因。不過如果要理解這個概念，就必須更了解我們的人體能量系統的組成與起源。

為何靈性療癒可以造成改變？

　　我們如果想要充分利用精微體，包括我們的靈性能量點，就必須對人體能量系統與靈性發展的關聯性，有一些基本的了解。人體的系統可以被分為三大主體：身體、心智和靈魂。

　　我對靈性發展的總論，與翟克利・蘭斯丹（Zachary Lansdowne）的說法相互輝映，「這裡的觀點是，靈魂早在化為肉身之前就已存在，然後需要由心智體、情緒體和肉體所構成的性格。」[1] 我和蘭斯丹的看法一樣，認為靈魂是我們存在的最久的一部分。其實，我們有如神性本源閃耀的火花，而靈魂體就是這朵火花的架構。當我們的神性本源的自我決

定體驗物質現實時，靈魂就是從神性本源投射的自我。

　　每個靈魂都有一個任務，一個目的。這個目的與神性本我想要在物質層面上學習或體驗的事物有關。每個靈魂的目的都不同，因為每個神性本我都是獨一無二的。某人的靈魂任務可能是要學習快樂；另一人的靈魂的目的可能是渴望服務和療癒。目的是充滿能量的，就像一種神性的真理般，如諧波般整合在我們的身體裡。諧波（harmonic）是一個帶有高調和低調的音波。我們都是振動的能量，就如更偉大的宇宙樂曲中的一首獨一無二的歌。

　　在我們靈魂發展的某些時間點，會加入存在的意識或覺察。靈魂會知道「我是」的概念。這種自我意識會創造我們第二種面向的自我——心智。我們的心智面向會透過功課、教誨和知識來表達，或在其中記錄這些東西。我們的心智部分會發揮比較和對照的功能。我們個人的心智會保留信念和智力，這些都是我們從靈魂的經驗一點一滴蒐集而來的。心智的作用就是要透過理智，協助引導我們做出決定，讓我們能夠完成靈魂的整體目的。為了引導我們，我們的心智會保有個人的知識，但也會與其他所有存有的心智體連結。榮格把這個巨大的網絡稱為「集體無意識」。

　　然而遺憾的是，當我們發展較具功能性的靈魂和心智時，物質層面的經驗會開始讓我們失去光澤，變得黯淡。我們會經歷苦難和折磨，不知該如何是好。當我們在實現目的時，靈魂可能會遭遇困難，而我們的心智可能會將自己與別人比較，認為我們是不足的。不管我們遇到的困難多寡，都可能致使我們的創造和演化陷入困境。

　　為了因應靈魂和心智，我們又多出現了一具身體，幫助我們更完整地體驗物質層面。我們理應透過身體實現靈魂目的，同時療癒我們在實

---

1 Lansdowne, The Rays and Esoteric Psychology, 5.

現這個任務時所遇到的任何阻礙。問題在於，我們的身體會感到極度的痛苦並陷入自我憎惡。而在這個過程中，靈魂與心智也可能同時怪罪身體。如此一來，我們不健康的模式就會固著，不斷地讓我們投入肉身的旅程。就這樣，一世接著一世，我們會在每一世中，試圖把自己挖出這個壕溝。我們的靈魂會在下一次轉世投胎前，謹慎地準備它的功課。

然而，我們的靈魂會一直忘記一個重要的事實——身體是有感覺的。身體不喜歡受傷，也不喜歡受苦。這裡就出現了靈魂與身體的基本衝突：靈魂想要選擇的人生經驗是讓我們接觸到更多的痛苦和困難，才能把功課做好，修正我們在前世做錯的事。[2] 因為這很痛苦，因此身體可能會反抗。我們從來沒有把功課做好，因為把功課做好實在太痛苦、太困難了。

我們這一世投胎為人，就像其他世一樣，都在試著清除不健康的模式，以圓滿我們的靈魂目的。我們的身體會記得並保留體內的每一個經驗，然而，我們在前世經歷過的失敗、失望、虐待和功能不健全的模式，也可能在這一世重複出現。

我們大部分人都可以意識到自己的身體、心智和靈魂沒有合為一體。它們已經學會互相不信任。我們的靈魂會做出傷害自己身體的決定；我們的身體會抗拒部分的靈魂目的。我們的心智會儲存批判，而這更鞏固了自我破壞的模式。這三個自我之間的裂痕會隨著時間增加，直到現在。

療癒就是根據這種情節，修補身體、心智和靈魂之間的裂痕。唯有當這三種面向的自我都能結合時，才能達成顯化。除非這三者能夠和諧一致，否則靈魂會破壞身體，也會破壞心智，依此類推。

靈性療癒可能是唯一可以完成這個任務的工具，因為靈性療癒是運用這些分散面向之間的不可見的能量。在物質層面上，我們的本質或（稱神性本我）是由靈性化的物質構成的。當我們知道這個神性本源的

本質就是連結身體、心智和靈魂的核心能量或火焰，我們就開始療癒這三個「自我」之間的分裂（參閱圖表10.1）。這三種自我其實都住在我們的本質（神性本源的自我）之內。無論它們各自有什麼課題，都會透過靈性能量形成的不可見的線相互連結，同時會連結至神性本源。萬物都是由神性本源的能量組成，包括我們分裂的面向之間的空間。芭芭拉‧安‧布藍能在《光之手》描述這種信念：「整個宇宙都是不可切割的能量組成的動態的網⋯⋯因此我們不是從整體所分出來的一部分。我們是一個整體。」[3]

　　本質能量會透過兩種方式運作。它以一種混合的形式存在於每一個脈輪的核心中，在心輪能量核心是最強的，隨時準備好充滿能量。我常稱為精神／靈性或本質的內在自我，深深刻印著一些關於我們的本質的目的、需求和性格的資訊。我們可以說，我們真正的自我是被包圍在內心的圍牆裡，等待著被釋放，獲得自由。我們真正的自我正在等待有一天，我們的身體、心智和靈魂開始一起合作，而非獨立運作。

　　本我，或說靈性自我的另一種運作方式是包絡和圍繞著我們。它會把我們帶向外界。你要記住，我們存在於世上，其中醫個目的就是創造。我們想要演化，想要創造新事物，想要擴張，想要變得更有覺察力。這些渴望就是我們的本質能量，引導我們在物質層面上追求一種尚未達成的圓滿之境。

　　靈性的療癒包括幫助我們真正的精神能釋放，獲得自由，這意味著要認清，它早已是自由的。當我們的精神獲得釋放後，就能與我們的身體、心智和靈魂重新連結，才可以用和諧的方式來達成我們的目的。這個步驟帶領我們進入中期和進階的療癒階段（參閱圖表10.2和10.3）。

---

2 Talbot, The Holographic Universe, 215.

3 Brennan, Hands of Light, 25.

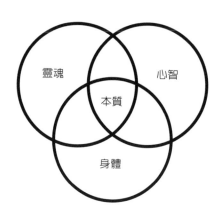

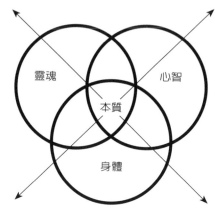

圖表10.1
大部分的身／心／靈連結

圖表10.2
包含本質表現的中期療癒階段
（類似活出我們的目的）

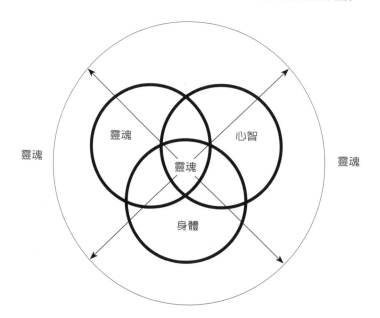

圖表10.3　進階療癒階段

靈性療癒也包括顯化我們的慾望，我們才能有更多的變化，勝過之前的變化。我們如果想眞正達成人生目的，就必須願意表現我們眞正的模樣，願意成爲我們必須成爲的模樣。

勞動、魔法和奇蹟

◎ 勞動

眞實地做自己可能是一個艱鉅的任務。我們都知道這個道理，也已經很努力想達成這個目標。我們這麼拚命卻徒勞無功，主要是因爲努力的方向違背了靈性的設計。靈性療癒和顯化我們的神性本源自我，理應是很容易的事。問題在於，大多數人的天生設計會導致事情變得困難。

理查・巴哈在《夢幻飛行》（*illusions*）講了一個故事，證明我們的天性會被困難而非簡單吸引。書中主角唐・席莫達（Don Shimoda）有如基督的化身，他曾問一群人，爲了德到開悟願意付出到何種程度。「我如果告訴你，你若想開悟，就必須努力工作，必須受苦，必須受懲罰，你願意嗎？」這群人齊聲回答願意。

他繼續問，「那麼如果我告訴你，你若想開悟就必須快樂呢？」這群人便一臉迷惑，還有很多人開始生氣。他們認爲，如果開悟如此容易，只要快樂就可以，這根本就說不過去。

我們每個人都內建「努力工作」的理想觀念。美國夢、清教徒嚴格的工作倫理，以及天主教強調的罪惡和羞恥，都是該觀念伴隨而來的產物。從國家領導者們身上也可窺見端倪，他們總是像無頭蒼蠅一樣難以找到正確的方法，用簡單省力的方式來創造和平。每種文化都有一套自

己的標準，其中大部分都有根深蒂固的想法：認為如果你想要開悟、成功、有成就，或只是做個普通的善良人，你都得辛勤勞動。

勞動是創造療癒和顯化的一種方法。勞動需要仰賴有形物質的生產和移動，才能造成改變。透過外在勞動造成的療癒可能有手術、吃藥、改變飲食或上健身房。勞動的具體內容可能是保有一份工作、寫履歷，打造我們想要的事業，或是實現我們的策略性計畫。

勞動儼然就是前側體內脈輪的現象。第一脈輪前側讓我們可以舉起、移動、攜帶或做任何身體的動作，其重要性足以創造改變。第二脈輪提供我們感覺，可以激發我們的決定和行動。第三脈輪會創造我們努力工作背後的想法。第四脈輪會讓我們建立一段讓我們具有生產力的關係，並為這段關係努力。第五脈輪會說出堅定我們的觀點的話語。第六脈輪可以讓我們看見必須改變的現實。第七脈輪會控制我們的思考。第八脈輪創造我們需要的業力或充滿教誨的經驗，以讓我們成長。第九脈輪會滋養我們的靈魂的功課計畫。第十脈輪會建造一個我們要使用的身體。第十一脈輪會激發我們的領導潛力，而第十二脈輪會幫助我們認清自己就是個人使命的主宰者。

每個改變過程必然都有具體勞動的成分。畢竟我們處於物質世界，因此在某些時刻我們就是得接電話、看醫生、寫信、吃飯、睡覺和洗澡，做一些諸如此類的事，以達到療癒和顯化的目的。問題在於，我們如此偏執地相信努力的效力，其實忘記、甚至不了解有兩種更有效的工具可以創造改變：魔法和奇蹟。

◎魔法

魔法奏效與否，牽涉到我們是否接納別人的幫助。當我們允許靈性替我們運作能量時，就能創造奇蹟。造成改變的三種通道——勞動、魔法和奇蹟——全都能將能量從靈性層面抽出到物質層面，而努力主要都

是源自於物質能量，靈性能量只是附帶。奇蹟幾乎完全只會運用不可見的、較高頻率的能量，像是更高層的領域。

　　魔法一半源自於靈性能量，一半源自於物質能量，或者是較高層領域和物質領域的混合。札克里‧F‧藍斯登對於魔法的描述與我的想法雷同，意即只要做點努力，再加上一些意外驚喜就會創造魔法。他主張魔法的運作包括五個步驟：直覺地接收一種想法，創造一個清楚的心智畫面，添加情感的慾望、添加生命力，最後置入一個稠密的物質性物質之中。[4] 我對魔法的探索也是類似的，唯一的不同是我會讓魔法與關係連結。

　　靈性的療癒和顯化其實比其他方式來得容易，因為這包括允許自己成為魔法和奇蹟的代理人。魔法跟奇蹟與神祕儀式無關，甚至和宗教儀式都沒關係。它們都是透過大自然的力量。我們的內在生來就具備關於它們的知識，以及它們擁有的能力。如果要允許魔法發生，就必須了解到，不是只有自己是物質和靈性世界之間的旋轉門，別人也是旋轉門。我們如果允許自己相信他人，他人就能成為媒介，將靈性能量傳到我們身上。

　　依我看來，魔法可能用許多形式展現，但總是透過別人而來的。當我們需要和一位長久失聯的朋友聊聊時，就突然接到對方的電話，這就是魔法的運作。當電話行銷員碰巧和我們分享我們正在找的資訊時，魔法就發生了。當一個朋友剛好說了我們必須聽到的話，或是當我們需要多一點收入時，老闆就意外地替我們加薪了，這就是魔法的存在。

　　魔法也可能存在於一些看似不會立即對我們有益的情況之中。我記得我的某輛車就經歷過三次很神奇的事件。我曾經要求神性本源幫助

4 Lansdowne, The Rays and Esoteric Psychology, 84.

我擺脫一部藍色的Plymouth老車，這輛車不斷地故障。我也曾請求神性本源幫助我賺錢，足以支付一輛新車的頭期款（我當時沒有額外的資金）。之後過了一個月，我就發生三次車禍。其中一次車禍是對方的錯，沒有人受傷；還有一次，只有我的車子毀損。最後一次車禍，車子整個報銷。我的保險公司不只收購了我的藍色老車，還付給我理賠金，夠我買一輛全新的車，而且順帶一提，這輛新車在三年內只花了我五美元的修理費用。

　　魔法是一種靈性療癒的力量，即使是利用人作為傳導工具。魔法的關鍵在於對人的信任。我不是要你天真無知，最重要的是知道誰值得信任，誰不值得信任。運用魔法最好的方式就是清楚知道療癒或顯化的需求，誠心負起責任，然後敞開自己，允許神性本源透過適當、安全的人來運作。

◎ 奇蹟

　　奇蹟顯然與神性本源有關。問題在於，很少人能在目前的生活中承認奇蹟的存在。除非我們對奇蹟抱持開放心態，相信奇蹟，並且能夠注意到奇蹟的發生，否則幾乎感受不到它的存在。我的理論是，我們大部分人的顯化和療癒，應該跟現況倒過來。我們的收穫有百分之九十來自努力，百分之九點九來自魔法，如果我們夠幸運的話，百分之零點一來自奇蹟。不過我認為，實況應該是百分之九十來自於奇蹟，百分之九點九來自於魔法，百分之零點一來自於努力。

　　我們若想敞開自己接受奇蹟，關鍵就在於正確地定義奇蹟。奇蹟可能是有助於我們前往目的或完整性的任何事物，而這都是由神性本源的能量引導的。我們必須停止堅信一定要透過某種方式或特定某個人，才能達成目標。我們不能再堅持跟自己廝守一生的人非得是美女不可，或是在上一個派對中遇到的男人。

　　我們不能知會宇宙,我們的書一定要被哪家出版社出版。請記住,人都有自由意志。你如果覺得一定要進哪家公司工作,唯有這樣才能完成自己的目標,那麼結果可能會令你大失所望。因為公司裡的每個人都有自由意志,他們可能拒絕你也可能會雇用你,也有可能是你順利進入了這間公司,卻發現自己很討厭這份工作。

　　我們如果因為執著於「如何進行」,因此封閉了我們的靈性,我們就無法讓自己的靈性去設計出一種真正對我們有利的狀況。我們可以表明自己的夢想和慾望,而我們也的確該這麼做。不過,要是我們繼續堅持特定的道路、人或過程,這只會限制我們的靈性自我、靈性能量、指導靈和神性本源自我的操縱能力。當我們表明自己的需求,遵守自己的通則,然後交由宇宙來決定「如何進行」,我們就進入了放手的狀態。當我們停止強求事情發生,而是任其發展,我們就能喚醒創造奇蹟的巨大潛能。

　　這些奇蹟,或有些人稱之為「恩典」,可能微不足道,也可能十分驚人。我曾親眼目睹過許多奇蹟,例如恰巧找到五毛錢,可以買一罐非常想喝的汽水,也許是癌症不藥而癒。我們之所以能注意到奇蹟,是因為我們對奇蹟已建立起信心。我們越相信奇蹟,就愈能得到奇蹟。信心與信任有關,這指的是信任別人、神性本源,還有強烈的渴望。依此看來,奇蹟是一種可以透過訓練讓自己得到的東西。

　　我在某班上做過一個實驗。參與者先列出一張清單,寫下他們希望在下個月實現的任何夢想或願望。然後我們先把清單放在一旁。接下來的任務就是忘掉自己的目標,改把注意力放在接下來一個月發生在生活中的奇蹟。他們必須寫奇蹟日記,記錄每一天發生的奇蹟。

　　經過第一個禮拜後,大部分的人都有類似的發現。他們很驚訝地發現,每天都會發生很多的小奇蹟。這些奇蹟包括當他們覺得很寂寞時,

有一隻松鼠就會停留在身旁，或是車子剛好在家附近的修車廠前故障。他們通常都不會注意到這些奇蹟。當他們更有覺察力時，他們就能認清這些現實的片段的真實意義。

　　我建議他們在接下來的一個禮拜，應該擴張自己的眼界，方式就是每天早上一起床時就請求一個奇蹟發生。他們不必決定該發生什麼樣的奇蹟。結果他們第二週報告的奇蹟至少比第一週多上十倍。這些奇蹟除了有一些小幫助，也有一些值得一提的奇蹟。例如有一位女士才剛因一陣大風躲進餐廳，隨後幫派少年就在街頭開槍火拚。

　　最後，我們把注意力轉回一開始寫的夢想和願望清單。我要求他們這些奇蹟製造者根據以下的規則來檢視自己的請願：

1. 達成這個願望，是否有助於我們的身、心、靈整合？
2. 達成這個願望，是否有助於我更愛自己或別人？
3. 如果達成這個願望，會傷害我與神性本源或神性本源自我的關係，我是否願意不要滿足它？

　　當參與者重新改變他們的願望後，我開始帶領他們接受「宇宙守護通則」的改寫。我要他們盡可能誠實地問自己下列的問題：

A. 我是否願意顯化我需要的療癒，以獲得我渴望的東西，同時透過顯化這份渴望來獲得療癒？
B. 我是否願意改變必須改變的事情，才能讓這份渴望成真？（這是這份請求之中的努力元素）
C. 我是否願意放下我對渴望應該如何顯化的形象和想法，任由顯化發生？
D. 我是否願意讓自己維持一種臣服和開放的狀態？
E. 我是否願意改變對自己的認知，如此才能更愛自己？
F. 我是否願意在願望的恩寵發生之前，讓自己快樂？

接下來整整兩個禮拜，我沒有遇見參與者，也沒有他們的消息。當他們最後一堂課全都聚在一起時，我實在太驚訝了！他們的報告也很令人大開眼界。在過去兩週，有一位女士獲得一個機會到其他城市行醫，她接受了。而她的願望是在其他城鎮找一個更有意義的工作環境。另一位學生在經過一連串的夢和揭露之後，終於可以平心靜氣看待長期受虐的課題。另一位女士在收到一些非主動要求的訊息，內容與一間學校有關，她就決定辭掉工作了。她當時想要的是職業的方向。諸如此類的回報還有很多。

一天三個奇蹟

奇蹟有許多方式，其中包括：

1. 我們沒有要求就獲得的意外事物。
2. 我們要求且得到的禮物。
3. 我們必須付出一點努力的恩寵。

我的兒子麥克曾經給了我一個意外但愉快的奇蹟。我們當時要開車去看牙醫。他預約了第一次補牙，但他一點也不想。他不斷鬼吼鬼叫，幾乎蓋過收音機的聲音。他堅持我們要調頭回家，改變方向，不要面對即將到來的酷刑折磨。最後，我跟他分享我第一次補牙的經驗，然後自顧自地說：「所以啦，麥可，我了解你的感覺。」

他回答：「不，你根本不了解。你已經老到不記得了。」

我想了一下跟他說：「好吧，但是上帝了解。」

麥克馬上來了一句：「不，祂不了解。祂連牙齒都沒有。」

　　我無言以對，但是神性本源可以回應。這時剛好有一輛公車，停在麥可坐的那一側，車身上印著斗大的字：「我了解的」。

　　有時奇蹟的降臨是因爲我們提出要求，然後接受。我有一位個案決定要求一天有三個奇蹟，然後期待奇蹟發生。他開始寫下要求。這些要求包羅萬象，像是客戶打電話給他，或是口袋沒有零錢時，有人送他一杯免費咖啡喝。經過一段時間後，他發現自己一天得到不只三個奇蹟。神性本源的富足是沒有極限的。

　　有些恩寵是需要反應的。我曾在我的小兒子加柏利身上體驗到這樣的奇蹟。他現在才一歲半。我懷胎五個月時，加柏利的靈魂就以天使的模樣出現在我面前。他散發光芒，預言會發生三件事。其中有兩件事在一個月內就發生了，另一件事在他出生後大約一年半時發生。

　　他告訴我的前兩件事很平凡，但第三件事與死亡有關。我看到一道閃電和暴風雨，然後被告知約在兩年後，他跟他的父親可能死於這場暴風雨。這位天使，也就是我的兒子，當時告訴我他的「眞實」名字，而這也變成他的中間名，我就繼續如常過日子。

　　前面兩件事就如預期般的發生，讓我不得不小心翼翼，不知道第三件會如何發生。然後在一個風和日麗的日子裡，我有一種很古怪的感覺。當時加柏利才一歲半，他的父親開車去托兒所接他回家。那種古怪的感覺越來越強烈。我也不知道爲什麼，就打電話給他父親，要他開慢一點。掛了電話後，加柏利的父親過幾分鐘後打電話給我。他告訴我，路上有一棵大樹倒了，就倒在他們前面。他如果沒有放慢速度，他和加柏利可能當場被壓死了。這顯然是上週的暴風雨，導致大樹鬆動了，就如之前預期的倒下了。

　　我如果想得到最後一個奇蹟，就必須與我的直覺和神性本源保持連結。我們有時必須尊重我們被賦予的感受、聲音、靈視和知識，才能

開放迎接奇蹟。

● 引導靈性能量的技巧：肉體與靈性療癒

我們可以在操縱靈性能量時應用勞動、魔法和奇蹟的概念。靈性能量最重要、同時也最明顯的傳遞工具，就是肉體本身。當我們運用肉體時，基本上是在滿足身體的需求。肉體的主要需求包括：

1. 食物。
2. 庇護所。
3. 衣物。
4. 空氣和水。
5. 觸碰與愛。

靈性能量可以透過任何的工具傳遞，療癒的問題或顯化的慾望不僅限於身體，也包括心智與靈魂。

● 食物

食物常扮演物質與靈性的雙重角色。試想一下，有多少文化的規範與食物有關。猶太教傳統禁吃豬肉，印度教禁止吃牛肉，許多北美原住民禁止不神聖的食物。相反地，也有很多食物被賦予靈性的力量。一些種族儀式常常會根據一些嚴格規定，決定該奉祭的食物。我在祕魯進行兩週的薩滿儀式時，曾經接受「艾卡洛」（icaro），這指的是藥師的淨化飲食。我不准吃鹽、糖和厚實的肉，只能吃一些有助於創造健康身體和開放心靈的食物。我在參加北美的「汗屋」祭拜之前，也被指示要禁食。一位哥斯大黎加的薩滿告訴我，在進行療癒之前，不能吃任何肉類，一定要吃山芋類食物。摩洛哥的魔法信仰則有一種繁殖食物的概念，稱為「基米亞」（kimia）。

每種文化都有靈性食物的傳統。你能想像復活節沒有火腿，或是感

恩節沒有火雞嗎？標準的美國文化傳統，會在進食前對食物祈禱。

　　我常讓個案以靈性的方法攝取食物，以解決身體的問題。這種技巧對於解決體重、身體形象和糖尿病，或一些會影響食慾或體重的末期疾病特別有用。我常鼓勵他們選擇其中一個靈性能量點作為焦點，然後特別去吃對該能量點有益的食物。

　　舉個例子，我曾有一位個案明顯超重。她從小開始，就會用吃來否認自己的恐懼。雖然我沒有告訴她，我們在運用一個實際的能量點，但我相信是「信念」這個點幫助她平衡恐懼。她開始帶著信心進食，說出這樣的肯定句：「我一直擁有自己需要的東西」和「我相信這個食物，可以滋養我的能力，讓我變得更強壯」。她也決定開始吃一些食物，可以讓她保持自信，而非一些「讓她迷失方向」的食物。經過一段時間後，她比較不會強迫性地進食，掉了一些體重，也終於開始一個飲食失調課程，準備解決自己的情緒課題。

脈輪	燃料	靈性訊息
第一	紅色食物，例如肉類、甜菜根、葡萄、草莓和櫻桃。	你值得保持活力、安全、強壯和熱情。
第二	橘色食物，例如山芋類、鮭魚、甘藷、木瓜和小麥。	你的感覺是好的、渴望的、令人滿意的。
第三	黃色食物，特別是玉米，也包括葡萄柚和南瓜。	你值得成功；你很聰明；你可以學會你需要知道的事。
第四	綠色食物，例如蔬菜和調味料。	你是被愛的，可愛的；你值得擁有健康的關係。

第五	藍色食物，例如莓果和香料。	你可以誠實，保持正直；你可以顯化自己的慾望；溝通是安全的。
第六	紫色食物，例如葡萄，還有引起幻想的物質，例如酒、菸草和有機可可。	人們會接受真實的你；你是在造物主的形象中被創造的；你值得做出健全的選擇。
第七	白色食物，例如歐防風（parsnip）、白蘆筍、魚、儀式性的物質。	你擁有獨特的命運；你與神性本源連結；神聖命運是存在的。
第八	黑色食物（以碳為基礎），像是酒精、咖啡、白麵粉和糖；具有意義的過去世食物（常是會引起問題的食物）；還包括膠質銀（colloidal silver）。	你可以為了指導和力量來利用過去；你值得擺脫過去，獲得釋放；你可以選擇一個新開始。
第九	膠質金、蜂花粉、蜂蜜；象徵靈魂的食物。	你注定往偉大的方向邁進。
第十	與土地有關的食物，例如堅果、穀類、馬鈴薯、草本植物和水。	你的身體是神性與大自然的交會點。
第十一	振動的物質，例如順勢療法的酊劑、茶和被祝福的水。	負面可以被轉化成為正面。
第十二	礦物質、維他命、較高質量的金屬，例如鉑和鈦；乳香和沒藥。	你具有完整的人性及神性。

你可以適量地吃一些不會讓你過敏，且與該脈輪有關的食物，以此強化它的能量。所有食物都帶有某種頻率訊息，可以改變振動頻率。以下是一些與各脈輪有關的食物，還有它們提供的能量訊息。

● 庇護所

自有人類以來，庇護所一直就是靈性成長的工具。我曾到過世界各地的聖所，也可以證明它們的力量。其中包括印地安人的大地穴（kivas），這指的是地下的庇護所，人們可以在此淨化、療癒、祈禱，並與祖先溝通。

日本的神社寺廟具有能量，可以拯救一個人的靈性，令其重生。我曾在猶太教教堂、德國的大教堂和挪威的中世紀教堂中做禮拜。我也曾踏足古代聖所的遺跡，這些地方經過幾百年後，仍然散發神聖的力量。在英國不列顛群島上也有一些原住民的古墓，這是逝者長眠的地方，可以回應後人的禱告。在希臘也有一些神殿，傳神諭者可以透過這些神殿傳達預言。還有一些瑪雅文化的洞穴，冥府的神會在此與物質世界的人們連結。其他的庇護所還包括遍及歐洲各地的古墓，以及在埃及和中美洲的金字塔。

不過，最神聖的居住地就是我們的家。我曾看過個案、朋友，甚至是我自己，因為考量周遭環境的神聖性而受惠。

我的個案吉瑞德是一位教授，他曾抱怨工作壓力太大，無法把工作做好。他把具有靈性的物品帶到辦公室，包括一些石頭和一張熊毛毯。他後來反應，自己的工作狀況和工作態度獲得明顯改善。

瑪莉是三個年幼孩子的母親，必須獨自面對日常壓力。她在起居室的一個角落設立一個「媽媽的地方」，她可以在這個地方冥想。當她待在這裡時，沒人會打擾她。這個地方讓她減少不少壓力。

　　另一個個案在家裡打造了一個庇護聖地，裡面有植物、漂亮的石頭，還有一個小噴泉，這是一個自然神聖的空間，爲整個家提供穩固且平靜的氛圍。

　　我也常提倡靈能地點和環境所代表的概念，這兩者之間的連結。根據亞洲人用來引導能量的風水學，你放在房間左後方角落的任何東西都會被強化。我鼓勵有富足課題的人在這個角落掛一個象徵他們祈求物的東西，像是一張戀愛的圖片或一枚錢幣之類的。我曾藉由這些方式，快速體驗到實質的效用。

　　當我們賦予食物和庇護所靈性的能量時，特別是與靈性能量點結合，就能促進療癒和顯化。最直接的方式就是改變飲食，改善我們的冤疫系統。我們可以消滅具有毒性的物質，改善健康。比較抽象的方式就是，當我們用具有靈性的食物滋養自己時，我們的肉體就會改變。當我們讓個人的居住的地方變成如聖壇般的空間，我們所有的想法，還有我們在家裡做的一切，都會成爲平靜的如實寫照。

● 衣物、空氣和水

　　衣物、空氣和水是能保有靈性特質及潛力的物質。我遇過一位女士，她不承認自己穿的衣服就代表自己，甚至不認爲她所穿的衣服取決於自己的心情，這令我難以置信。無論從出生、婚禮到喪葬，衣服和飾品一直都是儀式及其背後意義的一部分。空氣和水也結合了自然界的土元素和火元素。有些文化還認爲木頭和鐵是神聖的物質。當然，合宜的空氣和水，必然會影響我們的健康福祉。

● 觸碰／愛

　　身體最難以理解的需求就是觸碰。儘管很多人還是很難相信觸碰是一種需求，但是當我們想到靈性療癒時，我們通常會想到與觸碰有關

的職業。徒手療癒者一直把觸碰作為靈性傳遞的工具。很多療癒者都利用心智／意念的符號與靈性的能量連結。整脊師、針灸師、薩滿和巫醫也都會利用觸碰。甚至是美國醫學學會認證的醫療執業者都會仰賴碰觸；你可能會在下次年度健康檢查時注意到這一點。

當觸癒者有意識或無意識地將靈性能量導入身體內，然後再把能量收回，就能發揮最佳的療癒效果。我曾經看過簡單的觸碰技巧，就能清理身體、心智和情緒的課題，讓課題消失，或是獲得轉化。不過如果希望碰觸成為有效的靈性療癒工具，就一定要把碰觸視為通往神性本源的管道。

觸碰也是顯化需求的必備要素，所謂的需求指的是身體、心智、靈魂和神性本我的需求。一位藝術家觸碰石頭，將它塑造成一件雕塑品。一位商人觸碰電腦，準備一份報告。幾乎所有人都會與環境中的實體部分互動，才能創造、建立或製造我們需要的物品、形式或物質。

有人擔心身體的觸碰會造成更多的傷害。舉例而言，法律規定，精神科醫師不准碰觸他們的病患。性或肉體虐待的受害者通常會躲避碰觸，避免更多的創傷。不過相反地，我曾看過適當的碰觸可以合理地療癒情緒和肉體的傷害。我曾經透過徒手療癒，幫助個案讓生長收縮、減少腫脹，同時消除疼痛。我曾經要求個案透過刺激自己的壓力點，回想起痛苦的記憶，他們才能解決自己的課題。

我記得一個讓我獲得療癒的奇特觸療經驗。當時我正在貝里斯接受針灸治療，而療癒者的房間位於一個瑪雅文明的遺址。療癒者的名字是詹金斯（Jenkins），他在我的身上扎滿了針，然後點燃類似菸草的物質幫助淨化。他把這個東西放在我的腳趾之間。當我躺著「吸菸」時，我想起小時候曾經被香菸燙過。當我想起來時，我就獲得紓解，然後可以放掉這個記憶，我實際感受到這股隨之而來的緊張，在我體內消失了。自從那天之後，這種感覺再也沒有出現過。

我常提醒學生，觸碰不只是一種物理上的動作。由於每個人都是旋轉門，因此我們的能量也會觸及他人。我們的靈光和脈輪會與別人交互作用。我們的靈性能量點存在於線性時間之外，所以也常與別人的靈性能量點相互連結。我常對坐在房間另一端對個案進行療癒，每週也會與五至十位住在其他國家的個案，透過電話進行遠距療癒。他們很驚訝我居然能清楚地解讀他們的能量，彷彿他們就坐在我的身旁，這是因為我能觸碰到靈性能量點，從這個層面進行療癒。

食物、庇護所、衣物、空氣、水和觸碰，這些能滿足我們身體的基本需求，但我們如果能開放接受透過身體療癒過程中所傳導的靈性價值及能量，成效就會更加明顯。

● 心智和靈性的療癒

心智也會回應靈性的能量，也可以作為靈性療癒的工具。當我們考慮自己的心智需求時，我們會列出一張清單，不同於與身體有關的需求。我們的心智需求如下：

1. 學習。
2. 刺激。
3. 想法。
4. 適當的態度。
5. 功能性的信念，以做為以上需求的架構。

學習是一種顯而易見的人性需求。我們從小就會有一種與生俱來的求知慾。只要觀察童年時期密集的生長循環，就會發現只要提供一個充分支持、充滿刺激的環境，再加上穩固的學習機會，小孩就會迫切想滿足天生的成長和學習渴望。

學習會形成思想。我們從小就會慢慢形成觀念、想法和概念，把這些當成濾鏡，藉此了解這個世界，以及我們在其中的位置。這些想法部分

是由我們自己的內心世界決定，部分取決於我們對於周遭環境的認知。我們的內心和外在世界的互動，會決定我們的態度。

　　爲了朝正確的方向成長，我們成熟的心智需要資訊的輸入，這些資訊會把我們帶往健康與幸福。這也需要吸收、理解和散播資料的過程。我們可能會接收到健康有益的資料和支持，但是大部分的人也會接觸到一些資訊和系統，讓自己感覺很糟糕，或是對自我感到迷惑。

　　我們在長大成人後再來改變這種狀況，可能是一個緩慢又艱鉅的過程。我們可能必須回頭剖析過去的學習層次，才能全部重新來過。我們必須逐步地重新分析、重新評估、重新整合、重新形成每一種我們已經消化過的想法、態度、觀點或學問，一切從零開始。我們也可以轉向投靠魔法，避開大部分的困難，這也代表開放接受一些可以從現在開始幫助我們的關係。朋友、治療師和教育者很適合在這個療癒和顯化過程中擔任魔法師的角色。

　　還有一種更好的做法，我們可以開放接受靈性的資料和能量，讓神性本源的能量爲我們做到這件事。當我們開放接受這種方式時，正面的思考、態度和知識，都能爲我們所用。我們會被帶往資訊的源頭，滿足我們的需求。

● 靈魂和靈性療癒

　　靈魂是傳導靈性能量最明顯的工具。依我看來，靈魂工作背後的基本觀念就是疾病或欠缺都是源自於靈魂中的不協調。海格‧凱威特（Holger Kalweit）在《夢時與內在空間》（*Dreamtime and Inner Space*）提過，大部分以薩滿爲基礎的社會都相信「病因存在於靈魂體內」。[5] 一位小女孩曾與我分享，她說靈魂是「大於心或心智」；換句話說，除了靈之外，靈魂是我們最有力量的自我面向。

　　許多靈性療癒者相信，我們的靈魂應該替我們執行所有的療癒或顯化工作。許多原住民文化會直接對靈魂工作，套用靈性療癒的通則。我在這些文化裡學到的大部分的功課都與薩滿有關。當我運用一些跨文化的靈魂技巧時，我曾經見識過這些技巧如何展現功能，最後發生的結果常令我驚訝不已。我很幸運，可以親自拜訪其他國家的薩滿，但是不可能每天都與這些薩滿合作。這就是我為何認為，我們必須成為自己的薩滿。

　　靈性療癒也就是我們擔任自己的薩滿，或是協助別人運用這種能力。薩滿遊走於物質與靈性世界之間，才能協助人們療癒肉體及靈性的課題。我們如果願意與靈魂談話，無論是我們自己的或別人的靈魂，我們就能執行這種功能，變成靈魂的治療師或見證人。我們必須詢問靈魂到底需要什麼，才能在創傷之後自行修復，或是療癒與身體、心智或神性源頭分離的痛苦。我們也必須在各種不同的自我面向之間，重新協商新的運作關係。

　　我發現靈魂的損害，通常是來自於創傷、恐懼或不信任。靈魂需要用許多方式回應創傷。靈魂可能會分裂、變得軟弱或自衰。分裂的碎片通常會留在肉體的自我內，或是變得阻塞、遺失，或是緊附在過去世、以前的經驗或其他現實裡。當碎片離開身體時，肉體的自我就失去保護。一個碎片如果藏在身體的某個部位，那麼身體其他未填滿的部位，就會變得毫無戒備。一個碎片如果堵在其他的時段裡，或是在另一個人或物品之中，現在世的「你」就會莫名其妙地被保有這個靈魂碎片的時段、人或物品吸引。

　　創傷也可能導致部分或全部的靈魂離開身體。我常在被虐待的個案身上發現這種情形。就能量的角度來看，我會發現他們的身體或靈光

5 Kalweit, Dreamtime and Inner Space, 29.

裡有空洞。舉個例子，從一個精神分裂者的頸部往下看，都是空空洞洞的。我常看到精神分裂者的靈魂帶有牛奶色調，連在頸部以上的位置，有時會在頭頂上分裂成兩種或更多不同的形狀。有時靈魂會用這種方式留在身體裡，直到它被一種類似過去導致最初創傷的經驗勾住。此時，靈魂常會與身體分離，或是完全飛出身體，直到重新恢復平靜。

在薩滿的做法中，靈魂療癒的第一步就是確定靈魂目前的狀態。當我成為自己或別人的薩滿時，我常會檢查這個靈魂是否：

1. 堵在身體內某一個小區塊裡。
2. 與身體分離，但還是由一條線連著。
3. 分裂，不同的碎片留在不同的地方。
4. 藏在過去世或童年的經驗裡。
5. 被投射在未來。
6. 只有部分與身體連結。
7. 在身體裡完全原封不動。

當我們要找到一個靈魂的位置時，我們的薩滿自我可以用視覺的形式看到靈魂，或是感受到聽不懂的話語。有時我們會透過書寫，或者只是體驗一些感覺來進行溝通。我們也可以用同樣的技巧來修復或辨識身體、心理、靈魂和神性本源的關係。

我有時會請個案檢查自己的靈魂的位置，特別是當他們正經歷著許多恐懼、猶豫不決、挫折，或是正在努力解決童年課題時。我很清楚地記得一位女士，當她發現自己部分的靈魂被一條線懸掛在宇宙中，後來導致什麼結果。祂知道生命會很恐怖，所以拒絕進入她的身體。當她說服祂，讓祂知道她必須有祂在身體內，才更能與靈性的力量連結，她就把它捲繞至身體裡。她全身發抖了兩三天，然後告訴我，「我終於開始知道我是誰了！我從來沒有這麼快樂或這麼強壯過！」

　　當我們確定靈魂的狀態後，薩滿的工作就開始了。當靈魂生病、受到詛咒，或無法運作時，大部分原住民文化的薩滿都會運用靈魂療癒，可能是爲了整個群體，也或許是針對個人。

　　有時群體中的個人也會獲得療癒。許多原住民文化都是如此，例如澳洲的原住民、非洲的祖魯族（Zulus）和非洲的昆族（Kung）。像是昆族，他們有集體的舞蹈。一個舞者會透過跳舞達到「基亞」（kia）的狀態，這有點類似出神的狀態，可以讓他或她把「納姆」（num）往上拉至脊椎，納姆指的是一種沸騰的蛇的療癒能量。理查·凱茲（Richard Katz）在《沸騰的能量：喀拉哈利昆人的族群療癒》（*Boiling Energy: Community Healing Among the Kalahari Kung*）提到，他曾告訴可以控制這種能量的昆族人把「納姆運用在療癒上」。他們會在「基亞」的狀態時引入「療癒」（twe），因爲他們當時能「看到你必須拉出的東西，像是神放到人們身體內的死亡物品。你可以眞正地看見人們，就如他們眞實的模樣。」[6] 這些療癒者可以看到靈魂的課題，有時必須離開自己的身體才能抓回迷路或生病的靈魂。所以薩滿可以反映出我們的一部分，可以同時在兩個世界中遊走，而這是我們要達成眞正圓滿必須做的事。

　　我常爲個案做類似的團體治療。我最近爲一位自殺的女士進行團體的薩滿療癒。當她置身於溫暖和支持的人們之中，她離開了自己的身體，尋找自己的靈魂，結果發現靈魂蜷縮在神性本源附近，因爲太害怕，不敢進入她的身體。她說服靈魂進入她。結果我們接下來看到她劇烈地抽搐，脖子漲紅。她之前的疼痛和痛苦都消失了，想死的慾望也不見了。

　　靈魂工作的最後一步就是指派身體、心智和靈魂一個任務，藉此來消除它們的差異。我曾經指派的功課包括獲得富足的成果，建立穩定的

---

6 Katz, Boling Energy, 42.

婚姻、療癒一隻斷腿或是做一個決定。我最終的目的是想讓三者整合，這代表我希望三者具有一種整體性。我發現，這三種面向要是覺得自己聽到了、被聽見或被注意到，或是覺得自己是重要的，我們的決定就會自動創造出我們最高層的善／福祉，因為這三者更具整體性了。

當這三種面向越來越混為一體時，就比較難去分辨它們的聲音。此時，我有很多個案都說會聽到一種新的聲音，通常都很有智慧；或是他們開始擁有白光的經驗，在其中他們會看到或感受到神性源頭的白光的驚人力量。無論是哪一種情形，這些徵狀都代表本質開始慢慢以原始自我的形式出現。而這就是我們想要的結果。

● 靈性療癒能量的源頭

我會在靈性療癒或顯化過程的任何一個時間點，鼓勵一位個案直接與其中一個靈性能量體合作。把焦點放在一個靈性能量點或一個特定的脈輪、光束、通則和靈光層上面，藉此回應一種特定的憂慮，通常很有幫助。當然，聚焦在神性本源總是很有幫助的。這種聚焦可以照亮一個課題或憂慮的源頭，然後揭露解決的方法。這也可以讓我們從努力的層次，轉移到魔法和奇蹟的層次。

位於上方的能量點的力量非常強大。我個人在使用這些能量點時會非常小心，因為我非常敬畏它們。在幾年前，當我第一次嘗試三十二個能量中心的系統時，我曾經有一個經驗，讓我對潛伏在這些更高層能量點之中的力量深信不疑。

某個夏日，我臨時起意去散步。一開始周遭本來還有許多人，直到我走到家附近的河流轉彎處。就在此時，我被人攻擊了。我絕望地透過三十二個能量點呼喚神性本源的力量。攻擊我的男人就突然望向水邊。透過他的眼睛，我看到一個看起來很邪惡又恐怖的女人在責怪他。而從我自己的視線，我則看到了基督耶穌。攻擊我的男人跑掉了。我放眼望

去沒有一個人在附近。我一跛一跛地走回家。當我回到家時，一位護士正在按我家門鈴。她從某個人得知我的名字，「剛好」想順便拜訪我，看看我的工作。當她照顧我時，我打電話報警。附近剛好有一輛警車在巡邏。一位警官到我家，跟我說他也是一位療癒者，所以他就給了我「一針」的能量。我在當天繼續運用三十二個能量點，醫生本來說我的傷口要好幾週才能痊癒，結果兩天內就好了。我無法證明這個能量救了我，但這個經驗向我證明，召喚靈性能量的力量有多　強大。

● 靈性能量和脈輪

當我們把能量從高層的靈性脈輪及能量點，引導至較低層的脈輪裡，就會達到最顯著的效果。有位個案朵拉曾經告訴我，她藉由探索這些靈點，成功減輕了一個工作上的問題。朵拉多年以來和老闆的關係一直很緊張。某天她終於對我說，她一定要擺脫這種狀態。我們認為，她最主要的抗拒與她的心有相當大的關係；每當她堅持自己的權利時，她就會有罪惡感，覺得很害怕。當她把信念和智慧的靈點能量引入她的心時，我感覺整個房間都亮了起來，真的在發光。一個禮拜後，她就得到了一份新職位，在另外一位老闆下面工作。

● 靈性能量和靈光層

運用靈光層，有點類似運用能量中心系統。我再提醒一次，我們可以用比較困難的方式進行，像是尋找破洞、阻塞或抵抗的點。我們也可以用魔法的方式，尋找協助和補救，請求可以幫助我們療癒問題區域的關係。

要記住，靈光的外層與靈性接合，內層則是與身體連結。能量蛋的三層也與靈光場的不同層次交互作用。當我們直接或間接地透過能量蛋，把外層與內層連結在一起，或是透過一種想要接受正確的神性本源資訊或能量的慾望，把這兩者結合在一起，我們就能改變我們的能量系

統，進而改變狀況。

我在威爾斯（Wales）時曾有一次成功的經驗。當時我因爲飽受某種皮膚病所苦。於是我下定決心要讓神性本源的能量來幫助我，所以我只是聲明自己的心意，然後就放下了。接下來兩天的行程中，我一直被干擾，我還以爲是妖精來搗亂。有座橋似乎不見了。我某一段旅程中間的兩個小時似乎也不見了。

令人意外的是，我的車頭燈會閃。我在霧中迷路，不斷在同樣的點附近打轉。最後終於到了一個名爲「城堡鎮」（Castletown）的小鎮。在那裡，我把我的第一靈光層與外面的靈光層連結，利用引導式觀想來轉換它們對立的極性，要求它們分享對彼此的了解。

我突然發現，我身上長了一個約一吋半長的囊腫。回家後，醫生也無法確定那是什麼。我本來準備手術移除，不過我突然了解，我如果能引發它一開始的生長，應該也可以引動它的縮減。我把第一層和外面的靈光層連結至神性本源，扭轉它們的極性。結果囊腫在三十分鐘內就消失了，我一開始的皮膚問題也沒了。

透過靈光的另一個療癒機會，祕訣就在於打開光體。當我們在身體週遭打開這些獨立的、同心圓的光圈時，就能補充每一層的力量。

● 靈性能量與光束

靈性療癒還有一種方式，就是利用光束的強大能量。駕馭這些能量的力量及影響力，可以提供我們必要的能量，清除阻止我們無法完整取用靈性能量的靈性阻塞。我們已經討論過光束的各種特質。我們每天隨時都可以請求來自任何一種或所有光束的協助，得到任何形式的靈性指導，這種說法一點也不爲過。我們的請求越強烈，我們的需求越大，我們就越能清楚看待自己的需求，更快速地回應。

　　還有很多療癒和顯化的方法，都可以透過遵守「宇宙守護通則」或轉化的步驟實現。我們到底可以透過靈性工作療癒什麼？顯化什麼？只是自我感覺變得較好，還是更能與我們的高層自我連結？這些都不是答案。我們只要運用這些頻率較高的能量，就能開放接受療癒和顯化任何事，像是比較好的關係，一份好工作，身體更健康或一個新家。你何不嘗試幾次美好的經驗？

練習　寫奇蹟日記

1 寫下一週的願望清單。在一週之內,你想要看到生活中有什麼事物被療癒?或被顯化?你透過前面介紹的一系列問題,幫助自己定義這些願望,讓它們變得更精練,你才知道它們的確符合你最高層的善良。接著把這些願望放在一旁。

2 替自己創造一個「奇蹟日記」。每天晚上,記錄你看到或感覺發生的奇蹟。每天早上,你要請求奇蹟,幫助你的願望實現。

3 一週結束時,檢查你的願望清單和奇蹟日記。你在這一週有什麼進展?或是有哪些個人進步?願望如果沒有完全實現,你就檢查一下這些願望。願望是否太廣泛?或是太狹隘?它們真的呈現了你的心的渴望?或者只是你認為你想要的某件事物?

4 透過「宇宙守護通則」進入接受的狀態。重寫一次沒有實現的願望,不要設定時間,然後繼續寫你的奇蹟日記,直到你能自發性地請求奇蹟,發現奇蹟,並且由衷地感激出現在你生命中的奇蹟。

第 11 章

靈魂與療癒上的
能量索和其他能量束縛

　　我相信，我們面對的人生課題，有百分之八十都不是源於自己。這不代表我們不應該負責處理自己的問題。責任（responsibility）這個字的真義是「回應（respond）的能力（ability）」。因爲我們是靈性的存有，天生就有能力回應自己的療癒需求，有時還能回應別人的需求。我們大部分的問題都不是源自於自己，接受這種想法，可以讓我們放下羞恥和分離的感覺，這常會讓我們甚至無法去正視我們的課題，更遑論去面對和放下它們。

　　其他人的能量或課題會轉移到我們的身上，其中最主要的方式之一就是透過能量束，這指的是在能量領域中形成的細絲或綁定，像是在現實的乙太層、星光層或心智層，它會妨礙我們的能量結構，因此會限制我們的身體、心智、情緒和靈性的健康。試想一下「束縛」這個字，你大概就能理解爲何我們不想要能量束，即使我們認爲它可以幫助我們。我們靈性自我中的任何限制只會導致匱乏，這指的是繁榮、關係滿意度、健康或是職業樂趣的不足。

　　我們將在這一章討論能量束縛的主要元素，包括它們的來源、存在的理由，還有各式各樣的能量束縛。最後的練習可以幫助你在各種類

的靈性源頭中，確保你獲得幸福、健康和喜悅，而非變成奴隸或導致精神的碎裂。

關於源頭

精神／心靈源頭是精神性物質的來源。你可以和許多類型的能量及存有接觸或溝通。它們可能是有生命的，也可能是無生命的，其中可能包括：

靈體（或神靈）：帶有靈魂的存有，但不是一個肉體或一種形式。

鬼魂：徘徊在世上的死去的人或動物的靈魂。

幽靈：另一個層次的存有，以某種形狀投射在人世間。

能量：構成任何無生命或有生命物體的電荷，讓該物體變得可以辨識。

意識的存有：沒有肉體、只有智力的存有。

惡魔：掠奪他人以達成自己目的的能量、實體或存有。

天使：一種階層的存有，擁有精神但沒有靈魂，除非它們選擇化為肉身。天使代表神聖的真理。

自然世界的存有：自然生物內含的精神，或是存在於超自然領域中的存有。

星際的存有：源自於星星（或是在星星裡的）或其他行星的指導靈，以及可以提供指導和愛的空間。

大師：活著或死去的存有，根據某種特定的專業或執行某種明確的服務，藉此協助人們。他們不一定曾經生而爲人，不一定曾經活過。

阿凡達：可以保留身體的存有，但不會死亡，才能保留身體。

自我的各種面向：我們的性格的次要元素，其中包括精神的，或是永恆的、永遠健康的自我；靈魂，這個部分的自我可以透過經驗，一世又一世地累積學習；心智，這個部分的自我可以保留信念和想法；還有身體，這就是感官的自我。在身體內還有內在的小孩，這個部分的自我通常保留在一種創傷的情境中，需要拯救和療癒；天眞的小孩，代表我們如果沒有受傷，就可以擁有的童年；神性的自我，這個部分的自我知道自己是神的孩子，可以根據這種信念而活；原始的自我，代表我們基本的身體天性和生存需求；小我，這會強化我們的個人身份認同和需求（這也被稱爲性格）；大我，這一部分的自我知道我們的靈魂任務，也已經徹底完成了這個任務；高我，這會與我們的精神/連結。

我們可以從這些許多其他類型的存有和實體獲得能量供應，或是與它們建立連結。大多數的人都有指導靈，這些帶有正面動機的實體會陪伴我們一輩子。我們通常都有一個男性和一個女性指導靈。其中一個通常曾經身而爲人，一個則是來自乙太或天使的國度。它們會與我們合作，憑著直覺幫助我們實現我們的靈魂約定，同時達成我們的靈性目的。

然而，我們也很容易受到負面的影響。這被稱爲「干擾」，這會阻擾我們實現靈性的任務。干擾可能來自在世或過世的人，也可能來自下列其中一種存在的領域：

自然世界：這個世界主要會運用感官的能量，而精神/心靈的運作方式就像一種加速版的感官。

神靈世界：更崇高的靈、神性和一切萬有。

靈體世界：包括目前這個時空之內或之外的次元、層面、空間或時間，其中容納了實體、能量、意識或其他的存有或形式，而它們是有生命的，可以溝通。

反世界：這是次元的折疊，可以保留在物質性宇宙中找不到的或是與其對立的東西。

能量領域：包含只能以能量運作的層或次元，還有存在其中的存有或意念。這種現實會與更大的靈的世界交接，而在某種層次上，是屬於靈體世界的一部分。然而，有一些能量波的平臺中缺乏意識的存有，甚至會在靈體進入其中時，把它轉化成純淨的能量。

除了這五種層次的現實，我們也存在於四種通道之內，四種覺知的層次之中，這些加起來會變成一個更廣泛的現實，其中的天與地再無分別，都是一樣的。這四種通道會包圍五種層次的現實；這四種通道分別是元素或物質的、力量或超自然的、想像或創造性魔法的，還有神性或天上的。

無論在任何時候，我們可能憑直覺知道我們的母親正在想什麼（自然的世界），知道天使對我們唱過一首歌（靈體的世界），知道在平行的宇宙中還有另一個自我存在（反世界）。我們想要確定，我們是從負面的輸入中過濾出正面的部分，從有害的能量中獲得幫助，從壞的實體中獲得好處。

能量束縛

我們有時會與其他人（不管是活人或已故的人，可能來自任何層次的對象）建立短期的能量連結，才能完成一個目標。母親天生就會與自己的孩子形成一條能量索，這是一種雙向的能量流動。母親會透過這條能量索，感受到孩子的需求，同時傳送愛。這條能量索會隨著時間消逝，一開始是在孩子六個月大時，然後是在十八個月大時，到了三歲時會徹底消失。然而，這條能量索有時也會有不健康的能量交換。

想像一下，如果一個母親不想要她的孩子，她可能在潛意識裡提供孩子最基本的生命能量，自己則能從孩子那裡得到完整的生命能量或是忠誠、終身的奉獻或靈性禮物。這條能量索永遠不會消失，因為雙方都覺得必須擁有對方才能生存下去。所以這會變成一種共依存的能量索，對雙方造成傷害。共依存的能量索會一直延續，穿越生死，變成這個孩子所有重要關係的典範，包括友誼和愛情，甚或是職場上的工作關係。

能量索和共依存的能量索也存在於生者與死者之間。我們的靈魂可以帶著它們，穿越一世又一世，甚至在活著的時候，將它們與靈體或實體締結，建立關係。

我曾遇過一位個案，她在還是孩子的時候，曾與一個惡魔建立共依存的能量索。她的父母有嚴重虐待傾向，她也沒有任何朋友。當時有一個惡魔來找她，答應當她的朋友，並且承諾會永遠陪伴著她，條件是她要給予它生命的能量。這個共依存的能量索進入她的第一脈輪，從這裡抽取生命能量，轉傳給惡魔，這個惡魔現在已經擁有可以留在物質領域中的物質力量。而它就給予她一些建議，作為交換——當然也不是什麼良善的建議。每當我的個案遇到一個好人，或是跟某人變得親近時，這個惡魔就會在她耳旁低聲警告她，托夢給她，在夢中把對方描述得很暴

力。當我們釋放這條能量索後，與這個惡魔切斷連結，讓惡魔與神性建立連結，神性最後用無條件的愛讓惡魔徹底消失，她對這個惡魔存有的依附就停止了。她的不快樂和耳邊的呢喃也消失了。

　　這裡還有許多束縛，或是像繩索一樣的限制。我們的靈魂、心智或身體可能會帶著它們，而它們通常都會鎖在我們的一個或多個脈輪之中。它們會限制這個脈輪完整發揮功能。這些束縛如下：

1. 能量索——限制關係、導致模式的能量連結。能量索就像是兩個人或是更多人之間的合約。

2. 詛咒——一個靈魂對另一個靈魂施加的能量限制，導致被施加的靈魂減少力量和效率，同時吸引來具有破壞性的機遇。詛咒常常會限制富足，抗拒正面的關係，導致疾病和悲劇。詛咒常常是黑魔法女巫和巫毒專家的領域，它可以世代相傳，進入新的生命。我曾經遇過一位女士，她帶有來自曾祖母的世代詛咒，詛咒的內容是每一個進入這個家族的男性都會以激烈的死亡方式結束生命。她已經失去三位丈夫。她的女兒也各自失去了兩位丈夫，其中一個女兒的第三位丈夫還得了重病。這是上一代一位被拋棄的情人下的詛咒，我們解開了這個詛咒，她生重病的女婿活了下來。此後，家族中有另外兩位女性再婚，婚姻都很幸福。

3. 共依存的交易——這種協議會讓一個靈魂同意以取悅別人為前提，因此忽略自己的需求。

4. 生命索——第一脈輪的能量索會與我們體內的某一部分有關。這通常會從一世傳到下一世，導致我們透過目前一種戲劇性表現，重演過去世的創傷。舉個例子，我有一位個案在過去世，曾被一位愛人激烈地殺死。到了這一世，每當她與一位愛人親近時，她總感受到她在那一世死時的精神症狀，她會疼痛、流鼻血，心跳過快。我們讓她釋放過去，把她的靈魂完整引入現在，

之後所有的問題都停止了。我常在關係的課題中看到生命索，但也會在自閉症和精神分裂患者身上看到，這是因為部分的自我被困在某一處，所以不可能在這一世完全發揮功能。

5. 心智和情緒的據點——心智的據點通常是兩種或兩種以上信念的不健康的連結；情緒的據點通常是至少一種感覺和一種信念的不健康的融合。我之前已經介紹過據點，它們的運作方式就和束縛一樣，是一種內在的限制。

6. 能量記號——能量記號就像在一個脈輪的區域上方有一個黑色或紅色的X。這個X也會反映在對應的靈氣場。它會透過能量的方式，告訴別人用一種特定的方式來對待我們，像是毫無價值或不值得擁有金錢、愛或愛慕。

這些際遇可能會導致下列的騷擾不安，其中許多都與靈魂碎裂或傷害的概念有關。我們已經在第十章介紹過這些概念。

附身：被另一個靈體或另一種能量控制。

衰退：其他人或事俘虜了我們的一部分。

迷戀：另一個人的想法或感覺堵在我們裡面，在裡面造成「執迷」。

憂鬱：我們某一部分的能量無法被觸及，困在我們的體內或外面。

壓抑：另一個人的能量（或一個靈體）在抑制我們。

退讓：我們為了滿足自己的需求，不斷放棄對自己而言重要的東西（或是與別人交換能量）。

● 寬恕的角色

對於生命中許多事情，我們都會一直緊抓著過去的情境不放，因為

我們不願意原諒別人或自己做出的決定。「寬恕」意指釋放過去沒有達成的事,如此一來,才能敞開心胸接受未來能達成的事。

　　為了釋放能量的束縛,我會鼓勵個案憑直覺去追蹤能量索、印記、執著或協議,直至找到源頭。當他們到達源頭時,最重要的是去感受任何當初所沒有感受到的感覺,然後憶起自己對於自我、他人、世界或神下的結論。於是我現在可以向神祈求,這可以讓我用不同的方式去看待這個情形,放下這個束縛,同時獲得提升生命的信念。

　　就能量層面而言,要釋放一個束縛,就得用純淨的白光或無條件的愛穿透它,直達源頭。舉個例子,很多人會透過第五脈輪的後側保有對父母親的束縛。母親的訊息會透過身體左側進入,父親的訊息會透過頭部進入。我們把寬恕或白光送回到這些束縛,便能讓我們變得完全自由。最重要的是要開放接受新的訊息,才能補足這個空間。當我們提出請求時,神永遠可以替我們做到這件事。

● 守護靈:防止干擾,確保愛

　　守護靈是由「神」指派來保護你、引導你。守護靈可能是「神」或任何神聖化的存有,可以捍衛你的界線和靈魂,只邀請對你有利的事物進入你。一位守護靈可能肩負許多任務,其中包括:

- 管理我們體內和體外精神訊息的流動。
- 決定哪些靈體和靈可以與我們溝通。
- 選擇哪一種個人的祈禱和問題,應該被指引到哪一個外界的源頭。
- 幫助我們注意一些來自精神和感官源頭的必要訊息。
- 培養自尊和能力。
- 幫助我們以溫和的方式學習我們的功課。
- 吸引和召喚幫助、能量和支持性的靈體。
- 當我們可能傷害自己或別人時凌駕於我們之上。
- 幫助我們與神連結。

●鼓勵我們療癒自己的課題。

　　當在判斷一位守護靈或其他的靈性存有的接觸是否合格時，我們有時會尋找直覺性的靈感；但其他時候，守護靈就直接找上我們了。你如何分辨，什麼值得注意，什麼不值得？更重要的是，什麼是危險的，什麼是有幫助的？關鍵就在於源頭是否合乎該有的特徵。當我們在判斷守護靈的候選者或任何靈性源頭是否可靠時，可以在一開始就徹底地分析它。這將可以告訴我們，我們是否適合。你可以利用下列的練習，找到一位守護靈或其他的靈性源頭。

練習　尋找並判斷守護靈 或其他精神性源頭是否合格

1 找到一位守護靈。

A 先找一個安靜的地方獨處，確定在練習期間不會被干擾。現在深呼吸，讓自己穩定下來，集中注意力。先建立精神的界線，然後完全打開你的脈輪，設想你要與一位守護靈相遇。把你的注意力集中在第五脈輪或喉輪，要求神讓你與一位守護靈或指導靈建立連結，它們可以當你的天界過濾者，以及心靈資訊的解讀者。你可以透過你的想法，或是透過你選擇的祈禱形式，大聲地請求。

B 現在要求神引導你遇見指派的守護靈，幫助你憑著直覺地看見、聽見並感受它。

C 如果你對於這位代表神的存有，還有你個人的需求及興趣非常有信心，你就繼續與它溝通你的問題，你也可以決定是否希望這個存有在日常生活中擔任你的守護靈，然後再終止連結。你如果決定要讓它擔任你日常生活的守護靈，你們就要討論各種方式，可以更加促進這份靈性的關係，然後結束你們的溝通。但你如果還有其他考量，就運用接下來（2）的練習，在你與這個守護靈鞏固協議之前，先確認它是否合格。

2 確定一位守護靈和其他精神性接觸是否合格。

你要進入冥想狀態，讓自己穩定下來，集中注意力。然後打開你的脈輪，詢問你自己的靈或神一些問題，以揭露這個源頭的本質和可靠性。你可以利用接下來的問題進行討論：

A 你可以先在冥想的狀態中，詢問自己的靈或神這些問題。

　　a. 這個源頭的本質和來源為何？

　　b. 這個源頭是內在或外在的（是在我之內或之外）？

　　c. 這是有生命的或無生命的？

　　d. 這些輸入是來自哪一個現實層次？

　　e. 這些揭示是哪一類的存有或源頭？

　　f. 這個源頭是否可以證明它是來自神？

B 你可以問任何問題，幫助自己去感受這個源頭的性格、運作方式和來源，然後繼續問一些問題，揭露它的可靠性、倫理標準和有效性，例如：

1. 這個源頭想要讓我知道，它想展現什麼？揭露什麼？或是變成什麼？

2. 我應該信任或相信它的意圖嗎？

3. 我可以短期信任它，長期信任它？或是可短可長？

3. 我如果聽從它的建議，最可能發生什麼結果？

5. 如果神要向我展現這個源頭的本質，我能明白些什麼？

6. 這個源頭是否符合本章列出的必要條件？

第 *12* 章

運用身體：關鍵點

　　當我們在進行療癒或顯化時，最有幫助的身體技巧就是把注意力集中在脊椎。我們所有的能量體都與脊椎連結。體內能量中心的前側和後側都與脊椎連結。光束會透過與脊椎的接觸進入，靈光層會與脈輪連結，而這都會在脊椎上排列校準。脊椎會追蹤我們童年發育的課題。脊椎是所有肉體療癒的實際支柱。

　　脊椎也是連結肉體和靈性能量體的核心點。我已經發現一種系統，同時善用它，效果良好。這叫做關鍵點系統（Key Point System）。這個系統的概念就是三十二個能量中心都會與特定的脊椎骨連結，還會有一種額外的能量與最上方的脊椎骨連結。

脊椎是關鍵點的基礎

　　關鍵點系統的基礎就是，脊椎就像是我們整個能量系統的終身員工。脊椎的結構也支持這個觀點。從前方看，脊椎就像是兩個金字塔的底座相連。上半部是由頸椎第二節到腰椎最後一節，下半部是由薦骨和尾骨組成。格雷氏解剖學（Grey's Anatomy）認為上方的金字塔是由三

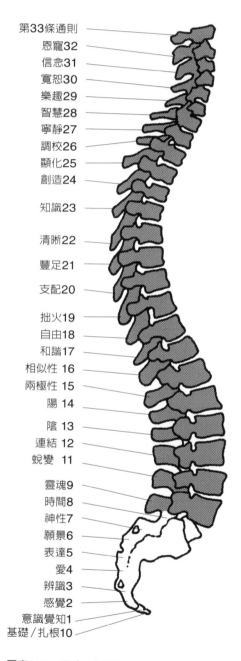

第33條通則
恩寵32
信念31
寬恕30
樂趣29
智慧28
寧靜27
調校26
顯化25
創造24
知識23
清晰22
豐足21
支配20
拙火19
自由18
和諧17
相似性 16
兩極性 15
陽 14
陰 13
連結 12
蛻變 11
靈魂9
時間8
神性7
願景6
表達5
愛4
辨識3
感覺2
意識覺知1
基礎／扎根10

圖表12.1　三十二個脈輪與脊椎（由上至下）

個小金字塔組成的。就實際層面而言，金字塔是地球上最穩固的結構之一。就抽象意義而言，金字塔常被認為是魔法的構造，是一種可以透過它來傳達並落實能量的形式。我們的脊椎可以拿來運用這些實際和抽象的能力，因為它連結了物質與靈性。就療癒和顯化的理由來看，還有哪一個身體部位比脊椎更適合運用呢？

就整體而言，我相信這些能量中心會與下列的脊椎骨連結（參見圖表12.1）：

我們可以用一般或抽象的方式來運用脊椎，像是把手放在體內脈輪的位置，或是把注意力集中在特定的脊椎骨，以清除一個特定的課題。我們也可以運用脊椎的某個部位，對某一種特定種類的課題發揮影響力。我們必須先認識脊椎的每一個部位，才能更了解這個系統，還有完整的人類能量系統。

● 尾椎

我們在母親子宮內時，尾骨就會開始分裂，在年幼時，會形成四塊尾椎。當我們還年幼時，體內共有九塊尾椎及薦椎，等我們長大成人後，這些骨頭會形成變成兩塊更大的骨頭，其中五塊會形成薦骨，四塊會形成尾骨。（參閱圖表12.2）

尾骨是我們脊椎最基本的部位，是由四塊脊椎骨（又稱「尾椎」）形成。第一塊最上方的尾椎是最大的，第四塊最下方的尾椎是最小的。尾骨具有重要的身體及抽象功能。大部分的生物學家都認同，尾骨可以幫助我們平衡，提供保護作用。就抽象意義而言，我認為尾骨與我們最基本的自我有關，也與生殖能力有關。

脊椎最尾端也就是第一塊尾椎，與我們的第十脈輪有關，幫助我們在現實扎根，也是紅色拙火能量的進入點。

脊椎區塊	脊椎	連結的能量中心
尾椎	第四節（最低的） 第三節 第二節 第一節	第十脈輪 第一脈輪 第二脈輪 第三脈輪
薦椎	第五節 第四節 第三節 第二節 第一節	第四脈輪 第五脈輪 第六脈輪 第七脈輪 第八脈輪
腰椎	第五節 第四節 第三節 第二節 第一節	第九脈輪 第十一脈輪 第十二脈輪 靈點十三 靈點十四
胸椎	第十二節 第十一節 第十節 第九節 第八節 第七節 第六節 第五節 第四節 第三節 第二節 第一節	靈點十五 靈點十六 靈點十七 靈點十八 靈點十九 靈點二十 靈點二十一 靈點二十二 靈點二十三 靈點二十四 靈點二十五 靈點二十六
胸椎	第七節 第六節 第五節 第四節 第三節 第二節 第一節	靈點二十七 靈點二十八 靈點二十九 靈點三十 靈點三十一 靈點三十二 靈點三十三條通則

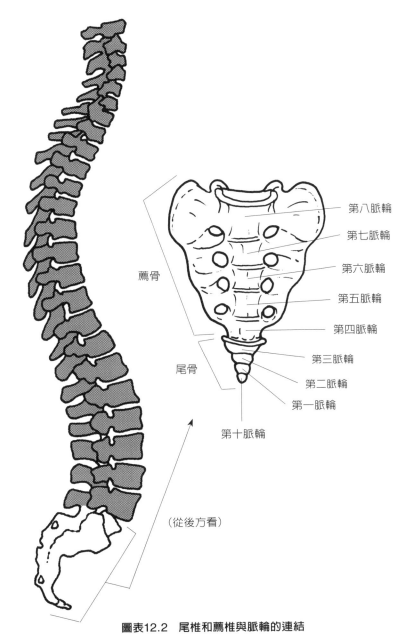

圖表12.2　尾椎和薦椎與脈輪的連結

尾骨和薦骨依序反映靈光場的脈輪，其中第十脈輪位於第一脈輪和第二脈輪中間；
這些脈輪和對應的脊椎骨管理俗世和具體的課題；第九脈輪是腰椎的一部分，
象徵一個轉向更靈性的能量的開關。

　　紅色或蛇一般的拙火，基本上與尾骨有關。我們也可以透過第十九個靈性能量中心「拙火」找到拙火，透過這個能量點，我們能接收未稀釋的原始生命能量。拙火是所有生命發育階段的必要元素。它會在我們的母親受孕時釋放啟動，在我們生命初期時，維持我們的生命力。它會喚起我們的性慾，賦予我們身體能量去達成目的。我們可以透過第十脈輪和第一脈輪，接收到某一種面向的拙火，也就是紅色拙火，這可以滋養我們的物質自我。

　　男人和女人會用不同的方式處理紅色拙火，即使這股能量的進入點是一樣的。我發現男性能量系統通常都是朝第一脈輪的成就努力。大部分的成熟男性會把身份意識集中在與肉體意志力有關的成就，其中包括性、物質和肉體的超凡能力。當一位男性完成扎根的過程後，這通常發生在三十五至四十二歲第十脈輪發展最集中的時期，就會出現一種召喚，必須超越對第一脈輪的重視。男人通常會在五十六歲重返回到第一脈輪的循環時，完成這種超越。

　　西方社會對於第一脈輪的偏見部分是源自於文化，但這也融入在選擇成為男性的靈魂之中。第一脈輪的能量極為重要；它負責建立家庭、城市和國家。它也會淪為暴力和虐待行為的動力。我一次又一次地聽到四十多歲的男性個案跟我說，他們有多麼害怕變得成熟，因為這意味著他們必須面對自己被傷害的感覺，甚至更糟的是，面對傷害別人的感覺。

　　我認為就是這種恐懼，加上一些文化和家族的阻礙，導致許多神祕主義者抱怨允許拙火升起的危險。其實還是有一種普遍的概念認為，如果沒有妥善控制拙火的啟動，可能會傷害心理或靈魂，甚至令一個人喪命。李德彼特認為，「如果沒有來自某位上師的明確指引，任何人都不應該嘗試拙火……因為這會帶來的實質上的危險，而且非常嚴重。」[1]

　　如果大家還記得，大部分的神祕主義者都是男性，他們說話的對象也都是男性，這種信念就很合理了。因此，大部分的警告都與男性喚醒拙

火的經驗有關。當拙火通過第十脈輪，進入尾骨的底部時，它會刺激整個第一脈輪的區塊。這可能會刺激的任何未解決的原始的、母親的、與性有關的或成功的課題，而在以第一脈輪為重心的人身上，這可能會導致爆炸性的影響力。

男人最終需要將他們的力量核心和拙火過程，從尾骨轉移到第三脈輪，這裡是由背部（胸部）掌管的。這個轉變會牽涉到處理第八節胸椎的拙火，這裡不僅可以輸送肉體的拙火，也可以輸送靈性的拙火。第八節胸椎是拙火靈性能量的鎖入點。這種轉移也可以讓男性正面地面對任何儲存在第三脈輪的自我或低自尊課題。唯有透過適當利用拙火的力量，才能實現真正的個人力量。

我曾遇過一些男性，他們已經開發了自己的拙火。其實我曾在一天之內目睹三位喚醒拙火的男性。他們每個人都因這股能量的升起而變得狂暴。身為女性，我覺得他們激烈的嘶喊、性暗示和顫抖十分嚇人。身為一位療癒者，我強迫他們把這股蛇的能量直接帶往第三脈輪，協助他們在那裡開啓脈輪的能量點。接下來，我把它們導向了另一種形式的拙火，也就是金色拙火，這可以透過頭上方的脈輪取得，並透過第七脈輪進入身體。（參閱「頸椎」部分）。基本上，我是在協助他們把紅色和金色的拙火交纏在一起。我一這麼做，他們馬上就冷靜下來。根據他們的反映，接下來幾週，他們覺得能量增加，能覺察到天賦和目標，還有一種新的穩定感。

女性也可以透過最底層的尾椎來利用紅色拙火，但是許多女性根本沒有完整開啓過這股能量。這部分是因為社會針對女性性慾的偏見，還有壓抑女性追求物質成功的文化條件。宗教的觀點也強調女性的基本

---

1 Leadbeater, The Chakras, 81-83.

天性是邪惡的，這當然無助於追求物質。我發現，當一位女性允許自己的紅色拙火進入時，她的運用的方式必須與男性不同。她如果沒有運用不同的方式，就可能經歷我的一位個案曾經遭遇的危險。

　　貝絲是一位年輕的母親，育有三名子女，多年來一直扮演著典型好女孩的角色。她的丈夫是律師，很少待在家裡，因此她常覺得很寂寞。有兩件事促成她的拙火開啟。她首先想起性虐待的回憶。她在跟我和一位有執照的專業人士諮商兩年後，能用比較完整的心態去面對這些創傷。她不斷地告訴丈夫、朋友和我，她越來越渴望有人陪伴，但是她的丈夫不把她的話放在心上。她後來遇到一位摩托車賽車手，她體內每一個性細胞都突然活了起來。她的拙火升起，令她瘋狂。她甚至有一晚在大半夜離家，跑到數百公里外的地方見這位賽車手。

　　尋求一位男性來應付升起的拙火，對貝絲並無幫助。如果要她嘗試把這股能量躍升至第三脈輪時，只會阻礙她找到自己真正的力量，也就是所有女性都擁有的創造力。這種力量潛伏在子宮內，也就是第二脈輪。如果讓她單純享受第一脈輪的甦醒，將會危及她的社會地位，以及身為母親的法律權利。貝絲學著用比較成熟的方式來處理自己的能量，儘管她心中仍充滿掙扎。她開始寫一本書，適當地引導並利用這股笨拙的第一脈輪能量。

　　對於男性而言，第二脈輪顯然很重要，但這裡也是女性最基本的核心。就如印地安巫師唐望的學生拉戈爾達（La Gorda）向卡羅斯・卡斯塔尼達（Carlos Castaneda）解釋，女性力量的方法「必須來自她的子宮，因為這就是她的核心。」[2] 在卡斯塔尼達的書裡，常認為女性比男性更有力量，因為子宮身為女性的力量中心具有極為重要的意義。但也因為戰士主義的祕訣就是無形的，無私的，女性就擁有了另一種優勢。就如唐望的另一位學生芙羅琳達（Florinda）說過，「我身為女人，這讓我有極佳的優勢，我沒有應負的責任。」[3] 女性在社會的地位是無形的，這

反而可以讓她們獲得解放，走上力量的道路。

　　一個女人的拙火最後必須比男人更需要被形塑整合進入自己的身體裡。我認為這種想法是有事實根據的，因為隨著歲月增長，女性的尾骨傾向與薦骨結合為一體。這種融合會讓她把重力和身份意識的焦點放在她的生育中心。她必須從這裡不斷地吸取能量，應付日常生活的需求。當月經的自然循環加重了這種需求，必須從這裡不斷獲得能量更新，她顯然需要一個強大的能量源頭。紅色拙火必須滋養這個過程，也許這就是拙火一開始生成的目的。珍妮特‧巴拉斯卡斯（Janet Balaskas）在《蛇的開展》（*Uncoiling the Snake*）提到，拙火的能量是屬於女性的，女性「透過流血與生育的生物過程」擁有這股能量。她的觀點是「拙火是我們的力量、勇氣、精神心靈力量和創造力的基礎」，這更加強調了一個概念，拙火一定要能為女性的第二脈輪添加能量。[4]

　　當紅色拙火的生命能量經過初期的四個階段，這是由四塊尾椎象徵，我們會完成個人的以及神性本源的物質能量最初的進入管道。

● 薦椎

　　我們現在繼續走到下一個生長階段，這是由脊椎的薦骨部位代表。對於女性而言，這裡是力量的區塊。對於男性而言，這裡是感覺的區塊。

　　薦骨或臀骨是由五塊脊椎骨（薦椎）的結合而形成（參閱圖表12.2）。就整體而言，薦骨這個區域包含身體的第二脈輪的位置。它會形成保留「氣」（也就是生命能量）的聖杯，這股能量是從第一脈輪傾注而入的。對於男性和女性而言，這個區域具有不同的肉體和抽象的重要

---

2 Castaneda, The Eagle's Gift, 136.

3 同上，269.

4 Balaskas, "The Feminine Power of Birth."

性。對於女性而言，薦骨這個區域負責管理生命能量，也像一個池子，可以從中汲取生命能量用在他人身上，包括嬰兒、孩子，或人生目標的任務。對男性而言，這裡是讓肉體能量昇華和成熟的核心。在這裡，感覺滿溢而出化為熱情，沖淡慾望、意志力和行動。無論是男性或女性，薦骨必須到三十歲才發育完成。發育完成後，女性的薦骨會比男性短又寬，強調它的功能是有性別差異的。

根據關鍵點系統，第四脈輪至第八脈輪都可以與薦椎整合，薦椎是身體的創造中心。我會用許多方式來應用這個理論。首先，如果有一位個案有第二脈輪的課題，像是下背疼痛、結腸炎、流行性感冒、腎或子宮的問題，他或她可能反映了任何一個與薦椎整合的脈輪的課題。

舉個例子，一位個案的結腸炎可能與在一段關係中被拒絕的感覺有關（第四脈輪脊椎骨）。另一位個案的卵巢囊腫可能與壓抑自我表達有關（第五脈輪脊椎骨）。另一位個案的下背痛可能是一種方式，讓他無法保持活躍體力，看起來身材勻稱、健康又有吸引力（第六脈輪脊椎骨的自我形象課題）。另一位個案的腎結石可能反映了童年的信念，以為去做自己想做的事是不對的（第七脈輪脊椎骨），結石也可能與過去世的課題有關（第八脈輪脊椎骨）。

這種程序的幫助就是能仔細分辨不同的課題。我如果看到一位個案，似乎正在經歷第二脈輪與第四脈輪對立的困難，我可以分別處理相關的脊椎骨。當然，要實際指出正確的脊椎骨是很困難的。我可能會讓個案在自己腦海裡描繪出這些脊椎骨，可能是很寫實的，或只是像畫圖示意，或者我也可能把手放在整個脈輪系統，用能量去感受找到重要的脊椎骨。不過我通常會讓個案描述、觸摸或診斷自己的課題。療癒是賦予自己力量的過程，特別是針對較低脈輪的療癒，其中通常都有虐待或受害的課題。

我曾有一位女性個案瑪西，她曾試圖自殺。她有一段關係已經徹底

玩完，她也不想繼續。她出現嚴重的下背疼痛，月經長達一個禮拜，比平常都久。她還不能控制自己嚴重的情緒波動。

　　我要求瑪西往內觀察，找到自己的課題的根源。她倒抽一口氣告訴我，她的第二脈輪有不可思議的傷口。她在年幼時，曾經被父親嚴重地虐待，被父親排斥。她在沒有提示的狀況下，列出與薦骨部位每一塊脊椎骨（薦椎）有關的事件。她的課題源自於關係（第四脈輪），導致她吞下自己的感覺和需求（第五脈輪），造成嚴重匱乏的身體形象（第六脈輪），也讓她很困惑，不知道自己就靈性層面而言，是否應該擁有一段關係（第七脈輪），而且還有過去世的能量索，至少與這一世的激情有關（第八脈輪）。瑪西如果要療癒她的傷口，就必須面對每一個疼痛的區域。當她這麼做之後，她馬上覺得身體舒服多了，背痛最後也消失了。

● 腰椎

　　在脊椎中，腰椎的脊椎骨是體積最大的。就整體而言，它們比較寬廣，特徵也比其他脊椎骨少（圖表12.3）。就與脈輪系統的關係而言，這意味著它們是很好的能量傳導者，也可以為整體的能量系統增添穩定性。腰椎的脊椎骨與第二脈輪有部分重疊，將第二脈輪與第三脈輪連結。因為腰椎的每一塊脊椎骨會將我們的第九脈輪（位於最低點）至第十四能量點「陽」（位於最高點）連結在一起，所以它們會把我們的目的、陽性和陰性的課題都鎖進我們的感覺狀態中。

　　因為這些脈輪與第二脈輪區域的連接，可以把靈性的特質與我們的感覺相連。基於與第九脈輪的連結，這些脊椎骨會把我們的目的鎖進我們的感覺裡。我們可以、也應該能「感覺」一些情形，分辨它們是否合乎我們的目的。

　　這個部位與第十脈輪的連結，則能讓我們將靈性和物質的自我在感覺裡扎根。與第十一脈輪的連結，則能讓我們吸取一些大自然和超自然

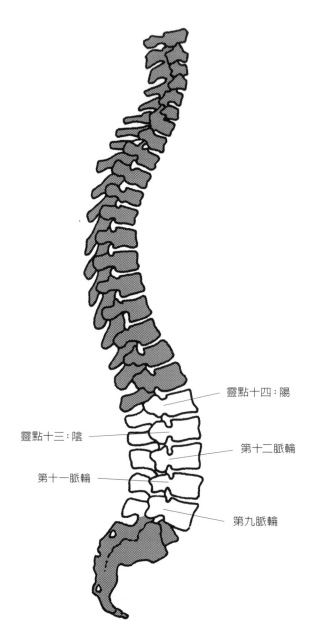

靈點十四：陽

靈點十三：陰

第十二脈輪

第十一脈輪

第九脈輪

圖表12.3　腰椎與脈輪的連結
第十脈輪位於尾椎，而它的位置會跟隨尾椎靈氣場的流動

的能量，進入我們的感覺體，反之亦然。我們第十二脈輪與腰椎的連結，則可以讓我們的感覺與身體的每一個部位結合。身為人類，我們無法實際成為自己的感覺，但是我們的感覺可以讓我們知道自己到底是誰。

腰椎與第十三及第十四能量點的連結，則解釋為何我們很多的性別課題，特別是與陽性或陰性有關的議題，會影響我們的感覺狀態，而且相反地，為何我們的感覺會影響我們對個人陰性或陽性的觀點。就整體而言，腰椎會把我們的感覺與我們人性狀態（human condition）的所有面向連結，幫助我們透過更廣泛的通則來療癒自己的感覺。

我相信與腰椎有關的通則是非常重要的，這可以療癒我們獨一無二的陽性／陰性課題，也能提供協助，幫助男人與女人相愛，互相喜歡。我無法證明這種說法，但是我想到一個特別的例子。

我曾被要求去醫院探視一位朋友的母親。我只想要幫朋友加油打氣，並沒打算運用我的專業。她的母親因為意外腰部骨折。我本來以為她的母親會很生氣、失望或不開心，但卻驚訝地發現她面帶笑容，丈夫站在她旁邊，握著她的手。

閒聊幾分鐘後，她母親的丈夫告訴我，就某些方面來看，這個意外是他人生中發生過最美好的事情了。他說：「這拯救了我們的婚姻，我從來不知道我有多　在乎她，總把她視為理所當然。」她的母親的腰椎骨裂開時，如同把自己打碎，讓自己開放接受一個機會，能與自己愛的人建立真正的連結。

● **胸椎**

胸部或背部的脊椎骨的體積居中，比上方的頸椎大，但是比下方的腰椎小。胸椎骨越往上，體積越小。這些脊椎骨的位置就跟肋骨一樣，所以會與太陽神經叢和心輪連結，也會與胸腺接觸（參閱圖表12.4）。它們最獨特的特徵就是心的形狀。就奧祕的觀點來看，這個區域的主要功

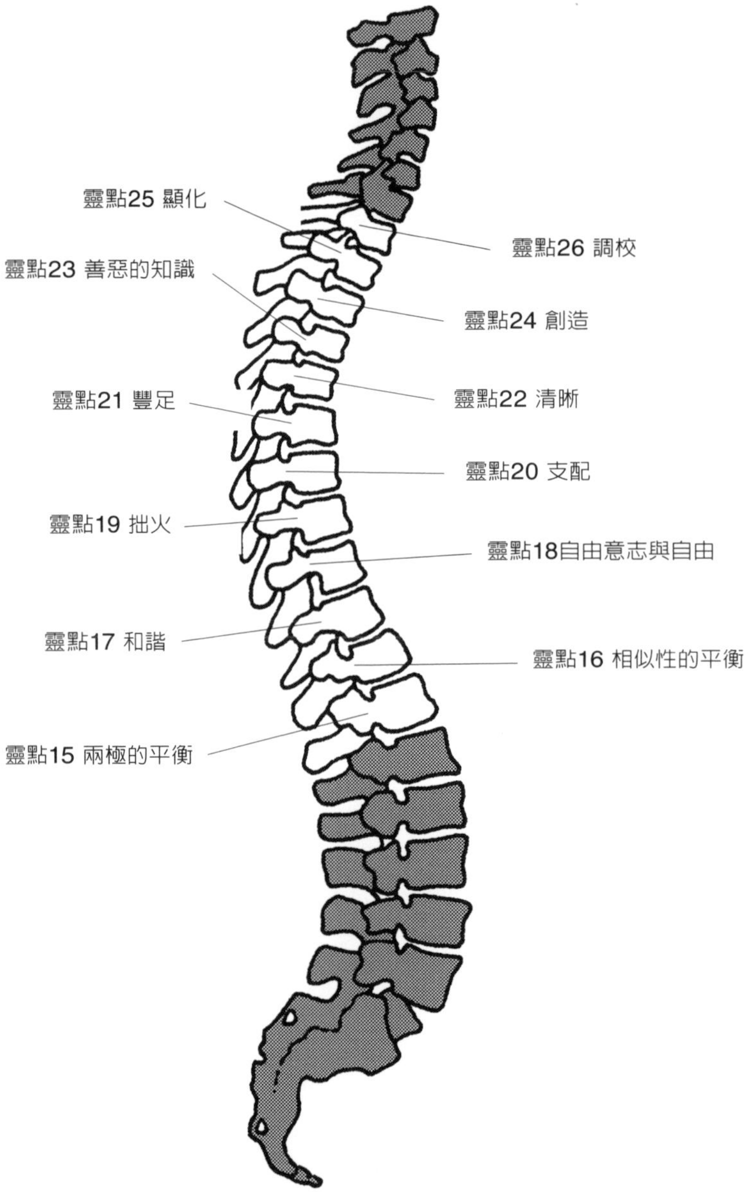

靈點25 顯化

靈點23 善惡的知識

靈點21 豐足

靈點19 拙火

靈點17 和諧

靈點15 兩極的平衡

靈點26 調校

靈點24 創造

靈點22 清晰

靈點20 支配

靈點18自由意志與自由

靈點16 相似性的平衡

圖表12.4　胸椎與脈輪的連結

能就是把與心的慾望有關的更高層的能量與我們顯化的能力連結，這指的是顯化必要的成功以及能為我們的夢想注入生命力的關係。

　　胸椎也有特別的能量連結，由下往上，會與第十五能量點至第二十六能量點有關。就整體而言，這些脊椎骨會與第三脈輪接合，這與平衡、和諧和自由意志有關；它們也會透過拙火靈點（靈點十九）與心相互連結，而且透過「支配」的能量（靈點二十）完全鎖入心輪裡。當男性能把注意力集中在胸椎的第三脈輪的位置時，自然就能生出同情心，而這就是心的禮物。以第三脈輪為基礎的男性如果能擺脫與第一脈輪的基本慾望有關的罪惡感和羞恥感，他就能比同儕變得更成功。

　　我已經提過，我們的第三脈輪負責想法、心智性知識的輸入和超感應力（或清楚的知道），以及我們與世俗成就的關係。因為更高層的靈性能量與這些事物有關，所以透過胸椎的脊椎骨，我們可以達成必要的平衡，運用（自由）意志來達成我們的目的。

　　當我們的想法與目的一致時，我們就能透過靈點十九「拙火」獲得額外的能量震撼，靈點十九就位於胸椎部位。「拙火」這個靈點十分重要。它會將紅色拙火位於尾骨的存取點，與金色拙火主要的存取點頂輪連結。這個能量點也可能與按照印度瑜伽傳統中，以心臟為基礎的拙火能量中心平行存在。李德彼特在《脈輪》（*The Chakras*）提過，「這個能量中心是陰性的，也被稱為『世界母親的家』」。[5] 無論對男性或女性而言。這個核心點都代表生育及補充能量。因此，拙火會用生命能量為我們的呼吸添加能量，讓我們充滿來自神性本源的溫暖支持。我們現在可以透過精通手邊的任務，把自己世俗的目標提升到最高層次。

---

5 Leadbeater, The Chakras, 33.

　　當我們經歷懷疑、迷惑或恐懼時，療癒胸椎的脊椎骨可能特別有幫助；或是當我們似乎困住了，無法定義或獲得成功；或是當我們自尊心低落，能量很低或有新陳代謝的問題。這個課題通常與平衡有關。我們必須分辨哪些是自己的想法或技能，哪些是別人的。我們透過靈性身份意識的角度作出自我評價，可以讓我們與真實的自我達成更緊密的和諧。我們一旦知道自己真的擁有自由意志，可以選擇相信或不相信，我們就打破低自尊的障礙。低自尊會比任何其他課題，更容易阻擋我們取用能量。當我們用目的和自尊讓自己充滿能量時，才能開始支配自己的命運。

　　當然，能量中心（靈點）之間的界線是很模糊的，就像每一塊脊椎骨會包覆另一塊脊椎骨一樣。不過就粗略的角度來看，當我們從透過拙火獲得能量，變成理解我們可以支配自己的身份意識，我們就會認清自己天生就值得獲得豐足。與豐足有關的脊椎骨會完整鎖入心輪裡。去想一想每件事與豐足有關的事。我們想要豐足美好的關係。我們渴望豐足的樂趣、財富和名聲。我們渴望豐足的健康。相信豐足，是心的渴望。

　　胸椎也能協助豐足的流動進入我們的肉體內。祕訣在於了解我們渴望並值得豐足，然後就能獲得清晰，知道如何達成它。清晰與肺部特別有關，這個器官會與心臟共享心包腔。對於許多瑜伽大師而言，清晰的思考和清淨的呼吸似乎是一體的。清晰可以讓我們與二元對立的人性達成和解，例如善與惡，光明與黑暗，啓蒙與未啓蒙。我們只有完全利用既有的能量，無論是善與惡，光明的或黑暗的，才能創造和顯化我們的心和靈魂的渴望—而這一切都會受到最上方胸椎骨「調校」的保護（與更高層目的的校準，靈點二十六）。

　　當我們運用胸椎時，可以爲尋求關係和顯化的協助的人帶來啓發。我們的心臟是會面點，本身也是一道旋轉門。這是一個空間，我們比較上層的靈性面向，會在這裡與下層的物質面向相遇。伊瓦合說過，天地的能量會在心臟結合，「擴展，向外放射」。[6]所有心型的胸椎最關切的

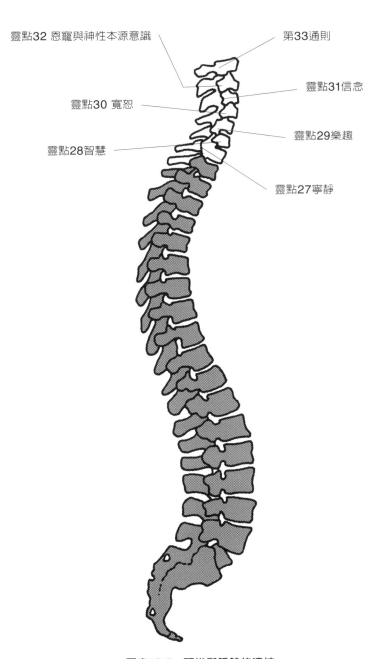

靈點32 恩寵與神性本源意識

第33通則

靈點31信念

靈點30 寬恕

靈點29樂趣

靈點28智慧

靈點27寧靜

圖表12.5　頸椎與脈輪的連結

課題，就是幫助我們在這一生達成對我們而言眞正最好的事物。

● 頸椎

　　頸椎位於脊椎系統的最上方。頸椎的每一塊脊椎骨通常比其他區域的脊椎骨小，但是每一塊都執行非常重要的肉體和抽象功能（參閱圖表12.5）。

　　頸椎構成上背部和頸部。頸椎骨會涵蓋喉輪，以及喉輪與心輪的連結。它們也會將脊椎依附至更高層的體內能量中心或能量點；這些能量點雖然位於頭顱之外，但仍然與脊椎平行。頸椎的七塊頸椎骨會把我們從第二十七能量點（靈點二十七）帶往第三十三種通則。

　　第二十七能量點是寧靜。當我們與自己的目的調校一致時，就會出現寧靜，而這會完成心與胸腺的連結。這塊脊椎骨的形狀很奇特，會與我們的免疫系統結合。當我們感受到免疫力不足或免疫系統的疾病時，我們就可以利用寧靜的靈性能量獲得需要的安穩，才能管理我們的肉體和化學反應。靈點「寧靜」與下方頸部的連結，可以幫助我們達成必要的狀態，才能適當完整地表達自我。

　　「智慧」能量點（靈點二十八）會鎖在喉輪裡。喉輪一個比較高層的目標就是只會傳達、了解和說出智慧。在「智慧」的上方，我們會與「樂趣」和「寬恕」（靈點二十九和三十）連結，但仍會與喉嚨對位一致。試想一下，我們有多少問題是源自於扼殺了我們的喜悅和生命能量？或是沒有說出這些困難的眞相？「寬恕」能量中心也有很好的位置。當我們可以說出，我們原諒別人和自己時，我們就可以切斷能量索或陳腔濫調／舊問題，而這一切通常是透過喉輪進入的。

　　頸椎的結束點在樞椎（又稱第二頸椎），然後再與寰椎（第一頸椎）連結。這兩節頸椎骨非常重要，因爲它們在脊椎上方，支撐我們的頭。樞椎形成一個樞紐，上方由寰椎支撐著頭。這個樞紐可以讓頭轉動。樞椎

沿著身體的後側，突出的形狀很像一顆牙齒。身體的其他部分就像從床頭板延伸出去的一張床。寰椎和樞椎也讓脊椎脈輪系統變得完整，讓我們能開放接受生命的更高通則。

　　樞椎與我們第三十二能量點連結，也就是恩寵和神性本源意識。樞椎為了支撐頭，形狀很像一個環，前側和後側還有一個拱形。我常把樞椎稱為「薩滿的門戶」，因為這很像薩滿很清楚的，這是要離開自己的身體進入不同的次元的通道。第二頸椎作為一段旅程或靈魂之旅的經過點，會與第一頸椎同心協力，將我們敞開進入其他世界。它們連在一起時，形狀也很像塞爾特人的斗篷或墳墓的入口。這個門戶是一扇合理的門，部落的療癒者會透過這個門戶冒險嘗試療癒或搜集知識。我的一位薩滿老師他曾告訴我，在出神的過程中，他會透過頸部，把自己的靈魂提升到天界。他說就在那個部位，骨頭會「凹陷變成門」，他才可以拜訪「七層的現實」。我們都可以到達更高層的意識，因為這些門戶天生就存在於我們的身體裡。

　　這個部位的問題可能是很難在睡眠或做夢時離開身體，無法在需要時吸收正面的能量，或是靈魂破碎。也許是部分的靈魂阻塞在身體之外，導致第二頸椎也會阻塞。第二頸椎也是通靈或超界通靈的窗口。外界的指引，無論是來自生者、亡者或其他神祕的來源，都會透過樞椎進入。靈魂帶著的負面訊息，或是與童年有關的負面訊息，可能會阻塞樞椎，造成身體的疾病，或是精神問題。關於精神問題，舉個例子，我們可能會不斷重複童年的訊息，因此傷害自己，不斷重複不健全的信念。我們也可能會對遊蕩的靈體太過開放，它們會給予不適當的精神建議。我們也可能會完全關閉這個能量中心，只為了保護自己不要受到負面的影響，但這麼做也會將神性的指引拒之門外。

6 Ywahoo, Voices of Our Ancestors, 102.

　　我們的第一頸椎（寰椎）支持著頭。就形上學的角度而言，這與第三十三種通則有關，這是一種保護的能量，必須與任何一個更高層的能量點安全使用。這個通則也與愛有關。但這種愛不只是我們被熱戀沖昏頭的感覺，而是一種愛的能量，我們會感覺到神性本源對自己的愛，還有對我們的愛。

　　愛必須靠著恩寵，才能支撐更高的能量中心。這也是一個門戶，我們可以透過這裡，進入自己的更高層次。當我們根據愛的通則來吸收生命能量時，我們整個能量系統就會自動地調校對位。

　　寰椎和樞椎合在一起，扮演著脊椎與金色拙火連結的角色，這種靈性能量會滋養我們的目的。根據伊瓦合在《祖先的聲音》形容，這種形式的能量是根據切羅基的傳統，可能是由類似「林伽」（linga）的能量形成的，林伽是印度文化的一種標誌，象徵創造力，這是從天上延伸而來，也能穿越土地冒出。根據印度傳統，這股向下的力量會啟動我們的上半身。我曾用同樣的方式體驗過金色拙火。金色拙火會透過頂輪進入，它會點燃上半身，然後會停留在我們的體內和體外的能量中心裡。金色拙火如此強大又激烈，像是李德彼特這樣的形上學先驅曾經警告，從上方進入的拙火，會比從下方進入的拙火更危險。他認為，由上往下進入的拙火的危險之一，就是「點燃最不想要的熱情」，讓男人變成「墮落的野獸」。[7]

　　我發現安全運用金色拙火的祕訣，就是搭配「恩寵」和「愛」。我們必須繼續提升紅色拙火，將它往上拉升，直到兩者在心臟部位與靈性拙火融合。（參閱「尾骨」部分）。如此一來，我們就等於將肉體的慾望與更高層力量（神性本源）的意志融為一體。

運用關鍵點系統

運用關鍵點系統的方式很多，我已經介紹過幾種。我現在要把剩下的分門別類，以解釋可能的方法。當我們要運用這個系統時，有三種一般的作法：

視覺的——蒐集一種課題、一種信念、一個人、一個地方或一件事的圖案、影像或象徵符號。

口語的——聽到話語或聲音，來自某一個面向的自我，或是來自一個可見或不可見指引的源頭。

動覺的——感覺、感受或明白資訊。

這有兩種基本的動覺風格。肉體的動覺可以啟動以知覺為基礎的精神溝通，這意味著與五種基本的感官有關。靈性的動覺與理解有關，這比較偏向以奧祕的方式去覺知或感知。

我們會透過脈輪取得各式各樣的直覺能力。視覺的中心是第六脈輪；口語的中心是第五脈輪；肉體動能的中心包含第十、第一、第二和第三脈輪；靈性動能的中心包含第四、第七、第九、第十一和第十二脈輪。第八脈輪原本是靈性動能的中心，但也是其他所有天賦的管道。

接下來的關鍵點系統技巧，可以利用以上任何一種或所有的方法：

---

7 Leadbeater, The Chakras, 82.

◎鎖定一個脊椎骨

你如果可以明確指出一個特定的課題，最有利的方法就是運用與這個課題有關的脊椎骨。

◎鎖定一個脈輪區域

當你專注於一個特定脈輪的前側、後側或前後側兩者的能量時，很有幫助的做法就是分析在這個脈輪區域中發現的與脊椎骨有關的問題。

◎對一個脊椎骨區域運作

當一個人抱怨脊椎疼痛或有問題，這種技巧特別有用。舉個例子，一位個案如果有下背痛，我會用整個薦骨區域的能量中心。

◎運用對立的脊椎骨、脈輪或脊椎區域

有時一個與肉體次元有關的課題會反映在靈性次元，反之亦然。同樣地，一個脊椎骨的課題也會反映在與其直接對立的脊椎區域。舉個例子，一位個案如果尾骨有問題，最有利的作法就是利用頸部區域。我們的系統一直會嘗試平衡。用不同的方式著手解決一個課題，有時可以幫助這個課題恢復平衡。

◎運用孩童發展系統

我們的脈輪會階段性地甦醒和開啟。我們比較高層的能量中心會透過脊椎骨，與這些階段性的過程連結。我通常會陪伴一位個案「沿著脊椎直上」，尋找在不同年齡時受到壓抑的記憶或課題。如果能讓個案透過脊椎骨的連結，開放利用現有的靈性能量，也是很有幫助的。舉個例子，當一個人正在處理一個從青春期之前就延續至今的課題，如果能利用「寧靜」能量中心，就能更廣泛地詮釋這個課題和其扮演

的角色。正在療癒創傷的個案如果能透過相關的高層能量中心，開放接受現有的高層靈性能量，將能從中受益。

◎ 運用光束

在關鍵點系統之下，有兩種主要方式運用光束。首先，明確指出需要療癒的脊椎骨，然後選擇或憑直覺知道哪一種光束可以療癒這個課題。接著把光束集中在受傷的脊椎骨上。第二種方法是確定是否有光束與有問題的脊椎骨有關，無論是在脊椎骨內或脊椎骨外的光束。利用這股光束能量幫忙修正這個課題。你也可以利用最靠近你正在處理的脊椎骨的光束能量。

◎ 運用通則

利用「守護通則」（參閱第九章）來爬梳任何課題，都是很有效率、很有意義的做法，有助於療癒自我，或是顯化我們的慾望。通則也可以跟孩童發展系統混合使用。我們可以先用孩童發展的資訊來強調一個課題的源頭，然後透過通則來進行療癒。

◎ 運用拙火

當來自尾骨的紅色拙火，透過第七脈輪，以及位於心臟部位對應靈點十九的胸椎骨，與金色拙火相遇，共同發揮作用時，脊椎就會處於最佳狀態。金色拙火會透過第二頸椎（樞椎）和第一頸椎（寰椎）進入脊椎。當我們能確定紅色與金色拙火在心臟和（或）胸椎部位融合，將對任何的療癒或顯化過程都很有利。這股融合的能量是由靈性化的物質構成，可以為任何過程提供能量。

我想舉一個例子，證明關鍵點系統如何幫助一個人療癒。一位整脊師介紹四十五歲的貝芙找我。她自從七歲尾椎斷裂之後，就一直飽受嚴重背痛的痛苦。過去十年，她又有其他慢性問題，包括頭痛、暫時失去

知覺、消化問題和經前症候群。她還抱怨另外兩個問題，一直無法懷孕，還有常因為扁平足腳痛。

貝芙和我合作了兩個月才找到解決方案。她身體問題的核心是尾椎。尾椎本身的課題與第一、第二、第三及第十脈輪有關，而貝芙表現的身體症狀源自於這四個脈輪。背痛、頭痛和暫時失去知覺這些都是第一脈輪課題的症狀。經前症候群和懷孕困難與第二脈輪有關。消化疾病是第三脈輪的問題，扁平足則是與第十脈輪有關的結果。

我發現所有的尾椎都受到影響，這給我一個靈感。貝芙的問題可能源自於出生之前，然後在這一世不同的時間點會症狀加劇。我問她，她的身體症狀是否跟某一位家人很像，或是受到某一位家人的影響，或是在她成長期間，這些症狀是否與家人經歷過的任何問題有關。貝芙與我分享她的母親的故事。貝芙尾椎受傷不久之前，她的母親的尾椎也受傷。只要她的母親生病不舒服，她也跟著生病。

我們依循著這些線索找到核心課題。貝芙和她的母親在好幾世之前曾創造一個靈魂約定。他們透過密切結合第一脈輪的能量，在精神上和身體上緊緊相依。結果就是，當有其中一方生病，另一方就會提供生命能量，幫助對方活著。

為了改變這個狀況，貝芙和我一起運用神性本源。她和母親建立了不同類型的連結，讓他們可以分享愛，而非生命能量。貝芙接下來把自己的生命能量與神性本源連結，同時要求母親的靈魂也這麼做。

兩週之後，貝芙來找我。她在結束與我的療程之後，馬上去看整脊師。她的整脊師幫她調整了一個小時，很驚訝地發現調整她的脊椎（包括尾椎）是如此容易。三個月後，貝芙跟我反應，頭痛、消化問題、背痛和其他病痛都消失了。此外，她與母親的關係也比以前融洽。

這個故事的精神不是要告訴你，運用**關鍵點**系統可以**療癒**所有問題。
這也許做得到，也許無能為力。如果這個系統適合你或一位個案，如
果時機對了，如果你願意開放接受改變，它可以幫助你**療癒**自己。有很
多方式可以幫助你自我感覺良好，如果你覺得這個系統不錯，是正確
的，你就把握機會運用它。

第 *13* 章

能量通道

　　人體有三個主要的精微能量結構：能量體，例如脈輪；能量場，例如靈光；以及能量通道，也就是本章的主題。一位稱職的脈輪療癒師至少也要粗略了解兩種主要能量通道、脈和經絡，它們和脈輪有相互關聯，可以促進健康與幸福。

脈與脈管：眾神的通道

　　根據印度、馬雅、埃及和其他文化，如蛇一般的拙火會從第一脈輪向上流動至第七脈輪。它會在第七脈輪啟動更高層的意識，停留至第六脈輪內，然後激發我們的靈性天賦。拙火可以如此流動，部分是因為有能量通道「脈」的存在，這可以交互連結肉體和能量體，其中包括脈輪。

　　脈是一種能量通道，可以透過身體散播般納（prana），也就是生命能量。有些文化認為有七萬兩千種脈，但是主要的脈都圍繞在脈輪周圍，傳遞並汲取來自脈輪的能量，然後散播到其他地方。脈支持所有體內脈輪的功能，但也支持身體的物質功能。

經絡：亞洲文化的「氣」之通道

經絡是氣的能量通道，氣是一種重要的能量，就跟瑪那一樣。經絡系統起緣於五千年前的中國，然後傳播至全亞洲。現在全世界很多地方已經把傳統的中醫視為傳統的保健方式。

氣會賦予萬物生命，讓萬物得以維持。氣有三個運作層次，大致上是肉體、精神和心智層次。氣是由兩種完全相反的能量組成。陰是地的能量，象徵女性；陽是天的能量，代表男性的能量。經絡會流通整個身體，傳遞氣。傳統認為，疾病、不快樂，還有心智和情緒的狀況是因為氣滯或氣的阻塞造成。傳統中醫最早是憑著直覺發現經絡，因此經絡既可算是醫學系統，也是能量系統。

● 經絡、脈和脈輪之間的關係

有些專家會把脈與經絡比較。就如提勒博士認為，經絡和脈輪都像能量的天線，但是經絡比較偏向乙太層次。[1] 若是氣在乙太層次的經絡中阻塞，在肉體也會阻塞。這意味著在脈輪、靈氣層，或是任何能量體中的課題，最後可能都會進入肉體層次，這通常反映成疾病、財務困難或其他的人生問題。

從事研究的本山博（Hiroshi Motoyama）博士是科學家，也是日本神社的祭司，他曾經研究過脈輪和脈。他的結論是脈會提供脈輪來自身體之外的能量。而脈和脈輪這兩種精微能量系統也會將精微能量傳遞到整個肉身。本山博也認為有些脈與經絡有關，認為經絡就位於身體的結締組織裡。[2] 不過，其他的科學家相信針灸的位置就是次要脈輪。[3]

　　知名研究人員比爾‧諾登斯壯（Björn Nordenström）發現心血管系統和結締組織的關係，揭露脊椎的反應與其他系統之間有密切的交互連結。[4] 顯而易見的是，身體的受傷，像是割傷或其他創傷，會開啟次要電系統（與經絡有關）和主要電系統之間的連結。我們可以推論，能量系統的阻塞會約束這種連結，抑制身體對於刺激的反應能力。

　　有大量的研究記錄經絡的存在。也許最著名的是克洛德‧達拉斯（Claude Darras）和皮爾‧德‧維內裘（Pierre De Vernejoul）博士的研究，他們用放射示蹤劑追蹤經絡系統。其他的研究包括劉ＹＫ（Liu YK）博士在運動神經上列出針灸點的位置。[5] 經絡不只是真實的，證實它們的存在，也能支持其他「古代」能量系統的理論。

1 Tiller, Science and Human Transformation, 121.

2 www.geocities.com/octanolboy/bpweb/Chpt06.htm; www.bibliotecapleyades.net/ciencia/ciencia_humanmultidimensionaanatomy.htm; Motoyama, Science and the Evolution of Consciousness, 81–86.

3 Evans, Mind, Body and Electromagnetism, 43.

4 Taubes, "The Electric Man," 24-37.

5 Rubik, "Can Western Science Provide a Foundation for Acupuncture?"; www.emofree.com/Research/ meridianexistence.htm; www.compassionateacupuncture.com/How%20Acupuncture%20Works.htm.

········ 第 *14* 章 ········

認識情緒

　　許多進化論者認爲人類與其他動物有兩種極爲不同的特徵，也就是我們的手，還有我們大腦的上半部。哲學家認同這種說法，但認爲我們之所以不同，還因爲我們具有合理化的能力。神職人員認爲，兩者的差異在於人類擁有靈魂。以上說法我全都不同意。我認爲，如果有一個決定性的因素來分辨動物與人類，那就是人類擁有情緒。感覺帶給我們極大的快樂，但也是生命中大部分困難的源頭。

情緒的剖析

　　我認爲情緒就是感覺加上一種想法。整體而言，感覺是身體的語言，想法則是心智的語言。在揚升的狀態中，感覺也是我們的精神的信差，將我們的心智、身體、靈魂與靈性投入愛的舞蹈中。當身體與心智將一種感覺與一種想法連結時，我們就會有一種情緒——也就是移動中的能量。結果就是表達。

　　許多科學研究已經發現，情緒其實就是身體的表達，而且是與想法分離，自行存在的。專研大腦的安東尼歐·R·達馬西歐（Antonio R.

Damasio) 著有《笛卡爾的錯誤》(*Descartes' Error*) 一書，他發現感覺來自我們的細胞體或身體對於事件的反應。這些反應是根據過去的經驗和預測的回應，可以讓我們一瞥我們肉體內的狀況。「因此，感覺『讓我們留意身體』」[1]

　　當我們更從形而上學的角度來檢視時，會發現感覺很像一種純粹的本質。大衛·雷諾德斯 (David Reynolds) 在《水過無痕》(*Water Bears No Scars*) 提到，情緒就像一種「自然現象」，我們無法控制情緒，就如我們無法控制地震或夏日的微風。我們雖然無法控制這些內心的波動，但我們有權利去感受每一種感覺。我們有權利完整表達所有的感覺。想法的內涵和本質也是很純粹的。我們有權思考形成的每一種想法。我們有權徹底探索自己的每一種想法。

　　想法到底是什麼？想法如何與感覺產生關聯？想法就像感覺一樣，也是源自於身體。但想法跟感覺不同，因為就如達馬西歐的解釋，想法會儲存在「心智的影像」裡，也是依此形成。這些影像原本只是呈現知識的「性質」，這是先天的，也是體驗性的。我們可以透過修改這些呈現獲得新的知識。在這些呈現被轉化為文字之前，它們就像「存在於我們的意識中的聽覺或視覺的影像」。[2]

　　心智就等同於意識。想法可以為心智表達，就像感覺會為身體表達。達馬西歐如此描述兩者的關係：當身體出現改變時，你可以監控這些改變。「持續監控身體當下的經驗，腦海中還有針對特定內容的想法在打轉，這就是我認為的情緒的本質」。因此，情緒就是「綜合身體狀況的改變與特定心智影像的連結」。[3]

---

1 www.biomindsuperpowers.com; www.tillerfoundation.co

2 Damasio, Descartes' Error, 104-106.

3 同上，145.

　　依此來看，情緒是自我覺察的天生工具，也是重要的工具。感覺與想法的連結，可以讓我們一瞥自己內在和外在的現實及需求。根據達馬西歐，感覺與想法結合之後，就形成我們的合理化的能力的基礎。因此對我們而言，最好的狀況顯然就是能自由地感受自己的感覺和想法。

　　感覺的種類多不可數，每一種感覺都可以幫助我們了解自己的本質、自己想要什麼，還有我們該如何行動。我們接下來要討論「感覺的剖析」，確認感覺不只存在於我們的大腦裡。有一部分會討論五種感覺的組合，其中會解釋核心感覺的意義，以及我們如果不用純粹的方式來運用它們，會發生什麼事。

感覺的剖析

　　感覺不只「在我們的腦袋裡」，也具有生理的本質。根據《情緒分子的奇幻世界》（*Molecules of Emotion*）作者甘德絲·柏特（Candace Pert）博士，感覺其實就像生物化學分子，會與大腦互動。柏特的研究顯示，身體裡的化學元素——神經肽和受體——構成我們的覺察及環境的基礎，形成情緒、信念和期望。[4]

　　想像一下一個細胞的細胞膜。細胞膜之內是蛋白質構成的分子，與配體連結，或是可以傳達神經脈衝的化學分子。配體有許多種，其中一種是肽。肽是由胺基酸或蛋白質的短鏈構成，可以攜帶資訊，但也是一種電荷。不同的肽鏈有不同的振動，「告訴」一個細胞該如何反應。我們的大腦會把每一組振動解成不同的感覺。因此一種特定的電荷會被標示成難過，另一種則會被標示成憤怒。[5]

　　這是一種感覺阻塞或據點的基礎，這會迫使我們進入某種渴望、負

面行為、破壞性模式、甚至是疾病，才能滿足我們的強迫症。

　　某些細胞會對特定的振動上癮。如果一組細胞習慣吸收「恐懼的配體」，這些細胞就只會開放接受特定的配體。當我們對這些感覺感到自在時，我們會竭盡所能地保持害怕。我們也可能變成對特定的感覺上癮，並會調整自己的行為，不斷地刺激這些感覺。[6]

　　我們會把壓抑的感覺儲存在相關脈輪對應的肉體組織裡。柏特博士的研究認為，某些細胞會習慣「感受」某些感覺。原始情緒通常都與第一脈輪有關，像是羞恥和恐懼；憤怒會透過肝，與第三脈輪有關；絕望則與第七脈輪有關。全脈輪療癒者可以先替感覺、疾病的本質和反應一種感覺的身體部位歸類，來確定要檢查哪一個脈輪區域，甚至是確定要檢視哪一個年紀，再決定要處理哪一個脈輪。

　　當你遇到有心臟病的個案，最適合去處理心的部位，以及發生在特定年齡的課題，你可以追溯發生在四歲半至六歲半之間的事件。你也可能想要處理愛與關係的課題。然而，當我們無法馬上確定一個課題的脈輪源頭呢？當我們感受這個感覺後，我們可以實際追蹤它的身體源頭，決定最靠近的脈輪，然後透過這個脈輪的能量中心來執行回溯。利用直覺來理解原始的傷口，可以幫助我們釐清根深蒂固的情緒據點。

● 阻塞的情緒

　　什麼？要表達我們所有的感覺，所有的想法？這是否意味著，我們如果很生氣，就可以殺一個人？這是否意味著，我們如果認為波蘭人、非裔美國人或高加索人很笨，我們就可以對他們很刻薄？不，絕對不是這

---

4 Pert, Molecules of Emotion.

5 同上，23-25.

6 www.emotionalintelligence.co.uk/ezine/downloads/23_Book.pdf.

樣的。負面的、自我破壞的或暴力的行為，常源自於阻塞的情緒，而非自由流動的感覺或想法。

我們可能會覺得憤怒，但是除非我們將憤怒的感覺與一種破壞性的想法搭在一起，例如「生氣是不好的，所以我必須把憤怒的感覺塞起來」或「生氣很有男子氣概，我最好證明我有多強」，而且不斷讓它們彼此配對或是塞在一起，才會惹上麻煩。

阻塞的情緒會緊密黏合，讓我們無法重新整理我們的感覺或想法，以符合眼前的狀況。其實真相是，當我們表達的感覺，能與當下的情境一致時，任何感覺都會自然消散。任何想法，即使只是負面的想法，當我們對它的反省符合當下的情境時，馬上就會變得成熟。當我們的能量系統的運作能調校一致時，我們永遠都會用建設性的方式來表達感覺和想法。每種感覺和想法都會接收到需要的輸入資訊、建議和療癒，好能夠能被真實地表達，因為我們所有的能量中心都會參與這個行動。

我們如果深埋一些重要的感覺或想法，沒有將它們解開，就無法完全地敞開或調校一致。我們會變得僵化，失去適應能力，沒有彈性。我們也會很容易被外界的刺激觸動。新的狀況常常很像重演之前的事件，而這些事件可能就是一開始造成情緒形成的源頭。我們的情緒反應已經變成習慣或是模式性的反應／回應。我們的感覺和想法已經變成糾纏不清的伴侶，它們因為太害怕而不敢獨立運作。它們因為已經安頓妥當，就無法再與其他的感覺和想法配對，而且可能正是處理當下的問題需要的感覺和想法。

療癒者必須接受很長時間的辛苦訓練，才能解決這個問題。塞爾日‧金在《卡胡納療癒》（*Kahuna Healing*）說過：「卡胡納療癒關心的重點之一，就是要幫助有意識的心智學習如何理解情緒，不要讓潛意識引發習慣性的行為。」[7]

感覺和想法通常會爲了一個好的原因結合。也許我們在童年時期覺得受到某個人的威脅。當我們把某些感覺和想法結合在一起，最能處理這種狀況。我們會創造一些情緒，認爲這可以幫助我們度過黑暗的經驗。舉個例子，你可能在五歲的時候被喝醉的父親威脅。你很害怕。誰不怕呢？你的思考的自我會提醒你，你很幼小，也很弱。照顧你的情緒可能會是：「我很害怕。我不強壯。所以當我很害怕時，我最好安靜。」

對於最初的恐怖情況，這種情緒反應可能是適當的。不過當你長大成人，如果每次你一感到害怕，就只會引發這種情緒反應，這就會有麻煩了。你其實再也不是小孩子了，但每次你一感到害怕時，你就覺得自己很幼小。也許當你有機會升職時，當你被一隻狂吠的狗威脅時，當有人約你出去時，你都會保持安靜。你的安靜可能讓你錯過一次加薪，讓你被狗咬，或是讓你在週五夜晚時，一個人寂寞地待在家裡。

由此可見讓情緒變得根深蒂固，顯然會帶來一些不利，所以我們一定要想一想，爲何我們要讓這些情緒黏著在一起。

也許我們不知道有更好的方法。也許我們的媽媽就是這個模樣。也許當我們有不同的表現時，我們就會被處罰。也許一開始的狀況持續很長一段時間，讓我們以爲事情絕對不可能有什麼不同。

你要記得，當我們形成一種情緒時，它能幫助我們，但是當它已經變成模式性的反應時，變成一種習慣時，我們一定要改變它。保留一種情緒，這看似能在我們處於創傷時幫助我們，但無法遏制其他的創傷出現。其實證據顯示，相反的情緒才是對的。當我們形成據點時，無論是情緒的或心智的，最後都只會變成一種模式，而這其實只會造成反效果，跟我們渴望的剛好相反。

7 King, Kahuna Healing, 94-95.

　　構成情緒阻塞的感覺和想法，將無法再與其他的想法和感覺連結。我們的反應就會是約束的，變成一種習慣。當我們根據情境做出的反應變得狹隘時，我們就看不到其他的選擇。最後我們會做出同樣的決定，因此會更加鞏固我們的老舊習慣。

　　我接下來要介紹以靈性角度概述的感覺，以及這些靈性化感覺傳達的主要訊息，同時會簡單描述這些扭曲的感覺。

五類感覺

● 如何知道你的感覺是阻塞的？

　　你如何知道你陷入感覺的阻塞或情緒的據點裡？想一下你的感覺。是否有任何重複的感覺？是否有一些感覺，是你無論如何都無法表達的？對於目前的狀況而言，是否有一些特定的感覺「太過重大」？你是否能理性地決定如何回應一種感覺，或是這些感覺能主導你？你是否覺得對自己的感覺毫無反應，或是你總是太過情緒化？針對上述的問題，你果有任何一題的回答是肯定的，你可能就有感覺阻塞的狀況。你必須爬梳自己的感覺，或是去感受它們，你才能了解它們試圖向你傳達的訊息。

　　我們如果要爬梳這些感覺，就必須能辨識它們，其實只有五類基本的感覺：

- 憤怒
- 悲哀
- 喜悅

- 恐懼
- 厭惡

每一類的感覺都是要向身體傳達一種訊息。你如果接受自己的感覺，願意了解它們要告訴你的事，它們就能為你的靈說話。它們可以以直覺的方式提醒你把眼光放廣，幫助你回應周遭的人、事件和機會。

舉個例子，靈性化的恐懼感可以促使你在適當的時間大吼，就像當一個搶匪攻擊你，你必須大吼把他嚇跑。靈性化的感覺不只能滋養你的靈性目的，還能幫助你接受真正的靈性指導，認清別人的動機。

就另一方面而言，這五類基本的感覺可能會被扭曲，會傷害我們。當我們批評其中一類基本的感覺時，扭曲它時，就會出現傷害。扭曲的感受會導致我們有不合宜的舉止，通常會讓我們怨恨自己。

● 靈性化感覺：憤怒

你的界線已經被侵犯，而你需要制定更好的界線。你可以用愛制定肉體或精神的界限，能適用於你和其他人的身上。

◎ 扭曲的憤怒

狂怒：你很生氣，覺得受傷（這是由憤怒和悲哀形成的）。你的界線已經被侵犯，所以你覺得非常悲哀。你沒有照顧自己或對抗原本的侵犯者，反而對無辜的人生氣，憤怒的程度不成比例。你不想負起責任，這代表你必須感受自己的悲哀，往寬恕的方向努力。

● 靈性化感覺：悲哀

你內心深處知道愛是一段關係或一種狀況的核心。你必須擁有愛，讓愛來療癒你。

◎ 扭曲的悲哀

悲傷或悲痛：你已經把一個你愛的人、一種正面的情況或記憶凍結在時空裡，拒絕往前走。你如果繼續悲傷，你的人生就不能有進展，也不能接受新的愛。

失望：你認為你能透過放棄愛，或是永遠緊抓著痛苦不放，藉此度過悲傷。你不允許自己接受愛對療癒的承諾，或是新冒險帶來的興奮感。

沮喪：你因為對自己的憤怒，或是你覺察到的失去感到憤怒，內心湧上一股悲哀，同時拒絕認清自己需要的愛，或是這個狀況中的愛。

● 靈性化感覺：喜悅

你會與自己和神性合一。繼續做你正在做的事。

◎ 扭曲的喜悅

痛苦：你允許別人控制你的幸福。當你很快樂時，有某個人或某件事批評你這樣是「不好的」。你感覺很羞辱，因此認為表現自己的靈性面向是不好的。你很害怕放開以羞辱為基礎的人、存有或信念，也不敢做自己。

● 靈性化感覺：恐懼

你必須前進或後退，或是想點辦法。這一套行不通。你不能只是過日子。

◎ 扭曲的恐懼

恐怖：你不信任神性或自己的靈性。你不認為自己擁有能量、力量或權利，足以安全且快樂地活著。

驚嚇：你放棄自己的力量，臣服於環境，而不是跟隨著自己的內在

認知。當你根據外在的情形來判斷一個事件或一個人時,你就會與自己失去連結。

遺棄:你無法認清自己與神性和所有美好事物的連結。你正在遺棄自己,責怪別人。

● 靈性化感覺:厭惡

你一定得拒絕某件事或某個人,因為它/他/她對你不好。

◎ 扭曲的厭惡

罪惡(對自己的厭惡):你已經偏離自己的靈性道路,必須回到路上。你的行為、想法或關係必須更能反映你天生必須依循的靈性準則。

自我憎恨:你很憤怒。你的界線被侵犯了。你為了饒恕你愛的人,或是想要贏得另一個人的愛,你會內化自己的憤怒和受傷。當別人必須有罪惡感,而非你該有罪惡感時,你會為他們覺得罪惡,你會透過這種方式跟他們保持親近,或是不要被他們拒絕。

恥辱:你相信自己一定有什麼問題,所以不值得獲得無條件的愛。因為你太害怕,所以無法拒絕對自己不好的人事物,或是因為你無法拒絕,就會內化自己的厭惡,開始厭惡自己。

責備:你覺得自己毫無價值,覺得自己不好,而你不喜歡這種感覺,所以你會把這種感覺投射到其他人身上,或是自身之外的狀況上面。

當你運用感覺的能量時,一定要檢查一種感覺的源頭。就如我前面提過,百分之八十的有害課題都不是來自我們自己。這代表我們壓抑的或「多餘的」感覺,有百分之八十不是我們自己的。這些感覺有過多的感染力,太常出現。小孩通常會從父母身上學到壓抑或批評的感覺,然後表現出來。我至今還記得有一次我與一位個案講電話,突然對她感到一

陣狂怒。我的個案的丈夫性侵她的女兒，而她身爲一位母親，卻不願離開自己的丈夫。我對她的態度感到極度憤怒，卻不讓自己真正地去感受它。我讓自己的狂怒原封不動，才能適當地與她互動。

當我掛掉電話後，我的大兒子開始對我吼叫，大喊我的名字。我問他爲何生氣，他說不出原因。我馬上告訴他：「媽咪很生氣。你不需要替她覺得生氣」，他立即安靜下來，一切又恢復正常。

感情用事和情緒敏感

關於情緒，我想要介紹另一個重要的主題。過去多年以來，女性常背負著情緒化的莫須有罪名。我們必須分辨感情用事和情緒敏感。當我們的感覺陷在自己的信念系統時，我們就會變得感情用事。我們如果每次一受到威脅，都是同樣的反應，無論遇到什麼情況就是哭，或是每次一有人挑戰我們，我們就很生氣，我們也可能是感情用事。當這種情形發生時，我們必須把感覺與想法分離，擺脫這些禁錮的情緒。

然而，我們如果同情別人的感覺，在覺得對的時候哭，在覺得不對的時候噙住眼淚，在我們的權利被侵犯時生氣，這就是情緒敏感。感情用事跟情緒敏感是對比的，其意義如下：

感情用事

1. 根據感覺和想法做出反應，兩者是自動連結或是永遠連結。
2. 導致根深蒂固的模式，很難突破、控制或管理。
3. 別人最後常會覺得被誤會、誤解、誤判和忽略。
4. 我們會覺得疲倦、精疲力盡、沮喪、耗盡心力、與自己或別人失去連結，覺得經驗不完整。

情緒敏感

1. 根據感覺和想法做出反應，兩者是為了回應眼前的情況產生連結。
2. 導致不固定的、適當的回應：如果有必要的話，會改變典型的反應。
3. 別人常會覺得受到關注、被聆聽，被邀請表示同意或不同意。
4. 我們會覺得重振精神、開放，與自己或別人建立更多連結，對於經驗感到滿足。

當我們用這種方式來定義時，感情用事就不再只是女性的問題，而是人性的缺點。任何人如果經歷過不正常的童年，覺得自己陷入老舊的方式處理事情，或是覺得自己總是一次又一次重複地經歷同樣的情境、循環或關係，可能就陷入與感情用事有關的老舊模式和負面特質之中。你如果想完整認識童年經驗會如何困住一個人，我建議你閱讀約翰·布蘭蕭（John Bradshaw）討論家庭功能失常的系列叢書，包括《家庭與療癒約束你的羞恥》（*Bradshaw On: The Family and Healing the Shame that Binds You*）。

有些問題的源頭顯然就是因為感情用事。我們會因為情緒化感覺很糟糕。當我們情緒化時，會很難與別人溝通或建立連結。我發現很多人會把情緒化視為自己內在的問題，特別是女性。很不幸地，一般人的典型反應就是嘗試讓自己不受感覺影響，這做法恰好就是錯的。感覺可以幫助我們更理性，更通情達理。我們如果想要維持身體健康，就必須自由地感受，自由地思考，除此之外別無他法。

信念會導致我們壓抑自己的感覺，否認自己的熱情，只顧著照顧別人，忽略自己的需求，因此積壓自己的感覺。你要記住，感覺是一種真實的能量。正如量子理論的說法，感情是由物理性物質構成的。因此，感覺的積壓不只會堵住我們的反應和思考過程，也會累積在我們的身體裡。

感情用事會傷害身體，相反地，正面的想法和自由地感受則可以療

癒身體，這些已不是新的說法。我認識的一位整脊師卡拉說過，感覺構成的現實會造成肉體傷害。卡拉一年要看數千名個案，這些人主要是因為身體不適或問題來找她。她會把注意力放在測試個案問題的情緒基礎，將此切割成感覺和信念兩個部分，而非紓解他們的身體狀況。她的個案數量會如此龐大，就是因為這種方法有效。人們會因此康復。

當我跟她合作時，我有十三種過敏症狀消失了，這些是我自童年以來就有的症狀。我印象最深刻的是與小麥過敏有關。在卡拉的協助下，我釐清並區隔過敏的基礎。當我年幼時，我每次覺得難過時，母親就會給我一塊餅乾。因為我的過敏的感覺元素是難過，所以往後我每吃一塊餅乾，就會覺得很沮喪，感覺「被堵住了」。當我明白這件事後，我哭了好幾天，不管到哪兒都在哭。我之後改變對自己的一些信念，過敏就消失了。

模式化的情緒反應除了會影響身體健康，也可能阻礙靈性發展。「好孩子應該尊重父母」這種想法不盡然是壞的。不過，如果父母在我們還是孩子時虐待我們，而我們對此很生氣。在這種狀況下，我們對被虐待這件事感到憤怒，這是很正常且適當的反應。但是舉個例子，我們如果被教導如果不聽父母的話，特別是當我們生氣的時候不聽話，神就不愛我們，我們就可能會相信，就是因為當我們受到不當的對待時，我們很生氣，所以神不愛我們。如此一來，我們又該如何讓自己的靈魂或神進入我們的身體？我們如果沒有靈魂，就會在發現自己人生目的的過程中遭遇極度的困難，很難接受豐盛的洗禮，很難愛自己。

我們必須釋放自己，擺脫反常的、刻板的或包裝過的情緒，允許自己的感覺和想法在體內流動。我們想要療癒自己的情緒，並且期盼能藉此療癒自己的其他部分，顯化自己真實的慾望。

● 理想的感覺／想法反應鏈

我們如果想解開感覺和想法（下一章的主題），首先就必須了解它

們一開始是如何連結在一起的。你要記得，有情緒並不是件壞事。我們需要情緒。我們只希望能形成情緒，而當它們的功能完成時，可以將它們的「形式解除」。我們來檢視一下感覺──想法能量通過身體的理想通道。接下來的描述是根據我個人的內在和專業工作，我希望這能幫助你更加了解自己的模式反應。

感覺和想法的肉體／實體能量都源自於比較低層的能量中心。我接下來將透過一個現實生活的情境來描述這些步驟。

在受孕之前，第十脈輪會用基本的信念和感覺來設計物質體（加上第九脈輪的協助）。假設我的靈魂想在這一世體驗真愛。我會透過我的第十脈輪來選擇基因和精神的能力，有助於我達成這個目標。我可能會在我的第一脈輪中植入像是興奮和熱情的感覺，我可能會確定自己第二脈輪的感覺體是多元化的、強烈的。我可能會讓自己的第三脈輪充滿諸如「我值得愛」的信念。

我的第十脈輪也可能會選擇一些基因，提供我吸引一位理想伴侶必備的體型。想像一下，我的第八脈輪已經透過業力設計來吸引另一半。我必須確定自己是金髮（或是黃褐色或黑色頭髮），才能吸引我的潛在伴侶。當我準備好時，我就會誕生，然後長大成人。現在基礎已經打好了。我的人生已經準備就緒，接下來我就會遇到一個人。

我的第一脈輪很快就會評估這個狀況。這個狀況或這個人安全嗎？我的身體是否需要喚起任何防備的感覺，像是悲傷、憤怒、恐怖或喜悅？我得出的結論會透過脊椎傳送到大腦。我的大腦會指揮第一脈輪，必須送哪一種能量至第二脈輪，其中包含著感覺體，然後再到第三脈輪，其運作就像是身體的大腦。

接下來的一切都是同時發生的。我的第一脈輪會回應指令，在第二脈輪中敲打適當的音符。有些感覺體會被喚醒，有些則會被推翻忽視。

第二脈輪的後側會開啟，平衡這些能量，創造出一種統一的感覺。信念和態度會從第三脈輪傳送到第二脈輪（我記得這個過程，想像來自第一脈輪的紅色和來自第三脈輪的黃色，會在第二脈輪混合成橘色）。

　　想法和感覺會在第二脈輪配對。我現在擁有一種情緒。可能不只一種感覺或想法會融合在一起。你要記住，在理想的狀況下，這些結合會在靈性能量點的建議下，在直覺（我們稍後會更詳細討論直覺的力量）的指引下，隨著來自整個能量系統的能量注入一起發生。你回想一下，我們的原始反應會被往上送到脊椎，代表脊椎會接受來自每一個體內脈輪、靈性脈輪，或是與各種不同能量中心連結的能量點的能量注入、療癒和協助。當這個指令從大腦回來後，會再次註記所有的能量中心。這個雙向的過程可以確保整個能量系統調校一致，產生反應。

　　這個過程產生的情緒會完整融入我的力量中心。身為一位女性，這代表我的第二脈輪。如果我是男性，這就是我的第三脈輪。

　　我的力量中心會往上往下地散播情緒。情緒就像一個訊息，當其他脈輪解讀這個訊息時，就會刺激產生一個反應。因為男性和女性有不同的能量中心，所以我們的第一反應也會有所不同。在女性身上，向下的訊息會記錄在第一脈輪，導致生理的反應，像是一種行動或一種原始的感覺。在男性身上，向下的訊息會先表現在第二脈輪，然後才會傳到第一脈輪，產生一種感覺或是創造性的第一反應。在女性身上，向上的訊息會在第三脈輪中觸動反應，啟動一種想法、信念或個人力量的行為。在男性身上，向上的訊息會刺激心的反應，需要一種關係導向或同情的結果。

　　我的反應會繼續向上和向下的路徑，最後會表現成口語反應（第五脈輪）、策略性的反應（第六脈輪）和哲學性的反應（第七脈輪）。雖然這看起來像是線性的循環，但其實不然。情緒會從力量中心向外散發，有如螺旋狀，而非直線。

只要有需要，這個過程會透過這種循環繼續旋轉。這會形成情緒，之後情緒又會消失。情緒應該能自由地旋轉，直到它可以決定眼前這個人到底是不是我的眞命天子。

在進階的能量系統中，力量中心會從第二脈輪或第三脈輪轉移到心臟。我們會從心開始加速這個內在的過程，因爲我們會很清楚，這個刺激是否能符合一個孩子般的渴望。有些人會運作兩個能量中心，一個是性別爲主的中心，另一個是心的中心。在這種狀況下，他們會感受到雙重的反應。

這就是理想的刺激——反應過程。你可以發現，當我們完成處理一種課題，或是已對一個課題採取行動，我們表面的情緒就會解散。它們已經透過行動表現出來，再也沒有必要存在。我們的系統重新恢復平衡狀態，其中的感覺和想法會獨立地共同存在，隨時供自己及別人運用。

對於許多人而言，這個過程並不一定順暢。我們的反應通常不是針對眼前的狀況，而是來自長期保留的、阻塞的情緒。我們會依附在老舊的情緒和模式。我們會認爲所有帶有憤怒的情境，都是一樣的狀況，或是所有帶有對峙的情境都是危險的。打破直覺反應的最佳方法就是了解情緒如何造成傷害，如何變得如此根深蒂固。

● 童年時期的情緒發展

當我們的感覺被批評時，當我們接受這些批評是正確的，當我們面臨謊言，又相信謊言時，就會形成情緒和扭曲的感覺。這個過程可能發生在生命的任何階段，而當我們是孩子時，我們是最脆弱的。我們在第一次脈輪循環時形成的情緒，通常都會在接下來的人生中重複上演，直到我們縮短這個過程。

讓我們再從頭到尾認識一次脈輪的發展，不過這一次把焦點放在問題上面。

◎ 受孕之前──第十脈輪

在受孕之前，我們的靈魂會挑選一組父母，擬定一個靈魂約定。我們的第十脈輪會利用元素，還有如螺旋般打轉的可見及不可見的能量，為我們的肉體形式建立樣板。第十脈輪會在第九脈輪和守護靈的監督下，選擇我們的基因和精神特質。第十脈輪會根據我們的父母的基因池和我們過去世的特徵形成樣板。

很不幸地，情緒的阻塞和扭曲特定情緒的傾向，也會在這個時候被納入靈魂的設計之中。（沒錯，我們會在還沒出生之前就有了麻煩！）舉個例子，我們在過去某一世，沒有解決我們與權威之間的憤怒課題。我們的靈魂知道，我們如果不療癒這個課題，就無法實現我們的靈魂目的。我們的靈魂在無限的智慧中提出這個課題，更重要的是，把它納入我們這一世的能量系統裡，希望能強迫我們去解決它。所以我們現在被設計成帶有與權威之間的憤怒課題，而我們甚至還沒有遇到權威。

其他的情緒設計可能源自於我們的基因血統。也許我們大部分的祖先認為，為了生存就必須壓抑自己的難過。他們認為表現難過，就會顯得自己很弱。我們的身體想要生存，可能決定把這種信念納入自己的胚胎能量系統之中。「如果這就是讓我們的祖先活下來的方式，也許這就能幫助我們」，這就會變成我們的邏輯。

有時情緒的課題會在實際受孕的過程中留下印記。即使當我們的身體在搜集生命線時，我們的靈魂還會與父母的生命線互動。我們父母的其中一方如果對擁有一個孩子有強烈的反應，像是恐懼或是抗拒懷孕，我們可能就會認定自己是不受歡迎的，我們造成麻煩，或是我們不值得活著。這些情緒結論可能就會鎖進我們的系統裡。

我的學生吉兒就是最好的例子。吉兒常覺得她的母親一直試著懲罰她對生命的熱情及熱愛。她後來在接受治療時，為了回答一些問題，就

回頭詢問母親在懷她時的狀況。她的母親告訴她，是在熱情沖昏頭的狀況下懷了她，當時完全把謹慎拋到腦海之外，根本沒做避孕措施。她的母親懷孕後，常對生孩子這件事充滿懷疑。難怪吉兒會覺得只要表現出熱情，就會受到懲罰。每次當她充滿熱情時，就會再次體驗「熱情會導致一生的後果」的信念。

　　另一個例子是我的一位男性個案，他有識字障礙。他雖然已經能適應這個問題，但仍來找我尋求答案，想知道為何這會讓他痛苦一輩子。我們在一次回溯治療時，他想起當他的父母在行房時，他在旁邊旋轉（就在他的母親受孕之前）。他在出神的狀態中告訴我，當他的母親受孕時，有一位指導靈也在場。指導靈和他討論，他是否想要取用這個身體。指導靈告訴他，他可能會面臨學習障礙，這是因為某些基因特徵，還有導致這種障礙的靈魂傾向。他在過去某一世顯然是一名老師，不能理解為何學生無法達成學術成就。我的個案決定進入這個身體。當他從回溯中醒來時，他似乎鬆了口氣，終於懂了自己的識字障礙的原因。

◎ 子宮至六個月──第一脈輪

　　在這個階段，我們的身體忙著發育。我們的靈魂正在監督，忙著決定何時要進入身體（或是仔細考慮它能把這個過程拖到什麼時候）。很不幸地，當我們的身體對靈魂運用得越少時，它能在身體內占據的空間也越小。這種空虛會製造一種空白，等待著被填滿。有很多感覺、想法、情緒和意識會在我們周圍漂浮，無論是我們自己的或是別人的，這些都可能會填補這個空白。因為此時母親是我們主要的照料者，我們通常比較會吸收她的課題，勝過於別人的。

　　她或其他的照料者如果擔心錢，對我們的性別感到失望，或是為了滿足我們的需要而受限，我們可能會把這些情緒全部吞下，或是在反應時形成自己的情緒課題。我們的主要照料者如果否認某些感覺、記憶或

問題，這些可能就會變成我們的。而我們已經知道，我們不可能解決一
個不屬於我們的課題。

　　子宮和嬰兒回溯已經變成一種重要的療癒方法。我認識兩位醫生，
常讓個案回溯自己在母親子宮內或嬰兒的狀態。他們告訴我，有許多個
案有重度官能不良的問題，從成癮到憂鬱，各式各樣的問題都有，不過
在面對課題之後，問題就消失了。

　　我曾在南美洲的薩滿儀式中經歷過一次即興的回溯。我突然回到
母親的子宮裡，我可以「看到」父母爭吵的聲音。我再次體驗到讓這對伴
侶成為我的父母親，是多麼令人恐懼又失望。直到今天，我認為我一直
努力想要清除的絕望感，還有我不相信健康的關係，這部分都源自於我
在母親子宮內的經驗，還有我當時的反應。

◎ 六個月至兩歲半——第二脈輪

　　在這段期間，我們的感覺正在甦醒，我們也會開始對周遭的人們和
環境做出創意性的反應。我們的感覺體本來是原封未動，現在開始活絡
起來。我們每個人都想要被外界環境刺激、支持和滋養，這可以確保我
們在成年時擁有圓滿的情感生活。

　　我們在這段期間的所有感覺如果都能獲得保證，都被認為是正確
得體的，我們日後就能有極豐富的成就。問題在於，很少人能有這麼理
想的狀態。我們的父母是否是在被滋養的感覺中成長，這也令人存疑。
如果並非如此，他們又如何提供我們一個理想的狀態？

　　還有許多情節會破壞這些發展中的感覺體。我們的父母可能會教
導我們，某些感覺是不對的，無論是無意或直接的。我們可能會把這些
骯髒的感覺轉移放到體內或體外的某個地方。而我們剩下的、可以接受
的感覺必須擔負雙倍的責任。

　　相對之下，我們可能會接觸到一些極端的情緒表現，這在酗酒或功能失常的家庭中時常出現。我們可能認為某些感覺是壞的，或是我們決定如果想要活下去，就必須把父母的行為當成模範指標，效法父母。當我們還是孩子時，我們也可能在身體層面或動覺層面意識到自由流動、不被認領的感覺。孩子會盡可能地為環境帶來平衡，必須靠此生存下去。因此，我們也會吸收這些被排斥的感覺。

　　無論如何，結果都是一樣的。受傷、不完整或過度刺激的感覺體會扭曲我們的能量系統。我們的系統如今為了平衡，會想要自行糾正，而它知道能做到這一點的唯一方法就是補償。我們的第一脈輪和第三脈輪通常會自願做這件事。

　　我們的第一脈輪如果開始補償，我們一定會表現出自己的感覺。我們的系統有許多方法試圖拋開這些過度刺激的感覺，同時會刺激被壓抑或疏離冷淡的感覺，成癮、瘋狂的行徑和任性就是其中一些方法。很不幸地，治療通常比原因本身還痛苦。我們的感覺會被破壞得更嚴重，也更緊繃。此外，我們自己的行為也會讓我們覺得更糟。我們會對已經累積的情緒，繼續堆砌自己引起的罪惡感、羞恥、恐懼和憤怒。這些類型的感覺和想法之間會形成情緒的依附，而這通常都是極度批評自我、自我厭惡且痛苦的。

　　我們的第三脈輪如果嘗試彌補這個缺口，我們就可能會透過自己的感覺來合理化。我們可能試圖與自己的感覺切割。一些可以與感覺產生連結的信念，可能會懷疑、控制或漠視自己和感覺的存在。這種狀況的性格特徵就是只活在理性之中，從來不會失去冷靜，或是會不顧一切代價保持理性。諷刺的是，我們只是表面上不情緒化，骨子裡還是情緒化。只是在這個身體系統裡，我們的感覺是由思考而非行動掌控的。

有時人們會問我：「一個孩子怎麼會做出這些決定？」我們必須記住，我們其實比自己的年齡老上許多。我們的神性本源自我是永恆的。我們的靈魂是古老的。我們的心智是年邁的。即使我們的身體看起來很年輕，仍是由許多細胞構成的，這些細胞就像地球、甚至天上的繁星一樣古老。正如狄帕克‧查普拉在《創造健康》（*Creating Health*）說過，「你不是絕對的、靜止的物質。物質本身曾是星際間的塵土，而大自然未來會在宇宙之中加以善用。」[8] 即使我們的身體細胞和體內能量中心才正在發展，它們還是會去挖掘開發我們更高的靈性能量點、光束和不可見的領域，其中包含更多超出我們想像的知識。它們也與一些目的連結，遠超出我們的想像。

即使如此，當我們年幼時，我們是很脆弱的。我們的靈光是不完整的。我們的頂輪仍是開放的。我們就像海綿一樣。我們會吸收所有的一切，無論好壞。如此看來，我們在童年階段時能看來如此年輕，實在是很神奇。

◎ 兩歲半至四歲半——第三脈輪

我們隨著成長的腳步，更能意識到周遭的世界。我們的認知首先會凝聚成為覺察，然後是想法，最後是信念。我們的第三脈輪會在一開始參與這個發展過程。在兩歲半至四歲半期間，我們正在學習說「好」和「不」的力量。

我們可能已經感受到自己的感覺體，現在會添加其他成分，才能煮出一鍋情緒的湯，而這些成分就是想法。這些想法來自於其他人、我們自己的經驗和我們個人的認知。當我們測試用自己的力量對抗別人的力量時，我們會衡量從這個世界得到的反應。我們周遭的人如果反應一致，我們就會得出結論。這個一致性，就是信念的基礎。

　　這對我們是很重要的年齡階段，尤其很少照料者知道我們是在兩歲至四歲之間出現認知能力。照料者可能會認為我們只是情緒化，或是在發脾氣。

　　大部分的人都不知道我們正在創造左右對立的想法。我們會根據這些想法形成信念，然後將其打包置入情緒的狀態、據點或扭曲的感覺裡。我們會問自己：「我如果把這種感覺跟這種想法放在一起，會發生什麼事？」或是「把這種信念與這種感覺連在一起，情況會如何？」我們如果在這個過程中獲得安全的支持，我們就會學到兩件重要的事：

1. 情緒是流動的。我們可以改變情緒去適應狀況。

2. 情緒可以被釋放。我們可以解開情緒和想法的連結，讓自己恢復平衡。

　　當然，很少有父母知道這些真理，所以我們大部分的人都是從恐怖的兩歲階段浮現一堆與想法牢牢連結的感覺，也就是情緒。這些情緒會嚴重阻礙我們進一步的發展，變成我們的關係（第四脈輪）、我們的溝通風格和接受指導的能力（第五脈輪）、我們的自我形象（第六脈輪）以及我們的目的感（第七脈輪）的基礎。這些情緒會影響我們二十歲的階段，因為會喚醒我們對別人的特定業力模式（第八脈輪），而且可以強迫我們的靈魂在我們的生命中創造不協調，才能讓我們轉向自己的道路（第九脈輪）。

　　在這段期間可能形成數百萬種情緒。接下來有幾個例子，是我一直在個案身上看到的情緒。感情的回應包括我們最常根據周遭的回應得出的結論，以及這些結論最常見的表現方式。

---

8 Chopra, Creating Health, 108.

感覺 (通常是孩子最真實的反應)	想法 (通常是給予孩子的訊息)	感情的回應 (根據對感覺的反應得出的結論)
悲哀	覺得難過，讓別人也不舒服	我永遠不可能因為做自己，獲得別人的愛（通常是被悲哀觸動的回應，或是伴隨著悲哀，或是導致壓抑悲哀）
憤怒	擁有強烈的感覺是不好的	當我覺得生氣的時候，我是不好的（這會導致壓抑憤怒和挫折，抑制力量，累積或表現暴怒，無力、犧牲或暴力的表現）
匱乏	你擋住我的路	我的需求無法被滿足（可能更加處心積慮利用一些負面或匱乏的行為來滿足需求，或是拒絕與照顧自己有關的行為）
喜悅	沒有人快樂，你為什麼很開心？	我不值得覺得快樂，因為我的快樂會讓別人覺得很糟糕（可能導致壓抑快樂的感覺，避免快樂的事件，或是需要變成家裡的小丑，試圖讓每個人開心）
恐懼	沒有什麼事情好害怕的	我的恐懼很愚蠢。我的恐懼太過頭（可能導致壓抑恐懼或更加恐懼，或不計成本避免恐怖的情境，不願意冒險，或是會瘋狂冒險）
渴望	想要／需要／要求某個東西是不對的	我不值得得到我想要的（可能讓我們陷入失敗，壓抑意志與成功，或是剛好相反，導致「我無論如何都會成功」的英雄情結）

◎ **四歲半到六歲半──第四脈輪**

　　當我們進入心輪之後，關係變成最重要的事。我們會更擴張，更深入這個世界，尋求連結。我們的影響範圍會擴張至家庭之外。我們會跟別人產生更多、更頻繁的連結，像是同儕、朋友、老師、電視武打明星、書裡的角色或其他更多的人物。

　　我們會把一些已經形成的情緒帶入這些關係中。我們在第三脈輪階段會得出一些關於個人特徵的結論，第四階段則會鼓勵我們針對「我們」產生回應。我們在這個層次提出的一些情緒可能是無用的。我們認為，每一次當自己有需求時，就應該有罪惡感，但是我們的朋友巴比並不這麼認為。像是這樣的正面反映可以瓦解阻塞的情緒。它們可以幫助我們放鬆限制我們的批評，教導我們所有的關係都是不一樣的，幫助我們的感覺、想法和表達方式能更加地自在，不拘泥於任何形式。

　　另一方面，我們的關係經驗可能會加深目前的情緒課題。我們可能會認為「你看，當我想要一個東西時，連我的老師也會抓狂」，或是「你看，甚至連我的朋友看到我哭時，也覺得我很笨！」你要記住，人們是生活在一個反映個人信念的環境裡。我們身處的群體也可能會反映許多我們在家庭裡體驗到的課題、認知、信念和態度。家裡開始的模式，可能會在外面的世界繼續延續。

　　我們此時信以為真的情緒，會對之後人際關係產生影響。在這個階段，我們選擇、學習和練習的情緒，會管理我們與其他人的行為。我們會帶著這些結論往前走，利用它們，針對朋友、愛人和人生伴侶作出成年人的決定。

　　我的一位個案在沒有提示的狀況下告訴我，她老是跟同一種類型的男人結婚或約會，是因為她的父親曾經嚴重地傷了她的心。她向我解釋，他讓她以為她如果很「乖」，從來不尖叫，不哭，不頂嘴，她才是可愛

的，才會被人接納。當她在十二歲時，對某件事表現出這些感覺，他告訴她，他再也不會跟她說話，徹底疏離她整整六年。她對情緒抱持這種信念，又有如此強烈的經驗，這也難怪她遇到的男人的核心信念就是她要安靜，才能被人接受。

◎ 六歲半至八歲半──第五脈輪

在這個階段，我們正在溝通──說話、分享、學習和聲明關於自己的事實。我們會透過許多方式感受別人對於我們提出的感覺、想法和情緒的反應。別人會如何回應？他們會喜歡我們嗎？向別人扔出這些情緒是否有用？我們正在經歷另一段考驗。

對於情緒而言，這個發展階段的獨特之處在於，我們能比以前接收更多的靈性指導。我們可以透過第五脈輪的後側，聽到這些指導。最理想的狀態下，我們可以接收更高層次的協助，如此一來，我們才能瓦解自己的情緒阻塞，從扭曲的感覺轉變成為直接表達天生的感受。我還記得自己如何熬過童年階段，因為在這個年紀時，我可以聽見「風中」的聲音。我因為這些聲音，會盡可能地獨自待在戶外。我需要它們的訊息，因為這跟我父母給我的危及生命的訊息形成對比。

不過，許多人都很難聽到我們的指導靈的聲音，甚至即使我們聽得到，也會因為負面的洗腦太過強大，完全壓過這些聲音。當我們仍然在追求比較年輕時沒有得到的肯定和愛時，我們可能會訂下比較危險的約定。我們不會接收比較高層的智慧，反而會困在自己父母的老舊模式裡。這些模式充滿了爆炸性的情緒結論，大部分都與主題式的信念有關，強調我們的家庭制度和文化環境。

這些老舊模式會透過我們頸部的後方將我們困住。當我們長大成人後，這些模式會將我們與家庭的運作方式、學習，以及對於世界的想法產生連結。我們的顯化能力和需求會屈服於父母對我們的夢想和慾

望。如果這些情緒主宰的約定仍然存在，我們的情緒就會越來越封閉。我們可能會對自己任意的感覺和想法感到羞恥，想要把它們藏起來，或是因爲自己內心越來越強大的批評聲音，對它們感到羞恥。

當我們想要療癒情緒的模式時，利用頸部的後方是很有用的做法。當我在課堂中提到這一點時，一定有三分之一或更多的學生抱怨他們的脖子開始不舒服。我會要求他們檢查這種疼痛是鎖在頸部的左側、右側或中央，這分別代表母親／女性、父親／男性或系統。我們只要簡單檢查一下，通常都能釐清導致這種不舒服的明確訊息。

◎八歲半至十四歲──第六脈輪

視野、夢、可能性和幻想。我們到底想要什麼？我們想要成爲什麼？我們如何成爲想要的樣子？此時彷彿在天空出現一道喜樂的彩虹，引誘我們去嘗試新事物，有新的行爲表現，狂野地打扮自己，不斷實驗自己到底是什麼樣的人。「潛能」就是我們的運作關鍵字。

在這個階段，「潛能」應該成爲我們的運作關鍵字。阻塞的情緒不只會阻礙我們無法摘下星星，還阻礙了我們望向天空的視線。在這個階段，文化的信念會有相當的影響力。我們內在的視野是如此開放，如此新鮮；這常常缺乏必要的保護，讓我們無法適當地檢視分辨哪些是有利的計畫，哪些又是具有破壞性的。

這些來自學校制度、宗教機構、電視、雜誌、同儕團體和其他管道的社會性訊息，通常都是非常狹隘的。對於女孩而言，這些訊息會概略包括一些信念，像是女性必須是性感的、端莊的、懺悔的、嬌小的。對於男孩而言，這些訊息會敦促他們變得大男人、強壯、聰明，追求金錢的成就。

當這些信念擺明違背我們天生的感覺和慾望時，我們通常都缺少必要的支持和知識去拒絕或改變它們。我們反而會全盤接受它們。在我們的內心中，它們會與我們天生的感覺和夢想糾纏不清。你如果表現生

氣、狂怒或想要創業，就不夠女性化。你如果覺得難過或害怕，或是想要養兒育女，就不夠有男子氣慨。這個階段留下來的情緒混亂，會引導我們轉向忠於社會的標準，但也會在過程中慢慢地壓過我們，最後就有如一個淹水的人終於滅頂。

女性主義和其他許多類型的「主義型」社會運動，其實就是透過許多方式揭開並消除社會灌輸的模式，這些模式會影響自我形象，因此也會影響潛在的成就。不過，這些運動很容易變成情緒悲劇。你一旦表達自己的立場，馬上就畫出一條戰鬥線。這也許對檢視形象課題的情緒（感覺加上想法）元素非常有幫助。檢視完畢後，如果有必要的話，再去參加一場運動，而不是先參加再表達立場。

我認為有很多成年人因為這個發展階段殘留的情緒飽受痛苦。我常讓個案向內探索自己的第三眼，看看自己內在的真實模樣。然後我會要求他們想像目前對自己的看法。兩者的差異通常十分驚人。我有一位個案知道兩者的差異後，竟然無法承認真實的自己。她慢慢花時間面對自己扼殺的感覺，她的扼殺方式就是不動腦，將心智標準放到最低。當我最後一次聽到她的消息時，她打電話告訴我，我可能認不出她了。她已經把頭髮剪短，改變髮色，減重三十磅，開始穿一些顏色鮮豔的衣服，放棄淡色的衣服。

◎ 十四歲至二十一歲──第七脈輪

當我們進入青春期時，我們就進入了真實目的的世界。在這段期間，我們有機會進入自己的靈性領域。我們的靈魂和神性本我可能會鼓勵我們發展自己，即使我們正在學習如何與周遭支持我們的可見的和不可見的能量產生連結。

在這段期間，我們的靈魂目的與我們已經形成的情緒之間的衝突都可能出現或增加。原因之一就是當我們經過這個長達七年的階段時，

我們正在重新通過自己的每一個脈輪。當我們十四歲時，我們母親受孕之前到我們六個月大之間產生的感覺會再次浮現。當我們十五歲時，我們會重新體驗第二脈輪對生命的感覺，依此類推。

這種重新循環的缺點就是我們已經形成的情緒非常強烈。這些情緒可能會有感覺，失去控制；它們可能比我們的內在智慧更加強大。這是因為我們正在再次測試以情緒為基礎的批評，方式就是把這些批評表現出來。強烈的情緒很容易嚇壞其他人。我們如果體驗到這些情緒的確是如此，或是如果其他人試圖排斥它們，我們可能就會把它們一次全都吞下肚子，把自己交由命運安排。

這種重新循環的好處在於我們可能改變。我們的情緒正在再次浮出檯面，等著被療癒，或是獲得紓解。在某種程度上，我們會希望自己的情緒結論被自己心愛的人挑戰。我們想要不同的訓練。我們希望自己的信念被轉化。我們想要自己的感覺獲得認可。我們想要自由——我們常聽到青少年如此吶喊。我們並不是真的想要從責任中獲得自由。我們想要從被禁錮的信念系統中獲得自由，從被禁錮的情緒中獲得自由。

我常發現個案以情緒為主的課題，即使是在成年之後，會填滿這個童年發展階段。我曾遇過一位二十歲的女性，她經歷過嚴重的情緒痛苦，很害怕被拋棄。她說這一切是源自於自己在十五歲時認識的一位男孩。很有趣的是，她當時就已經有子宮肌瘤，這代表她十五歲時，第二脈輪正（在第七脈輪）發揮作用。她利用一些心靈的技巧，確定自己一些以恐懼為基調的感覺源自於三歲，而這些信念是源自於十五歲。她把這些結合起來，才導致這一切至今仍影響著她。

描繪你的過去

我們都有一些情緒模式，會妨礙我們的成功及幸福。讓我們走入回憶的巷道內，揭開其中的一些情緒。

I 你要列出一個時序表。製作或購買一張長達兩呎的紙。在中間畫出一條水平線，然後在線上做八個記號。每一個記號都代表一個脈輪（第十脈輪會在最左邊，而結束點是在第七脈輪）。標示每一個脈輪和與該脈輪對應的年齡，準備一些寫字和畫畫的工具。

A 進入冥想狀態。每一次冥想一個年齡層，從最近的年齡開始（第七脈輪），最後是最早的年齡（第十脈輪），你要明確指出源自於這個階段、最影響你的情緒。

B 你要在線以上的空白部分，寫下或畫出與這個情緒有關的感覺；在線以下的空白部分寫下或畫出與這個情緒有關的信念；在線上則是你的情感回應。

完成後，你再拿另一張紙。分析每一種情緒，寫下這種情緒現在如何影響你，你必須做些什麼才能療癒它。

II 選擇你正在面對的一種情緒課題，同時確定：

- 主要的感覺
- 主要的想法或信念

接著利用這個檢查表，看看你否能確定這些情緒是源自於哪一個脈輪，哪一個年齡，然後從這裡開始進行療癒。

感覺	想法
暴怒、恐懼、喜悅、羞恥、慾望和罪惡等 ——原始感覺	關於存在、權利、生與死、豐足、我們的需求等
害怕、憤怒、創造力或相關的阻塞、感官享受或缺乏滿足 ——較溫和的感覺	關於身體、創造力、孩子和（自我的、想法的或計畫的）誕生
害怕、焦慮、恐慌、自尊心或自信心低落、謹慎、審慎和勇氣 ——行動的感覺	關於在這世上的地位、成功、能力和權力
愛、連結、距離、傷害和痛苦 ——關係的感覺	關於與自己和別人的關係，幼稚、天生的夢想和慾望
關於能力的感覺，或是渴望分享感覺、溝通、聆聽或了解的感覺 ——表達的感覺	關於表達、溝通、顯化、責任、說「好」或「不好」
自我接受或自我憎恨、興奮或失望 ——自我形象的感覺	關於自我形象、身體形象和對未來的渴望
靈性或宗教的覺察、與更高層善意有關的自我感受、融入、（被神性本源）接受或排斥 ——自我實現的感覺	關於神性本源、宗教或靈性的形象或方向、目的、意義、價值或準則

.... 第 *15* 章 ....

釋放你的情緒

　　被情緒困住一點也不有趣。這會讓我們困在一種過時的、自我毀滅的模式中。一種禁錮的情緒會讓我們無法滿足心靈的和靈魂的渴望。

　　然而你要記住，我們渴望感覺。我們渴望想法。感覺會讓人生更有滋味。感覺可以讓生命處於流動。它們就像溪流，我們在溪中飄浮。想法會標示我們的生命事件。我們會思考想法，知道我們現在的處境，現在的模樣。我們要記得想法，才可以知道我們的過去，知道我們能變成什麼模樣。當感覺為我們添加能量時，我們會感覺自己活著。當想法引導我們時，我們會充滿智慧。

　　但是問題還是會出現，當我們的情緒阻塞時，當我們情緒化時，當我們的感覺變得扭曲時，而非靈性化時，當我們陷在情緒的據點時，當模式變得根深蒂固，留下深刻的印記時，我們是否能療癒自己？我們是否能回到最初，感覺自由？我們的感覺和想法如果從來不曾是自由的，那又如何變得自由？

　　答案很簡單。我們必須讓感覺湧現，脫離我們的想法，允許感覺再次成為自由的觸媒。這聽起來很簡單，但前提是我們必須先了解上一章介紹的基本概念。一種情緒（以及一種情緒據點）是由一種感覺和一種想法創造形成的，但情緒並不是一種感覺，也不是一種想法。當我們自

由時，我們正在體驗一種感覺；我們並不是感覺本身。當我們思考時，我們是這種想法的思考者，並不是想法本身。一種想法不等同於一位思考者。情緒只是一種感覺和一種想法的投射。讓兩者緊密連結的黏著劑，就是我們注入這種投射的能量。

我相信情緒、感覺和想法的運作方式，就跟一部電影一樣。我們在螢幕上看到的畫面，是由兩個片盤投射形成的。每一個片盤都會轉動影片，通過一個光源，而片盤上面刻印著影像。這些影像與光的互動會創造出我們在螢幕上看到的畫面。若是只有一個片盤轉動影片，展開的影像是沒有生命的。它們無法捕捉感覺或想法。它們只會展現於來自於感覺和想法的畫面。這些影像的現實來自於我們。我們賦予這個劇本、這齣戲和這些光的畫面一些能量。當我們把自己的生命能量注入這些影像時，它們才會擁有生命。

我們現在再多一點後援。假設我們正在操作兩臺投影機。其中一臺有感覺的印記；另一臺有記錄想法的原聲帶。我們姑且把第一臺稱為第二脈輪，第二臺稱為第三脈輪。第二脈輪的片盤的影像資料，其實就是我們對感覺體的快照。第三脈輪片盤上的想法串流，其實只是凝結我們的心智沉思的影像。我們的身體把第二脈輪的片盤寄給我們，就像在告訴我們「你看，這就是我正在發生的事」。我們的心智則寄給我們第三脈輪的片盤，告訴我們「這就是我已經搜集到的資訊」。我們體驗到的感覺是如此真實，因為我們賦予它們力量。想法看起來很正確，則是因為我們決定要相信它們。

在錄製、觀察或詮釋的過程中，偶爾會出現問題。也許有人弄亂了我們的片盤，把不屬於我們的感覺黏附在我們的第二脈輪的片盤上。他們讓一些不是來自於我們的心智的信念，與第三脈輪的片盤結合。

我們的感覺的投射，還有想法的投射，有時這兩種投射會互相衝突。我們無法讓感覺與想法區隔，也無法讓我們的身體需求與心智需

求區隔開來。也可能是我們的「錄製設備」受損，或是光源失效。如此一來，我們在螢幕上看到的畫面就很令人困惑。螢幕甚至可能一片空白。身體殘障、能量系統的失衡，以及創傷的情緒都可能源自於受損的硬體。無論是哪一種情形，都可能對我們的感覺、思考和情緒過程造成許多潛在的危險。

從現在開始看來，療癒我們的情感似乎是一個很複雜的過程，難道不是嗎？我們的硬體是否損壞？我們的肝如果出現病痛，就可能損害第三脈輪的處理過程。自童年功能失常開始徘徊纏繞的感覺，可能會傷害第二脈輪的感覺體。這些最初的感覺或想法是否被清楚地記錄下來？來自一個不健康系統的信念，最終也會是不健康的。因為我們父母的反應扭曲的感覺，會毀了最後的畫面。我們是否正確詮釋最後的畫面？我們其他的能量中心看到的景象，可能不同於我們的身體或心智想要被看到的模樣。我們的慾望會改變我們的認知，導致我們模糊了這種情緒的意義。

本書的讀者大部分都超過二十一歲，而到目前為止，我們已經經歷一堆個人的硬體、軟體和程式設計災難。大部分的人可能已經靠自己找到方法，試圖療癒這些問題。我們可能已經見過治療師、顧問、牧師、另類療癒者、提供全人健康照護的專業人士或是靈媒。我們可能已經有靈視經驗，閱讀自我成長的書籍，或是到訪神聖的地點。也許我們已經透過冥想、引導式的觀想、工作研討會、拓展訓練的課程、自我反省或支持的團體尋求協助。這些療癒的管道不勝枚舉。不過我們仍然困住了。我們到底該拿這如何是好？

所有的可能性都會簡化成一種主要的療癒策略。穿越一種情緒混亂的唯一方法，就是真實地穿越它。我們不可能跳過它，不可能試著將它合理化，或者只是感覺自己已經突破了這團混亂。我們遲早必須像一位好技師，要檢查每一個重點是否有錯誤，一邊糾正，同時繼續往前走。「守護通則」可能會自行發揮作用。我們也可能透過自己的能量系統穿越這團混亂，同時按照前一章介紹的，一步一步建造情緒發展的過程。

療癒的三個內在條件

　　不過有時我們需要比較心理性的方式——一種比較表現情感的方式，如果你辦得到的話。我們需要一層一層剝開有問題的情緒或情緒模式，追蹤光亮與線索重新回到相關的感覺和想法。用安全的態度進行這些步驟，當然很有幫助。我認為卡爾·羅傑斯（Carl Rogers）在《變成一個人》（*On Becoming a Person*）中提到的條件，最清楚描述了真正的療癒工作必備的內在和外在標準。雖然他把這些視為「建設性創造」的條件，但我認為也適用於療癒。他的三個「內在條件」是：

1. 開放接受經驗。
2. 評估的內心依據。
3. 玩弄元素和概念的能力。

他提出的外在條件是：
A. 心理的安全感。
B. 心理的自由。

　　我對這些條件的詮釋是，當我們奮力前進時，我們必須保持開放，允許自尊和想像力來教導我們必須知道的事。我們為了減少改變的恐懼，必須不斷地在內心、在外面向自己再三保證。當你心裡有個底之後，我建議你採取下列四個步驟來釋放情緒。

釋放情緒四步驟

步驟一：讓你的情緒變成焦點

所有的情緒療癒都從認清我們目前的處境開始。我們是否陷在一種情緒裡？是否是情緒敏感？或者只是今天諸事不順？我們是否扭曲一種完美的、天生的感覺，無法解讀其中的靈性訊息，或是完全避開了自己的感覺？

我們已經討論過情緒敏感和情緒化有不同的指標。我們知道，當我們的存在狀態違背了自己的善良，當我們似乎無法應付、無法得到我們想要的一切、無法感覺到被了解或是無法了解別人時，我們就可能是情緒化，而非敏感。當有些狀況變成長期性的，當我們無論如何都無法擺脫一些狀況時，我們可能就在處理一種情緒模式。我們會在一種感覺沒有用處時，去扭曲一種感覺，會在我們沒有任何感覺時，就避免所有的感覺。

我發現處理情緒問題最簡單的方式，就是只分析兩個重點：我們是否過度情緒化，或是缺少情緒？換句話說，我們是否過度驅動自己的感覺，或是驅動不足？這兩類的定義如下：

過度驅動：過分運作的狀態
驅動不足：被引入和關閉的狀態

◎ 過度驅動

當我們過度驅動時，我們會覺得自己隨時隨地都在運作。即使在睡夢中，我們似乎還是不停地處理、思考、感覺、移動或感受。過度驅動是過度運作的狀態。這裡的最重要的信念就是，我們的工作就是補償別

人,或是補償自己沒有實踐功能的部分。與過度驅動有關的感覺,常令人無法負荷。當我們在過度驅動的狀態時,我們會體驗到強烈的、熱切的或痛苦的感覺。

當我在過度驅動的情緒模式或情緒據點時,我們可能

- 覺得瘋狂或困惑
- 覺得失控
- 常覺得失去理性,或陷在一種模式性的反應裡
- 很難分辨自己和他人的現實或界線
- 很難把自己的課題、感覺或慾望,和別人的切割開來
- 會強烈地體驗自己的所有感覺,或是當情況並不認可這種強烈的回應時,我們就會感到困惑
- 不由自主地想要照顧別人,讓他們產生特定的感覺,或是讓他們用我們的方式看待事情
- 會經歷與肉體或精神界線有關的問題
- 很難停留在目前的狀態;我們的心智或感覺會飄到過去或未來
- 感覺自己陷在一種反應模式,無法跳脫
- 體驗事情倒帶重演
- 體驗情緒的搖擺,而有時找不到明顯的原因
- 常覺得過度刺激或過度緊張
- 會感受到一波又一波的精疲力竭;覺得所有的活動基調都是疲憊不堪

我最受歡迎的一堂課是「過度直覺者的直覺發展」。我在這堂課中遇到數以百計的人告訴我,他們常覺得自己的人生很瘋狂,似乎無法讓自己與別人劃清界線。當他們學會現實的直覺性次元後,幾乎所有人都能受益良多。他們必須學習如何設定精神的界線,就能為自己的身心健康帶來極明顯的助益。就整體而言,這些人必須學習如何改變自己的信

念，才能更妥善地處理自己的感覺。

◎ 驅動不足

當我們處於驅動不足的狀態時，我們就像機器人；對我們和別人而言，我們的回應都是自動化的反應。我們可能無法對一種情境產生反應，無法做出情緒的回應，或是無法發表一些看法。

有時，驅動不足看似是過度理性。我們可能嘗試過，發現自己無法在當下產生感覺，只能產生一種想法的過程。這些過程可能十分類似。我們是否老在上演同樣的劇本？當我們驅動不足時，我們很難觸及、感覺或感受到自己的感覺。當我們處於驅動不足的情緒模式時，我們可能：

- 活在自己的腦袋裡，只根據理性或邏輯做出回應
- 覺得與自己的感覺失去連結
- 不斷陷在一種感覺或一組感覺的模式裡
- 覺得死氣沉沉、倦怠或冷淡
- 自己很難產生動力做一些新的或創造性的事
- 別人認為我們太冷漠或無感
- 常會感受到一陣又一陣的自我懷疑和不滿
- 發現我們對自己或他人的信念，大部分都是負面的、批評的
- 很難與自己的直覺、意識、夢想或同理心產生連結
- 能量被壓抑，缺乏動機去表現能量
- 很難接觸或相信精神或靈性領域

我在與驅動不足的人合作時，通常會幫助他們發現最初導致他們封閉自己的感覺的情境。這通常需要治療性的協助。當他們增加感覺能量的流動時，他們就更能管理自己賦予信念的力量。

性格極端的人可能會一直處於驅動過度或驅動不足的狀態中。其他

人則是兩種狀態都有。在某些情境，像是派對，我們可能會自我封閉，或是進入驅動不足的狀態。而在其他時候，像是拜訪家人時，我們可能會過度活躍，或是進入過度驅動的狀態。要我們認清過度驅動的傾向就是感情用事，這是比較容易的，因為我們顯然比較情緒化，無論是對自己或對別人。我們會更積極。我們的感覺會浮上檯面。我們會表情豐富，樂於表達。不過無論是我們自己或是別人，都很難理解驅動不足是一種情緒狀態，而不只是一種人格特質。

當我們的低能量狀態妨礙了我們的幸福，導致我們內心的不快樂，或是傷害了我們的心智或關係生活，這就是一種感情用事的徵兆。當我們過度驅動時，我們會向外表現情緒。當我們驅動不足時，我們的情緒是向內的。我們會把情緒藏在自己的內心，而非向外表現。

當我們能辨識自己是情緒化，或是陷在情緒的模式裡，我們就必須開始區隔想法與感覺。當我們將情緒分解成各種元素後，就更有能力療癒它。步驟二和步驟三是可以互換的，這取決於我們是要解決過度驅動或驅動不足的課題。如果我們要解決的是過度驅動的情緒，我會先把感覺區隔開來，然後再處理想法。如果是驅動不足的情緒，我會先處理想法，然後再處理感覺。我會使用不同的方式，是因為過度驅動的情緒狀態是根據感覺執行，驅動不足的情感狀態是由想法提供力量。我們比較容易點出一種課題的表面，而非課題的底層。

步驟二：區隔感覺

無論任何時候，當我們處於情緒狀態時，我們就是陷在某種感覺裡。當我們試圖描述陷在一種情緒中的感覺時，或是一種扭曲的模式時，我們必須記住，相關的感覺是來自過去，而非現在。即使目前的某種狀況勾住了一種感覺，但這種感覺的強度、氛圍、深度及廣度都存在於我們的過去，而非現在。這裡的基本法則是，辨識一種老舊或根深蒂固

的感覺，是不是我曾跟治療師共同感受到的感覺。如果針對一種狀況的某種感覺似乎變得太強大，這可能就是老舊的感覺。

有時候，承認一些主要的感覺會比較容易。不過在大部分的狀況中，主要的感覺通常都會被一層或多層次要的感覺覆蓋。我們會用一層一層的感覺包紮原本的傷口，或是要保護在過去受傷的自己，避免再次受傷。

就整體而言，一種感覺越是強烈，越是困難，它就越古老，殺傷力也越大，也代表我們在更年幼的時候，就有受傷的感覺，或是誤用感覺。最重要的是要找到我們受傷的年紀，還有我們在形成情緒的年紀，而這已造成目前的傷害。受傷的自我正在哭喊呼救，雖然它同時也在推開援助。我們想要療癒，阻止更多的痛苦。這種緊張的狀態會導致我們覺得被療癒是件很恐怖的事，對於療癒的過程感到困惑，很急迫地想要接受幫助。這聽起來也是一種情緒狀態，不是嗎？

當我在與一些釐清感覺的個案合作時，我通常會用徒手治療，或是要求他們同時與療癒者或按摩治療師合作。感覺就是身體的語言。我們如果願意聆聽，在療癒的過程中，身體可以提供很棒的協助。身體可以幫助我們找到自己的感覺，揭開壓抑的感覺和記憶，修復受傷的感覺。

我最喜歡的方法是利用非侵入式的治療觸碰。我通常會把一隻手放在每一個脈輪上，順序是從頭到腳。我會請個案針對他或她過去體驗到的情緒狀態，來描述這個觸碰帶來的感覺狀態。我會逐一往下探索每一個脈輪，找到引起不受歡迎的情緒狀態的感覺，找到觸動整個情緒狀態的感覺。

我通常可以透過人體的熱點及冷點偵測這種感覺的位置。熱點意味著一種感覺在這個位置裡面醞釀。冷點通常都代表一種缺乏或隱藏的感覺。當我或個案感受到一個熱點時，我會讓他或她進入這種感覺，

看看它是否與一種情緒狀態連結。如果真的有連結，我們就會從這裡開始著手。當我或個案感受到一個冷點時，我會輕輕地刺激這個區域。我會把能量射進去，然後要求個案把自己的意識帶進去。我可能會讓個案翻身，在後側的脈輪上面發揮，直到個案有一些感覺。當我們終於觸及這種感覺時，我會帶領個案更深入其中，鼓勵個案去感覺，假裝自己還是與這種感覺有關的年齡。我的意圖通常是讓個案能憶起與這種感覺有關的經驗、狀態、人或處境。

還有許多方法可以找到一種感覺。我可能會要求一位個案直接指出一個部位，其中保留了鎖住這種感覺的情緒。我會利用我對孩童發育／脈輪系統的知識，引導這個人進入童年狀態。這位個案如果真的受困其中，我就會主要運用後側的能量系統，鼓勵個案的無意識和指導靈給予協助。我也可能讓個案坐在椅子上，開始和另一張椅子說話。我會指引他們把所有感覺都導入坐在另一張椅子上的「那個人」的身體裡，藉此提供支持。無論是哪一種方法，我都有雙重的目的：

我們想要把纏繞在這個不受歡迎的情緒狀態或模式中的主要感覺隔離開來。

我們想要修復這種感覺開始困住的年齡和情境。

個案有時會花好幾週的時間才能找到構成情緒的感覺，這是可以接受的。我無論如何都會支持個案，鼓勵他們與另一位專業人士合作。個案可能是暫時陷在恐懼中。如果是這種情形，我會告訴個案，盡可能地覺得恐怖。個案可能會難過到無法置信的地步，我會告訴他或她去看悲劇的電影。個案可能會感受到自己需要生氣，但是不覺得自己可以發洩憤怒。我就會讓個案打枕頭，直到這種感覺自己冒出來。我們想要一層一層剝開感覺的層次，直到我們找到看似對的感覺，直到個案說：「沒錯！這就是當我對ＸＹＺ很情緒化時的感覺。」

步驟三：區隔想法的形式

與麻煩的情緒連結的想法，並不一定是源自於我們本身。這可能是貼切地代表我們對一種特定狀態的個人反應。若果真如此，這通常會被表達成一種觀察，像是「我發現每個人都不開心」、「我只是讓我的母親痛苦」、「當老師喊我的名字時，我沒有答案」。這些想法本身並不會造成情緒反應，必須與一種感覺結合，才會產生困難或麻煩。

舉第一句為例，「我發現每個人都不開心」。想像一下，這個想法是源自於一個家庭事件，我們在當時表達了一些憤怒。然後我們發現，每個人都因為我們很生氣而不開心，我們就因此形成一種核心信念和情緒，亦即「當我生氣時，每個人都會變得不開心」。我們如果能和某個人討論這種情緒，或是把它提升到我們的心輪，尋求第二意見，或是經歷一個家庭事件，我們在其中發現當我們變得很生氣時，其他人有截然不同的反應，我們就能釐清這種情緒。

很不幸地，我們很容易一再重複得到同樣的反應和批評，特別是與家庭有關的事。在某些點上，我們會認為別人的不開心與我們的憤怒有關，而這兩者就會永遠地連結在一起。當我們每一次看到別人生氣，就會重新燃起這種想法，認為其他人是不開心，此時我們的能量系統就會變得一團混亂。

想法也可能是來自於我們周遭的人。我們會全盤吸收某些想法，有些則會隨著時間慢慢消化。舉個例子，我們的生長環境如果會誹謗特定的種族，認為所有的有錢人都不是好東西，還認為藝術家一定很窮，我們就會全心接受這些觀點，這是可以理解的。我們也可能從周遭圍繞我們的信念系統中收集片段的信念。

舉個例子，我們的父親可能堅持女人都很笨。在我們看來，母親很聰明，但無法讓家裡的開銷收支平衡。我們可能會把這兩組想法湊在

一起，然後從中抽取一種想法，創造出這種混合的信念「女人對錢都很笨」。這種混合的信念通常都比一種完整的信念更難區隔開來。因爲它們是合成的，所以可能十分複雜。

分辨最重要的想法或信念形式，過程可能非常麻煩。我們在任何時刻可能都有數千種想法在腦海中飄游，其中有數百種可能就是形成當下情緒的附屬結論。

「女人（或男人）對錢很笨」的這種信念，可能就是我們爲了努力維持體面生活的主要因素。隨著時間過去，我們可能會替這種信念加上一些附屬想法，像是「不應該讓女人碰錢」、「女人不應該有自己的錢」或「女人如果賺錢，應該覺得自己很蠢」。我們想要擺脫這種核心信念，而不是迷思在次要信念的金字塔裡，讓它們交織蔓延至整個能量系統。

要隔絕這種信念的最佳方法，就是前後處理另一種情緒指標。當我們能感受到與有問題的情緒有關的感覺時，或是能感覺／身處於／假裝回到混合這種情緒的年紀，我們就只要請比較年輕的自己告訴我們，會針對周遭的情況做出哪些結論。接著我們必須聆聽。我們必須聽一聽自己跟自己說的話。我常會跟有困惑的個案做一個信念練習。我會要他們用紙跟筆，寫下對於影響自己的情緒的理解。然後會要他們針對這種情緒，表明其中的想法或信念。舉個例子，一位女性個案可能會寫：

針對情緒的陳述：「當我在花錢時，我常覺得很糟糕。我告訴自己不應該花錢。但我感覺越糟，我就花得越多。」

我爲了確定我們真的找到問題的源頭，我會要求個案繼續。當她寫下：「我有錢就是壞事」，我要她重寫這一句，後面加上「因爲」，再請她填寫答案。我讓她繼續這麼做，直到她終於挖到有價值的東西，直到她覺得「啊哈！」，知道我們終於找到源頭。舉個例子：

推論的信念：「我有錢就是壞事，因爲我從來沒有辦法留住錢。」

推論的信念：「我從來沒辦法留住錢，因為我是個女孩。」

推論的信念：「身為一個女孩，我從來無法留住錢，因為女孩有錢就是壞事。」

推論的信念：「女孩有錢就是壞事，因為我的父親這麼說。」

推論的信念：「我的父親這麼說，因為他相信這種看法。」

推論的信念：「我的父親相信女孩有錢就是壞事，因為他很害怕讓女生有錢。」

推論的信念：「他很害怕讓女孩有錢，因為女孩有錢就不需要男人。」

推論的信念：「如果女孩不需要男人，他就會被拋棄。」

啊哈！你看到這種方法如何切入課題的核心嗎？

我如果更進一步，就會利用這裡，把這當成回溯工作的跳板。我現在也許能深入鎖住這些情緒的狀況。讓我們舉上面的例子，這可能包括記起個案是在幾歲時，開始認為女性有錢就是壞事。她也會想要記起來，到底是誰表現這種行為，是誰教導她這種信念，或是強迫她相信這種信念。

你要記得，共有六種負面信念（無足輕重的、不應得的、無力的、無價值的、惡劣的或沒有愛的），你永遠可以把一種有問題的信念簡約成其中一種，或是簡約成一種主要的負面信念：「我是分離的」。其實，當我們把信念簡約到這個程度時，就會有最佳的療癒效果。

步驟四：揭露補償

一旦我們層層剝開自己的情緒，露出其中的原始成分，我們就會想要釋放自己的身體和心智，擺脫限制它們的魔掌控制。此時唯一的方式就是愛這個情緒，至死方休。這種作法是對的。我們必須假設我們一直**體驗**到這個有問題的、麻煩的、令人憎恨的情緒，其實是要滿足某種需

求，以及在其中交戰的感覺和想法。

　　我們若想真的能徹底擺脫這種情緒，我們就必須不只是要破壞它。強迫自己忘記這種情緒，只會讓我們更空虛。然後，我們又會渴望填滿這種空虛和虛無。此時，最原始的需求會大聲呼喊。即使我們成功解開困住的情緒，但還是沒找到新的方法來滿足原始的需求，就只能再創造一種新的情緒來滿足空虛。這種新的情緒狀態會像原始的情緒狀態一樣，製造出一堆混亂。

　　當我們了解我們有問題的情緒正在滿足的需求，同時創造一種全新的、比較自愛的方式來滿足這個需求，我們就會更願意讓自己的感覺和信念分離。我們會開放接受必要的能量和幫助，允許受傷的感覺和信念被療癒。我們會允許自己阻塞的部分成長。大部分的人在一開始都不敢相信，我們會因為不快樂、恨自己或是選擇與酒精作伴，因此獲得好處，但我們的確如此。我們也許不會以自己的理性為傲，但是理性還是存在。我看過各式各樣的需求或補償形式，但大致可分為基本的兩類：以恐懼為基礎的補償和以愛為基礎的補償。

　　以恐懼為基礎的補償，主要是根據對結果的恐懼。這是源自於一股內在的渴望，想要避免責任、避免照顧自己或他人，或是避免誠實。我們都有恐懼。這不代表我們是壞人。這可能意味著當我們成長時，我們的能量系統沒有完全發展，因為環境裡的某個人或某件事不支持我們長大成人的過程。以恐懼為基礎的補償，可以讓我們免於凍結在時間裡。這個受傷的兩歲女孩或男孩，仍會停留在我們體內，鎖在我們的第二脈輪裡。這個兩歲的小孩仍握有權力，很害怕失控，直到我們能滿足他或她的需求，讓他或她再次當個小孩。

　　以愛為基礎的補償的本質是犧牲的。過程包括做出一些傷害自己的決定，讓另一個人感覺更好或避免受傷。我有一位個案就決定要接收

母親的身體問題。她真的很愛母親，認為這是幫忙母親最好的方式。即使這位個案透過肉體的疾病顯化這個決定，但這種疾病本身仍是情緒化的，因為這起念於一種信念（我的母親如果沒有我就會死）和一種感覺（對母親的愛）。

就整體而言，我比較少看到以愛為基礎的補償，以恐懼為基礎的補償比較常見。我記得有好幾次，我決定不要「說出自己的真相」，因為這會傷害我的父親。我記得我的一位個案會反映母親的背痛，這樣母親就會舒服一點。我還有另一位個案一心認為自己是不好的，因為她如果不這麼認為，她的母親就會是不好的，而她的母親一直有虐待她的儀式；所以她願意「下地獄」，她的母親才不用下地獄。我更常看到個案會吸收父母的痛苦，因為這樣可以確保自己的生存。我認為這種吸收會發生，是因為我們活在一個以恐懼為基礎的社會裡。對於大部分的人而言，愛並不會反映或反射在每一天的生活裡。我們可能聽過無條件的愛，但很少體驗過。沒有一張藍圖，就很難打下根基。

我在執業過程中最常見的兩種形式的補償如下，

以恐懼為基礎的補償：

- 不必成長
- 不必冒險
- 避免受傷
- 不會感受到（某些）感覺
- 可以逃避責任
- 不用記得一個痛苦的經驗
- 不用重複一種痛苦的經驗
- 不用對抗一個課題
- 可以被其他人照顧

- 會對自己感到抱歉
- 避免成功
- 避免失敗
- 獲得注意
- 不用承認自己是錯的

以愛爲基礎的補償：
- 拯救別人的人生
- 舒緩別人的痛苦
- 以他人優先
- 爲罪惡補償
- 實現業力的債
- 爲人服務
- 學習一門功課
- 學習如何有同情心
- 體會正面利用力量
- 練習一種療癒的藝術
- 讓這世界更好

　　你如果要確定一種情緒課題中的補償，需要對自己或別人完全誠實。十二步驟的設計就是要幫助人們達到必要的誠實。其中一個步驟指示人們要徹底檢視自己和自己的行爲，要求人們列出一張清單，寫下自己曾經辜負的人，並且如果適當的話，就去彌補對方。這些步驟會要求追尋眞相的人揭露自己的靈魂，往內一層一層剝開，承認精神層面的過錯。原諒是必然的，因爲我們都是神性本源的孩子。

　　孩子都會犯錯。孩子會展現錯誤的驕傲。孩子需要指引。我們如果認爲，自己是這世上唯一一個可以避免犯錯的人，這是很驕傲又浮誇的

想法，難道不是嗎？就我個人而言，當我承認自己不誠實，或是透過情緒操控別人，我實在大大地鬆了一口氣。即使是去**體驗**別人的感受，這都是一種操控，因為這會控制整個情況。

　　一般而言，當一位個案接受自己就是宇宙的學生，就是神性本源的孩子，也是一個發展中的自我，此時腦海中就會自動跳出補償。當然還有其他方法可以揭露其中的補償。我可能會讓個案回溯至受傷的時間點，利用應用肌肉動力學，這是一種系統，可以測試身體對於問題的反應；我也可能讓個案請求獲得一個充滿資訊的夢，或是讓個案寫一個虛構的或幻想的故事。當我在利用說寫故事的技巧時，會要求他們把故事的情節集中在有問題的情緒課題，然後想到什麼就寫什麼。此時，補償通常就會躍然紙上。

　　當補償很清楚時，我們已經知道必須知道的資訊。我們可以集合自己的角色陣容。我們已經知道情緒、感覺、想法或信念，還有補償。我可以從這個點開始，給予個案一種快速又簡單的療癒方法，但是我不能這樣做。因為要療癒這種明顯的情緒，最重要的也是最首要的步驟，就是必須願意捨棄這種情緒。

　　首先，我們必須回到「守護通則」。當我在替個案療癒情緒為主的問題時，我常會以問題的形式，幫助個案一起檢視其中幾種通則。我會問個案，是否願意被療癒，是否願意顯化他們的慾望。我還會問個案，是否願意改變或接受一種新方法，來滿足自己的需求。我還會問他們，是否願意放下老舊的模式和補償。

　　我會問他們，是否願意去感受必須體會的感覺，為自己創造一種新的想法，**變**得更自由，而不是受到束縛。我會問他們，在這個過程中，是否允許神性本源或神性本源的自我當成指引者。有時，我甚至會問他們是否願意允許奇蹟發生，願意讓人們變得很神奇，願意做一些必須做的

事，才能讓自己變成想要變成的模樣。在這個時候，我會隨著能量的波動進行。我必須相信自己對於過程的感受，同時鼓勵個案也要如此有同樣的心態，確實允許能量系統帶來改變和轉化。

在情緒改變的過程中，支持是很重要的一部分。長期保留在心裡的感覺可能會浮上檯面，引爆一陣又一陣的悲傷、憤怒、激怒或恐懼。粗暴的、令人衰弱的想法可能會如狂風暴雨般襲來，反覆吟誦著對自己或他人的批評。我的經驗是，如果可以有一個空間或地方安全地表達這些老舊的情緒，它們很快就會消失、成熟或轉化。個案之後都會有點疲憊，但是狂喜不已，彷彿換了一個人，無論是男或女，都很像一個女人剛生下一個漂亮得不得了的孩子：自我。

寫下自己的人生故事

A 拿一張紙和一支筆。現在，想一個令你挫折或不滿的課題。眼前這張紙就像是一片土地，你將要踏上一趟文字之旅。

當你啓程時，你將寫下自己的旅程。你要寫下與這個課題有關的個人人生故事。你如果想要做到這一點，就必須遵循「英雄之旅」的道路。一個英雄會透過困難的方式學習一件事，而且為此變成一個更好、更強壯的人，而一個人應該能與別人分享自己的功課。

你是這個故事裡的英雄。你是主角。你是被這個情緒問題影響的人；你直搗黃龍，你是與這個問題搏鬥、克服這個問題的英雄。你是能活下來告訴別人這個故事、然後返家的英雄。你是能從困難中創造美好的英雄。

B 你的旅程的重點是：

1. 從「在家」開始，描述你為自己的困難設定的背景和情境。

2. 然後你離家，身為英雄，當你展開旅程，踏入這個世界時，你發生了什麼事？

3. 找到龍。這個情緒課題就是你要斬的龍。描述一下這隻龍，認識牠，你該如何靠近牠？應付牠？跟牠搏鬥？

4. 擊敗這隻龍，你要如何克服這個情緒／龍代表的障礙？你必須從自己身上引出哪些力量來擊敗牠？你必須要求或接受哪些協助，才能掌控這隻龍？你必須擁有什麼智慧，才能轉化這種情緒／龍？

5. 把這隻龍斬首。你從與這隻龍搏鬥的過程中學會什麼？

6. 接受你的獎勵。對更廣泛的角度來看，這場搏鬥對你的人生有什麼意義？你必須接受什麼能量、知識或財富，才能改變你的人生？

7. 回家。所有的英雄都會回到原點。你現在如何看待這個起點？你
是否能帶著同情看待它？

8. 教導別人。所有的英雄都會帶著他們的教訓、財富和智慧回到人
群裡。你現在必須做什麼、認識或了解什麼才能做到這一點？

另一種練習

A 選擇一種你看似無法撼動的問題。你要問自己這些問題：

1. 當我想到這個問題時，我有什麼感覺？以表格的形式寫下這些感
覺。

2. 哪些信念與這些感覺有關？以敘述的方式寫下這些信念，例如：

有問題的感覺	有問題的信念
悲哀	當我說實話時，我會傷害別人
恐懼	當我要求某件事時，我就可能被別人傷害
慌亂	沒有任何事情可以阻止這種模式

B 寫下每種信念，讓它與一種想法配對：

有問題的信念	想法
我會傷害別人	當我能傷害別人時
我說實話	當我能說實話時
當我有所要求時， 我就會被別人傷害	我會受傷 我可以有所要求
沒有任何事能阻止 這種模式	我有模式 就我所知沒有任何事可以停止模式

C　現在把這些想法與感覺結合在一起，就形成你的認知，例如：

- 當我說實話，別人傷害我時，我會覺得難過，所以我決定何時是否與人分享事情

- 當我有所要求時，我會受傷，我覺得很害怕。所以直到我找到願意幫助我的人，我才能要求別人。

- 當我有模式，而我又不知道如何阻止它們時，我就會慌張。所以我決定請沒有這些模式的人幫助我。

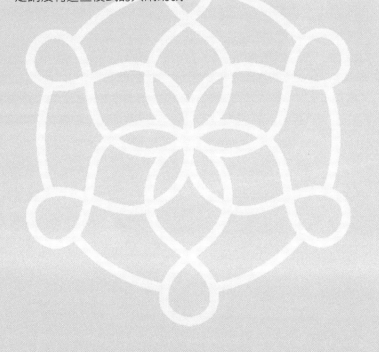

第 *16* 章

當你的神性本源自我

拯救世界

當我們想要療癒或顯化時，必須時常揭開經年累月的情緒、肉體和靈性的課題或阻塞。這些阻塞（抵抗點）的命名十分貼切，因為它們會封鎖在我們靈性和肉體自我之間旋轉的能量自然流動。因為我們來自神性本源，我們也就是神性本源，同時在自己的內在尋找神性本源，所以清除我們的抵抗的最佳方法就是與這種認知合作。

很不幸地，總會有東西擋住你的路，而這就是構成了我們大部分的情緒課題、身體不適或靈性誤解。我們會否認這個東西。每次當我們忽略自己的真實本性或神性本源的自我時，就會有否認的存在。當我們接受任何事，不如神性本源渴望帶給我們的一切，或是不如我們的神性本源自我應得的程度，我們就被補償收買。我們如果認為或相信補償可以填滿我們的需求，我們就會否認自己擁有一些真正滿足自己的需求的力量、能量和愛，而這裡談的都是我們的基本需求。

否認是如何進入我們的生命裡？我們應該如何處理它？這個宏觀的問題要求深奧又實際的回應。

● 否認的角色

否認一件事，等於就是轉身背對它。就我們的感覺而言，當我們拒絕承認、確定或感受自己的感覺時，我們就是在否認。就我們的想法而言，當我們拒絕思考、留意或檢視自己的想法時，我們就是在否認。

就我們的情緒而言，我們如果沒有表達自己的情緒，或是讓情緒繼續回收重演，我們就是在否認。

無論如何，這所有的狀況背後都有一種否認狀態：當我們拒絕肯定我們的神性本源自我時，我們就是在否認。

我們要找到藏在層層否認、情緒、誤解、疾病或壞的關係之下的神性本源自我，這是很痛苦的過程。這很痛苦，並不是因為我們的神性本源自我令人痛苦，而是要對抗多年來的心理設計，讓我們相信療癒或顯化的最佳方法就是最難的方法。我們可以透過吞藥來治療癌症。

我們可以透過做一些痛恨的工作來賺錢。我們可以在一段令我們感覺很差的關係中學會愛。我們可以透過一些別人告訴我們很有趣的事來找點樂子。我們在生命中掙扎，才能否認死亡。換句話說，我們非常非常努力地把事情做對，到頭來只是很悲慘。

我們的否認有許多層次。當我跟個案合作時，我常發現許多人揭露一層之後，只會再墜入下一層。個案出現的這些層次，可以將健康、關係、職業、心理、宗教或其他問題一一爬梳整理。我相信所有層次都與我們的靈性和孩童發展有關。

在我的世界裡，是這樣運作的。我們的靈魂在某個時間點，因為一個原始的傷口受損。這個傷口會導致我們背向神性本源的現實，至少在某些部分是如此。

否認的感覺	主宰的想法	原因
1 恐懼	我不夠強壯，無法看到恐懼底下的東西	恐懼就像一種保護機制
2 悲哀	我已經失去某種重要或貴重的東西	因為艱困失去自我、別人或夢想
3 憤怒	我一直是錯的	通常是一個看似不在乎的人造成我們的痛苦
4 受傷（扭曲的憤怒）	我發生無法彌補的事	我們的靈魂受傷，部分的真我被漠視
5 暴怒（扭曲的憤怒和悲哀）	我很無能 我無法讓自己安全	暴怒是受傷和憤怒的結合。這些未表達的感覺如果與無力感結合，就會藏在層層的悲哀和憤怒之下
6 羞恥（扭曲的厭惡）	我很壞	我們一直受到不好的對待；我們受到這種待遇只能怪自己。羞恥會彌補拋棄自我導致的裂痕
7 罪惡（扭曲的厭惡）	我造成自己受傷	我們放棄自己；我們壓抑、分裂或否認部分的自我、對部分的自我食言，只為了更加配合導致我們痛苦的事物
8 恐怖（扭曲的恐懼）	我無力阻止外界傷害我	我們認為某件事或某個人將傷害我們，並相信自己無法阻止這件事發生，或是無法求救
9 批評／罪惡（扭曲的憤怒和厭惡）	我有不對的地方；我不配成為神性本源的一部分	我們會有這種想法，是因為我們以為自己與神性本源是分離的。這會讓我們相信，我們無法向神性本源求救
10 否認（所有的扭曲，特別是喜悅）	我不是神性本源	相信我們與神性本源分離，我們否認自己的真實力量和潛能

　　我們會對自己的故意視而不見感到罪惡，進而否認我們真實的神性本源、我們真實的自我、目的和意願。當我們在否認這些時，我們會把一種情緒堆積在另一種情緒上，一種身體的疾病累積在另一種疾病上——每一層都會蓋住下面的一層。療癒包括揭開這些否認的層次，我們才可以重新觸及原始的傷口或誤解。顯化是一種過程，我們會在其中接收到一些必要的東西，才能觸及核心點。

　　接下來是一些我最常看到的情緒的否認層次。我會從頭到尾列出，根據每一層的三種主要元素來逐一介紹。否認的感覺代表蓋住下面一層的感覺狀態。主宰的想法代表與這一層有關的主要信念。導致這個傷口的原因也會出現在這一層。

● 否認的基本層次

　　我曾經幫助個案處理這些層次，用許多不同的方式重寫最初的腳本。在我看來，個案若能找到罪惡感的基本源頭，便能在過程中獲得最多的成長。但是能變成真實做自己的個案，必須允許自己一路追溯到自己對於神性本源的否認，然後再重新開始。

　　這裡有一位個案佛瑞德。佛瑞德是位醫生，也是酒鬼。他在過去幾年，行醫的成果已經減半。他的婚姻路也很顛簸。他的孩子也有酒鬼的成年子女的典型表現——生活一團糟，失控。至於他自己，他不斷地自憐。他每次遇到質疑，就會癱倒在椅子上，開始喃喃自語：「我知道，我知道，我是個失敗者。我沒有辦法做好任何事。」

　　佛瑞德絕望地來找我。我們第一次碰面時，我要求他丟掉自憐和無用的感覺。他一開始很害怕。經過一段時間後，他開始很難過，開始哭泣，不斷說自己是失敗者。我推測，我們已經挖出他部分的情緒課題，我問他，他是否真的認為自己是失敗者。他回答：「是的，我是失敗者。我一直都是這樣。」

即使當我們在充滿情緒的信念上稍微停留時，我也不覺得我們已經找到他的核心情緒。他畢竟曾經處於這種狀態，而這無法阻止他喝酒。我們下一次碰面時，我要求他假裝自己喝醉了。然後我跟喝醉的他談話，問他為什麼需要喝醉。佛瑞德馬上從悲傷轉為憤怒。他開始咆哮，胡言亂語。他說，人生不公平，妻子不了解他，每個人都希望能從他身上得到什麼，但沒有人關心他。

我決定，我們必須深入核心。我引導他進入自己最低的脈輪，我要求他停在課題開始發生的年紀。令我驚訝的是，他馬上縮起來，好像一個球。他變成一個小孩。與這種感覺連結的感覺，好像是失敗？罪惡？他一直無法讓父母和諧相處，他因此覺得很糟糕。他在處理好自己的罪惡感後，原諒自己後，就出現大幅的進步。他自動參加「匿名戒酒會」，自行登記參加一個治療計劃，還要求他的妻子也尋求幫助。

儘管佛瑞德做了這些不凡的舉動，但過了一年後，他還是常會覺得自艾自憐。他的事業仍處於低潮。他仍然很困惑，不知道自己是否值得擁有金錢、一段好的關係，而且最重要的是，他不知道自己是否值得活在這個世上。之後我看到一個奇蹟發生。在某種程度上，我認 佛瑞德一直繼續在處理自己的罪惡感和羞恥心。有一天，他來我的辦公室，看起來很激動。他說開車時，他停在一個停止標誌前，不耐煩地等一位較年邁的女士過馬路。他說不知為何，那位女士停下腳步，轉身面向他，向他微笑。就在這剎那之間，他懂了。

他告訴我，「因為一些原因，這個笑容給了我答案。我知道她只是芸芸眾生之一，而不只是一個要讓我慢下來的人。沒錯，她根本是上帝的一部分！」他低下頭，彷彿仍因為發現這件事而有點尷尬，然後他的眼神閃閃發光，他接著說：「沒錯，我想，如果她是上帝的一部分，那麼我一定也是─無論我做了什麼。」佛瑞德已經向前跳了一大步，他從否認跳到真相。想當然爾，他的人生從此再也不一樣了。

● 整合我們的自我

　　我們逐一透過每一個脈輪、每一種光束、每一個年紀和每一個情緒層次來造訪自己的能量系統，這當然是有效的方式，但我常利用一種概念，這對我的個案（還有我本身）而言，更容易掌握其意涵。我鼓勵個案想像自己有三種面向。

　　為了讓這概念看起來簡單一點，我不會把它們貼上身體、心智和靈魂的標籤，儘管這三個面向的自我一定參與其中。我反而會讓個案決定，下列哪一種說明，比較能描述他們目前的自我：

　　每個人都能認為自己有一個內在的孩子，或是許多內在的孩子。這些自我已經迷失在我們的能量系統裡。這些孩子般的自我仍然被禁錮在發展的脈輪之中。這些自我都帶有天賦，必須被拯救。我們的內在孩子是我們過去當過的孩子，也是還沒成長的孩子。我們對這些孩子的感受通常都非常強烈。他們非常吵！他們的感覺很有說服力！他們急需幫助！因為他們看起來要求很多，我們就常把他們放在駕駛座，讓他們為我們的人生負責（參閱圖表16.1）。

　　這裡的麻煩在於，太多的責任只會讓這些孩子更害怕。他們需要指引，需要我們假裝是個大人。我們成年的一面必須確保自己沒有做出瘋狂的決定。我們孩子的那一面如果覺得安全，成年的自我就會繼續讓我們的車子處於運轉模式，我們會付帳單，跟老闆打招呼，然後把自己載到治療師的辦公室。我們只要繼續讓成年的自我處於工作狀態，我們像孩子的一面就會安靜下來，做小孩該做的事——玩耍、療癒、笑和創造奇蹟（參閱圖表16.2）。然而，我們成年的自我多半會像孩童的自我一樣，覺得很失落。我們的視野有限。我們覺得自己在做假。我們不比任何人更了解這個世界。我們會把事情搞砸。

　　我們的神性本源自我就會此時介入。我們的成年自我如果能與我們

的神性本源或基本的自我建立連結，我們的成年自我就會負責地採取行動，因為它會接受到需要的督導和指引。畢竟我們的神性本源自我有更高遠的眼界。它知道所有必須知道的事。它知道我們現在必須知道什麼，什麼又可以等。我們的神性本源自我可以看到我們的終點，並且規劃通往終點的道路。我們的所有面向的自我如果能彼此合作時，就會校準一致，這意味著孩子的自我需要療癒，成年的自我學習如何顯化，而神性本源的自我則是尋求整合（參閱圖表16.3）。

當我們把這當成三部曲來運作，就會發生下列的事：

1. 我們神性本源的自我可以療癒我們的靈魂。我們的靈魂會替自己的人生吸引奇蹟。
2. 我們成年的自我可以療癒我們的心智。這可以透過努力顯化。
3. 我們孩子的自我可以療癒我們的身體。它們可以透過奇蹟顯化。

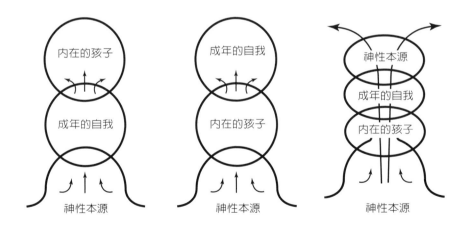

圖表16.1　（左）、16.2（中）和16.3（右）：自我的描述

上述的**關鍵**是要讓我們的神聖自我進入我們。我們的成年/心智自我和孩子/身體自我一定會暴走，製造混亂，變得情緒化。但我如何做到這一點？我們如何知道我們是否與神性本源的自我連結？我們如何聽到神性本源的自我想要說的話？我們必須開放面對自己的直覺。

● 靈性自我的聲音

想法會爲我們的成年/心智自我溝通，感覺會爲我們的孩子/身體自我說話。然而直覺才是我們的靈魂的聲音。直覺其實是我們神性本源自我的聲音，這個基本的靈性自我會向靈魂的每一個角落說話。直覺會告訴我們的靈魂該做什麼。反過來，我們的靈魂也會指引我們邁向自己的目的。

你如何辨識自己的直覺？你可讀很多不同主題的書，上很多課程，但無論如何，你還是必須回答自己的問題。因爲每一個神性本源的自我都是獨一無二的，我們的直覺風格也是獨一無二的。就正面的角度來看，我沒有看過任何人很熟悉自己的直覺。一開始，很多人都會堅持他們一點也不知道什麼是自己的直覺的聲音。不過這些人在對直覺稍有了解後，就會跟我講一些例子，證明直覺如何影響他們的人生。

認識幾個與直覺有關的例子，是很有幫助的。首先，直覺會以許多形式出現。大部分人都以下列三種方式體驗到直覺：他們可能看到圖案、聽到聲音，或是透過動能感受、感覺或知道答案。

然而，你如果回頭翻閱一下我們針對人體主要脈輪的介紹，你就會發現每一個脈輪都像一個精神通靈中心。當我們帶著覺知運用自己的精神/通靈能力時，利用靈光層裡的過濾機制，還有療癒帶來的開放性，它們就會轉化成直覺的禮物。

　　每一個脈輪都會以自己的方式，帶著同理心和直覺運作。舉例而言，第一脈輪會透過肉體的感官來認識直覺。第二脈輪會挑選感覺。第五脈輪會旅行到星光層尋求協助。第六脈輪會提供我們畫面。

　　從一個能量中心移動到另一個中心尋求指引可能會讓我們抓狂。當我們將自己的力量中心從比較低的脈輪移到心臟，我們就能重新校準自己的能量系統。我們可以允許自己的直覺訊息匯聚在心臟。於是我們就可以從心臟，我們的靈性自我和肉體自我的交會處，得到任何指引。。

　　當我們能跟著自己的了解、感覺、聽見和看見的感受，我們就能獲得必要的直覺，將會導致麻煩的信念和感覺區隔開來。我們可以獲得成年自我需要的指引，監督自己的日常生活。我們可以獲得孩子自我需要的確保，感覺安全和穩定。有時我們的直覺會告訴我們，我們需要哭，需要保有我們的孩子自我，需要重新回到某個時空，讀一本特定的書，或是出去跳舞。直覺不只會告訴我們如何療癒傷害，也會幫助我們預防更多的傷害。

　　將直覺併入我們的情感生活的另一個重要原因，就是因為直覺代表我們的靈魂。我們的基本自我有特定的需求和欲望。我們的直覺的工作就讓我們能走在符合我們的靈魂目的的軌道上，幫助我們實現這些夢想。我們如果活在有目的的軌道上，我們就能自動進入療癒的狀況。當我們允許自己的目的何意義，允許我們表達自己的基本自我，我們就能顯化任何需要療癒的事。當我們做這件事時，我們就活得像自己的薩滿。我們就是自己的創造者和療癒者。

活得像個能療癒世界的薩滿

　　薩滿的目的是同時能遊走在靈性與物質世界。自古以來,世界各地的部落社群都會爲了全體的利益,選出負責連結精神與物質世界的代表。約翰・馬修斯(John Matthews)在《塞爾提克薩滿》(*The Celtic Shaman*)描述,薩滿是「工作與日常生活整合爲一,而這種『結合』不會外顯。」[1]薩滿的工作是幫助個人療癒物質和靈性的課題,同時協助群體做同樣的事。薩滿爲了做到這一點,必須協調在不同層次的現實之間的旋轉門,也就是精微層次和物質層次。

　　我們的能量系統的設計,可以讓我們每個人當自己的薩滿。我們的脈輪會把神祕的能量轉爲世俗的。我們的靈光會將我們保留在自我內,同時讓我們對宇宙保持開放。其他各式各樣的能量體、能量通道和能量場則保證當我們活著時,我們可以取用必要的生命能量、資訊和恩寵,在喜悅中完成我們的靈性任務。我們眞的是光之輪,在個人存有的靜止中不斷旋轉。

　　隨著人生旅程的開展,我們學會要對收到的能量、如何詮釋能量,如何把能量轉回至世界內這些事負責。我們如果相信,自己天生就與神性本源連結,同時因此會獲得無條件的愛與支持,那麼我們穿越人生的道路,還有最終的死亡,都將充滿意義。這並不總是輕鬆的。如果一把劍從未經過火的試煉,也未經過石頭琢磨,又如何能派上用場?我們的心智如果沒有遇過充滿挑戰的問題,我們如何變得有智慧?

　　即使生命在我們的心上留下各式各樣的傷口,但如果不是我們選擇如此,我們的心又如何能保持柔軟?這就是爲何生命會送給我們許多機會,決定我們是否能夠帶著愛面對人生。針對這一點,如果我們體

驗到某件事似乎不是愛，我們只能在這地球上或我們自己心中創造更多的愛。

　　你此時之所以存在於這個世界，因為你是被需要的。活在這世上的每一個人之所以存在，都是因為他們能對一個更大的設計有所貢獻。我們討論設計、模式和據點；詛咒、能量索和互相依賴的交易。這些都是我們要去面對和療癒的課題，因為我們要在這個世界變成自己真實的模樣，去做出些許貢獻，讓這個世界有些不同。不過在這所有的創傷底下，能量的現實是更偉大的事實。那就是天堂已經存在於地球上。神性本源已經在這裡，那就是早已經存在於「你」的內在，一直支持著你，並完全與你同步一致的「神性本源」。你要把這份理解像是空氣般吸入體內，把神性吸入體內，要活得像一個薩滿，不僅能療癒自己，還能療癒這個世界。

　　就像人們說的，讓地球和平寧靜。就從你開始。

---

1 Mattews, The Celtic Shaman, 92.

第 *17* 章

全脈輪療癒者
對於疾病模式的觀點

　　我們在第六章介紹過一個個案有長期疲憊症候群，他的靈光層顯示出，目前或可能存在於肉體內的某種醫學症狀，也會在能量體和靈性體中出現。

　　我和其他直覺型的人有數以百計的故事，講述我們如何透過這種方式察覺潛在的疾病，而我們都會問一個問題：我們是否能在能量層面上察覺疾病？如果可以，我們是否能在能量層面上更妥善地治療疾病？我的答案是肯定的。

各種疾病的起源

　　我接下來會列出一些例子，這都是我憑著直覺，在能量體和靈性體中察覺到的身體和心智的狀況。

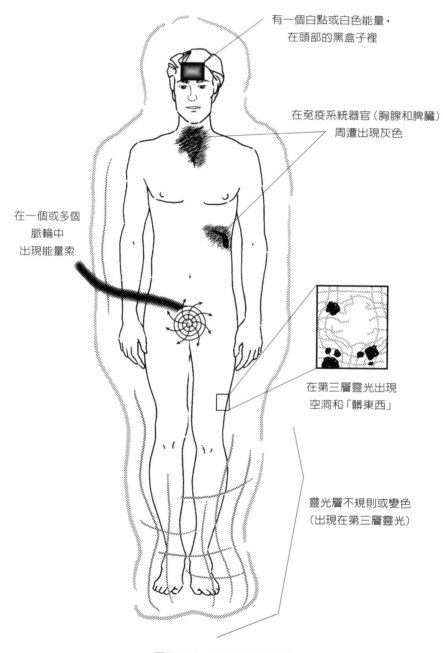

有一個白點或白色能量，
在頭部的黑盒子裡

在免疫系統器官（胸腺和脾臟）
周遭出現灰色

在一個或多個
脈輪中
出現能量索

在第三層靈光出現
空洞和「髒東西」

靈光層不規則或變色
（出現在第三層靈光）

圖表17.1　愛滋病的能量徵兆

● 愛滋病

「後天免疫不全症」（AIDS）會有各種不同的能量症狀，這必須看病程而定。我可以在愛滋病患者的身上看到下面敘述的部分或全部的徵兆。

他們的頭部會有一個像是白色盒子的形狀，這代表一種精神性憂鬱——對於精神和身體的誤解（反映第一脈輪課題）。

我還常會在他們的心臟部位看到緊縮。左側的緊縮代表來自一位男士／男性權威對於關係的批評，或是與男性特質有關的自我課題；右側的緊縮代表來自一位女士／女性權威的批評，或是有關女性特質的自我課題。

免疫系統的暗色污點代表這些部位的缺陷。腹部（第二脈輪）出現集中的紅點，這代表疼痛，通常都是源自於在母親子宮內的創傷，與性慾或性別的課題有關。

生殖器官的部位（第一脈輪）也會有一個黑色的、跳動的能量池，這就形同一些關於性慾、靈性或性別的自我批評。這個能量池如果有一個紅色的中心，就代表有「生存的憂鬱」——這意味著誤解精神可以透過身體表達、活出來的權利。這個能量池附近如果有綠色，就代表愛滋病是一種正在試圖療癒一個第一脈輪課題的力量。

在血液流動中的斑點，還有身體散發的紅色能量，都代表身體內的靈性存在。當靈性接管身體時，生命之血就會消失。有些例子顯示，第七

脈輪會開始散發白色或紫色的能量。

當愛滋病的病程進入更後面的階段時，病患會被死亡吸引，整個能量體都散發白色靈性能量的光芒，這代表靈性已經溜出身體，進入另一個世界。

● 過敏

過敏常與一種情緒據點有關，這代表一種感覺會與一種物質連結，形成一種新的能量，免疫系統無法辨識，而這就會成為攻擊的目標。就技術層面而言，這現在會產生一種自我免疫系統的疾病。阻塞的信念會讓這兩種能量一直黏合在一起。（參閱圖表17.2）

接下來，我會整理歸納在每個特定脈輪中出現的各種過敏症狀，同時概述可能導致過敏的課題。這裡的重點在於涉及該種模式的感覺。

◎ 第一脈輪

過敏：紅肉、乳製品和糖，與其他物質混合，有時是蛋、紅色水果、葷食和蛋白質、羊毛、由空氣或布料挾帶的多種物質、毒素、肥皂和清潔劑、影響血液的藥物、抗生素或化療藥物內的物質或重金屬，會與第八脈輪連結，對娛樂性藥物和酒精等物品產生反應。

可能導致過敏的課題：這種反應是從在子宮內對周遭環境的反應開始，像是對羊水的養分的反應。對個人生存和身體健康必要的養分和藥物產生抵抗（例如在生產後對盤尼西林的反應）。抵抗通常反映活著的恐懼，或是因為不被想要／渴望而產生的深度隔離感。值得感的課題。無法找到生命的熱情。這也可能意味著有人不想要你活著。這些物質通常與原始的羞恥、罪惡或恐懼產生連結。也代表腎上腺的壓力。

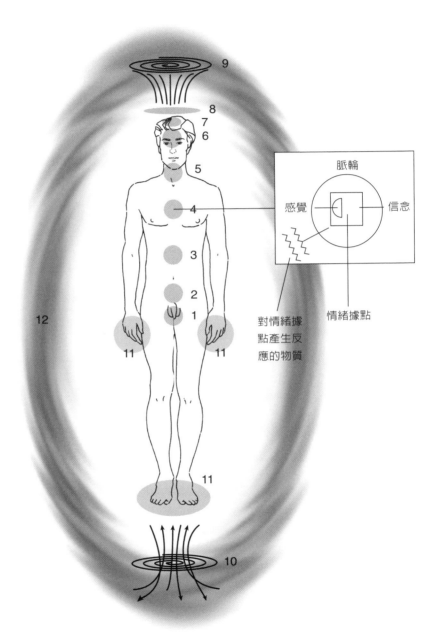

圖表17.2　過敏的能量徵兆（可能出現在任何脈輪）

◎ 第二脈輪

過敏：豬肉、小麥、白色或全穀物、馬芬或其他麵包、穀物酒精，有時是蛋、一些脂肪、柑橘類水果和蔬菜、檸檬酸、酵母、影響腹部的藥物，還有一些抗生素。

可能導致過敏的課題：對於可以滋養的物質，或是可以在自己與別人之間創造愛的連結的物質產生抵抗。價值的課題、害怕被傷害、貧困或自我表達。常與悲痛與悲哀產生連結的物質。

◎ 第三脈輪

過敏：玉米、啤酒、蘇打汽水、黃色水果和蔬菜、咖啡因、脂肪、橡膠油、鋼、蜂蜜、藥物和影響消化系統的物質。

可能導致過敏的課題：對於任何可能有助我們成功或有助我們接受獎賞的事物出現抵抗（過敏）。害怕權力的慾望，害怕向前推進必備的憤怒和主權。常與憤怒或恐懼產生連結的物質。

◎ 第四脈輪

過敏：糖、酒、有些醬料和香料、綠色蔬菜、影響心和肺的藥物與物質，香菸和雪茄、許多透過空氣散播的物質和毒素。

可能導致過敏的課題：就愛、精神和熱情的角度而言，會對能讓生命增添樂趣的物質產生抗拒；利用物質來抗拒與其他人產生連結。一些常被內在小孩、甚至是內心無辜的小孩保留的課題。對愛的恐懼。認定自己被拋棄或拒絕。常與恐懼、喜悅、悲傷或寂寞產生連結的物質。

◎ 第五脈輪

過敏：藍色或黑色的莓類，某些空氣傳播的、耳朵的或是與甲狀腺、胸腺有關的物質和毒素；墨水、電波、無線電或其他的聲音頻率。

可能導致過敏的課題：對可能用謊言取代真相或開放接受真相的物質產生抗拒。害怕真相。害怕被聽見。害怕因為聲明真實的需求和意見而被討厭。常與恐懼、憤怒或罪惡產生連結的物質。

◎ 第六脈輪

過敏：巧克力和可可、某些蛋白質、某些重金屬、健康的脂肪、影響視力的藥物和物質、廣播的聲波。

可能導致過敏的課題：抗拒可以讓視力清楚、帶來清楚或促進身體達成目標的物質。害怕被看見。害怕真實地做自己。害怕目標。害怕犯錯。渴望說服別人相信內心低落的形象。常與羞恥、恐懼或受傷產生連結的物質。

◎ 第七脈輪

過敏：魚、肉、提供蛋白質的天然食物、重金屬、健康的脂肪、與更高層大腦有關的藥物和物質（包括抗抑鬱藥「選擇性血清素再攝取抑制劑」）；電線的放射物。

可能導致過敏的課題：對於可以在現實生活中展現天命的物質產生抗拒。恐懼恩寵。恐懼神性。恐懼表現神性或人性。敏感度，可以為表現靈性自我感到太沮喪或太焦慮這些事找到藉口。常與羞恥、罪惡、恐懼或任何其他極端感覺產生連結的物質。

◎ 第八脈輪

過敏：糖、咖啡、酒精、娛樂性藥物、菸草和用於儀式的物質；對能影響過去的自我的物質產生的反應；銀。

可能導致過敏的課題：抗拒可以為自己的行為找代罪羔羊的物質，像是「我如果沒有喝醉，就不會傷害我的配偶」。抗拒在過去世傷害你的物質。抗拒神祕，就像對銀過敏，銀是薩滿資訊的一種管道。恐懼可以帶來超越經驗的物質。代表害怕在偉大的未知之中失控。

◎ 第九脈輪

過敏：貴金屬，特別是金。來自其他星球的金屬和物質。

可能導致過敏的課題：抗拒承認所有過程的神聖性，包括在目前這個存有或其他存有之中認定的好、壞和醜惡。抗拒可以滋養真實的自我、可以一直為學習提供療癒的物質。害怕對於內在神性之中有如「瓊漿玉液」的物質。積極抗拒健康食物的行為。常與強烈羞恥感、責怪（對他人的羞恥感）或罪惡連結的物質。

◎ 第十脈輪

過敏：根莖類蔬菜、馬鈴薯、堅果和堅果奶油、環境的排放物、化學物質、人工的產品、材料或物質、與文化或基因有關的過敏、鐵、木材、皮革、塑膠和天然素材，宇宙放射物和行星的能量。

可能導致過敏的課題：抗拒與地球和大自然，還有之前來自地球與大自然的人融為一體。針對自我或其他人的天性的批評，導致對天然的物質產生反應。針對自我或大自然的無機成分（認為這是不完美的）的批評，導致對加工的產品產生反應。對於一些程序的批評，像是殺害、獵捕或準備食物的過程，導致對這些物質中的基本生命能量產生反應。許多這些傾向是根深蒂固的，因為這是從祖先傳下來的，或是透過靈魂得到的。常與批判性感覺產生連結的物質，像是羞恥、恐懼或責怪。

◎ 第十一脈輪

過敏：放射性元素，像是氡或鈽。與地球或天體物理有關的元素。

可能造成過敏的課題：對於可以抑制或加強個人指揮大自然或超自然力量的能力的物質產生抗拒。抗拒具有變形或強烈好壞的特質及影響力的物質。象徵對於個人的雙面天賦及能力的批評。能與批評、強烈的羞恥或罪惡、恐懼、激烈的暴怒或任何強烈、具有激勵性的感覺連結的物質。

◎ 第十二脈輪

沒有特別的過敏，個人的狀況不一。

● 成癮

　　成癮的發生方式跟過敏相同，連會成癮的物質也是一樣。最值得一提的能量差異在於，成癮除了與情緒據點之間有一個能量索或能量約束，還會與一個外在實體／靈之間有能量索或能量約束。

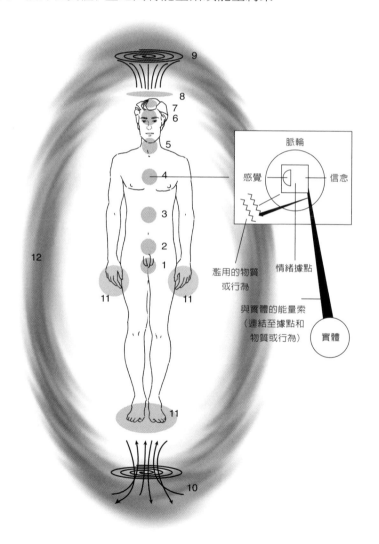

圖表17.3　成癮的能量徵兆（可能出現在任何脈輪）

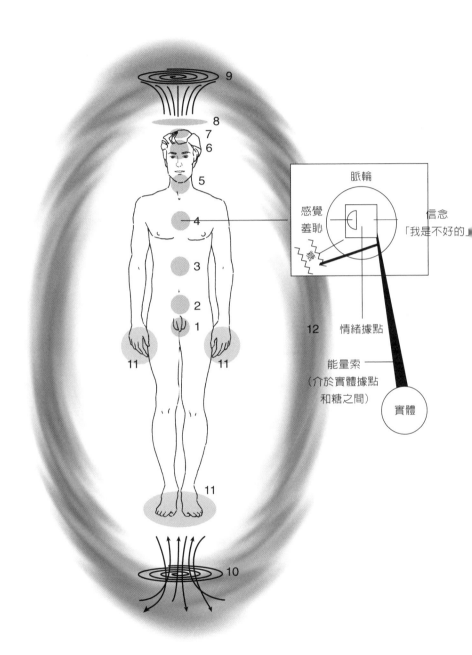

圖表17.4　糖成癮的能量徵兆

● 焦慮

　　醫學界會把焦慮與壓力和恐懼連結。這可能造成許多心理、心智和肉體的問題，包括害怕、恐慌、恐懼、緊張和身體的反應，還有心跳加快、呼吸短促、暈眩、顫抖和流汗。有些人會很疲倦，也有人會失眠。焦慮是一種螺旋狀的病徵，因為當你越焦慮時，你就會對自己的焦慮感到更焦慮。我們很難分辨焦慮和憂鬱，因為經過一段時間後，焦慮就會變成憂鬱。

　　就能量層面而言，當一個脈輪的外輪，或是有時是一個器官或器官系統的肉體乙太層，以順時鐘的方向旋轉太快速時，就會產生焦慮（參閱圖表17.5）。這是一種能量的嘗試，試圖脫離目前的存在，並去觸碰連結一個更誘人的未來。很不幸地，旋轉得越快只會把渴望的目標推得更遠，而我們永遠無法達成自己的夢想。

　　當你要追蹤焦慮時，必須憑直覺確定哪一個脈輪（或能量體）以順時鐘的方向高速旋轉。你要專注在旋轉的能量上，才能在這個能量輪的中央看到一個影像。這個影像會呈現不想要的目前的狀態。接下來要檢視與這個不想要的狀態有關的「陰影紀錄」。

　　它們看起來就像是圍繞在相關脈輪或能量場周遭的清澈薄膜。你如果無法在這裡看到這些紀錄，可以在第八脈輪找到它們，它們會像一張透明的薄膜包覆整個第八脈輪。

　　陰影紀錄包含過去沒有發生的事情的資訊，這指的是我們從未做過、說過或想過的事情。這些紀錄包含對未來的慾望，我們會認為這是更好的現況。療癒必須包括分析目前的狀態，知道什麼需要保留，什麼該被釋放，然後就可以用渴望的未來的能量，取代不想要的現在的能量。旋轉的能量的節奏，應該可以與相關脈輪的內輪的節奏調校一致。

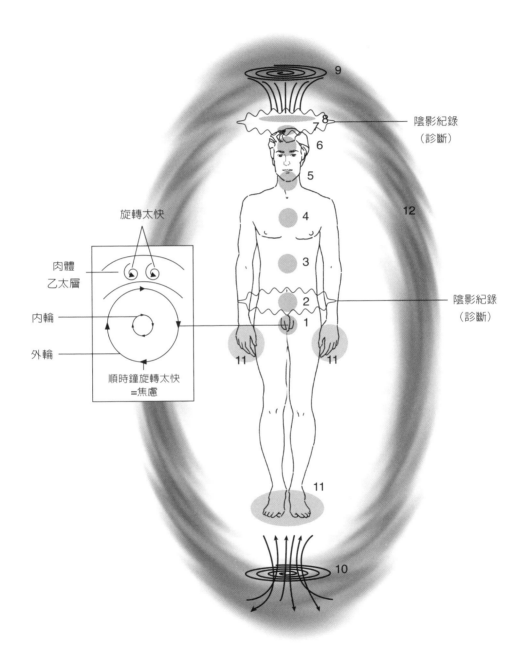

圖表17.5　焦慮的能量徵兆（以出現在第二脈輪為例）

● 關節炎

　　關節炎有幾種類型。兩種主要類型分別是骨關節炎，也叫做退化性或結晶誘導關節炎，另一種則是風濕性關節炎，這被認為是一種自體免疫性疾病。我則認為兩者都是能量層面的自我免疫功能失常。

　　骨關節炎會導致軟骨和關節退化，會影響第三脈輪、第十脈輪和第十二脈輪（參閱圖表17.6）。這與情緒據點有關，通常源自於肝，這會導致對於特定食物產生發炎反應，包括酵母、麩質、糖和牛奶。阻塞的感覺（通常是憤怒）其實是從肝散發出來，與一種來自第十脈輪的信念結合。這種信念會代代相傳。接著這個情緒據點就會進入第十二脈輪和靈光場，然後就會傳送到關節。

　　風濕性關節炎是一種系統性的疾病，常會包括對蛋白質過敏。最近研究顯示，風濕性關節炎也可能會隨著病毒感染，提供巨噬細胞和噬中性白血球去攻擊關節。就能量層面而言，這個脈輪還有一個情緒據點，這是一種源自於肝的感覺，位於第三脈輪，結合來自第十脈輪的信念。第十二脈輪也牽涉其中，被認為是把情緒據點傳到身體的「四分衛」，不過它是透過能量索或絲線，將一種外來的病毒體依附在被侵略的位置。（參閱「微生物」部分介紹的病毒）

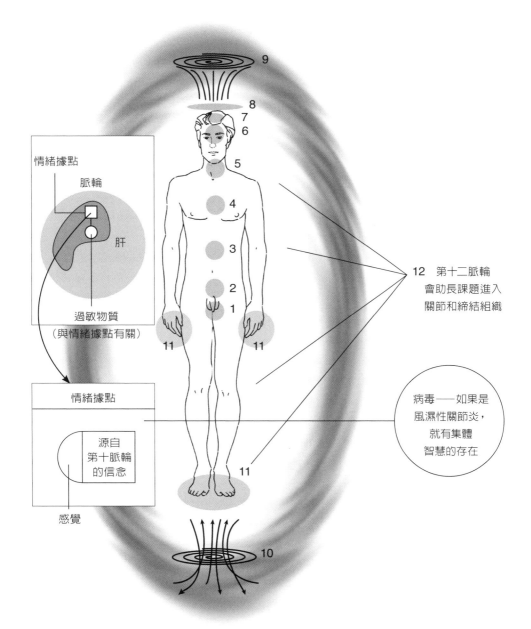

圖表17.6　骨關節炎和風濕性關節炎的能量徵兆

● 氣喘

氣喘發生時，就像肺周圍出現收縮，有時整個第四脈輪也會有收縮現象（參閱圖表17.7）。這包括一種窒息的感受，通常來自於其中一位父母（最常見的是母親），或是來自於錯誤相信愛的源頭，其實可能源於一種心智或情緒的據點。不過這個問題可能不是來自於第四脈輪。

最重要的是追蹤這個產生連結的收縮，找到起源的脈輪，同時也要找出能量索。舉個例子，你可能從心臟附近的收縮帶找到連結至第五脈輪的一條引線，它可能帶著一種對於表達自我的恐懼，或是找到一條引線連結到第二脈輪，它帶著對於生氣的恐懼。氣喘也與眞菌引起的感染或黴菌過敏有關（參考「微生物」部分的眞菌）。

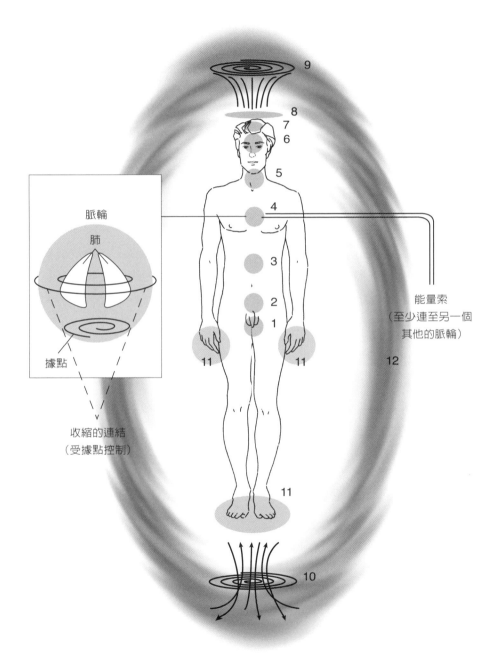

圖表17.7　氣喘的能量徵兆

● 自閉症、亞斯伯格症和依附障礙症

現在幾乎每一百個小孩子中，就有一人確診是自閉症。就肉體層面而言，這與含汞的疫苗有關，也與創傷性的腦傷有關。研究人員證明，自閉症的孩童無法適當地運用鏡像神經元，這是在主要神經系統底下的一組神經，可以引起同理心的反應。

就能量層面而言，自閉症症狀代表靈魂無法完整地進入心臟。你會發現至少有一部分的靈魂是附著在銀線上，無法或不願意進入身體（參閱圖表17.8）。

但是靈魂會透過一條生命能量索與其中一個脈輪連結，繼續重新循環前世造成恐懼和不安的戲碼。會有一條黑色收縮的能量帶包圍心臟，讓情緒有如困獸之鬥，強迫一個人由第三脈輪運作，這也就是為何自閉症者會用以力量為主、而非以愛為主的方法來面對人生。

有反應性依附障礙症或是有親密的困難傾向的人，在能量層面上都是一樣的，也可以用同樣的能量方式來療癒。主要的差異在於，當事人與父母雙方或是至少其中一方幾乎都有一條能量索，或是和同樣疏離的一位祖父母之間有一條能量索，讓彼此的脈輪或靈光場是連結的。當事人與父母的另一方也會有相互依賴的連結存在。

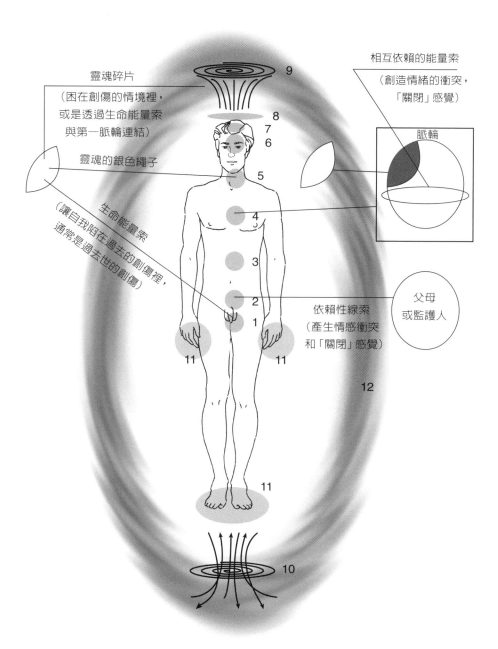

圖解17.8　自閉症、亞斯伯格症和依附障礙症的能量徵兆

● 癌症──乳癌和攝護腺癌

　　整體而言，乳癌的病程在靈光層上是一個或更多指向胸部的陰影，同時會透過靈光層移向胸部。陰影幾乎總是指向囊腫或腫瘤可能長大或正在長大的部位，或是與這個部位平行（參閱圖表17.9）。

　　腫瘤通常與三種顏色有關：黑色、白色和紅色。黑色代表缺乏或未表達的情緒。這能象徵問題的根源，或是導致癌症的課題的次要症狀。一個人如果很健康，白色就代表靈魂的存在；一個人如果不健康，白色就代表靈性的誤解。如果是這樣，通常就會有腫瘤。紅色代表疼痛或創傷的源頭。

　　談到癌症時，通常還會出現另一個顏色，這必須視癌症的類型或存在的原因而定。舉個例子，如果有因為長期保留另一個人的課題導致的惡性腫瘤，通常就會看到藍色。有時很難在精神層面上分辨這些次要的顏色，因為癌症本身就是難以捉摸的失控力量（癌症其實是一種未分化的組織或細胞，就像胚胎組織。）

　　會有許多能量線將乳房腫瘤與各種器官或腺體連結。這些線通常會下降進入第二脈輪（舉個例子，進入卵巢），這反映了我的觀察，乳癌通常都與誤解或壓抑女性力量有關。能量線也可能上升進入第六脈輪（腦下垂體），這代表一個女人的自我形象會影響她的健康。如果兩個部位都與生病的胸部連結，我會認為這個女人受到身份認同的課題影響，其中包括性慾和女性力量。這些課題可能是源自於一段關係或是另一個人，我會依此再去找出能量索。

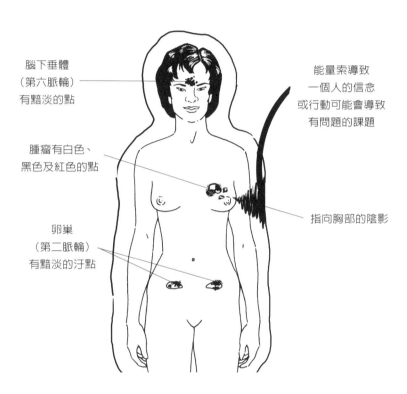

腦下垂體
（第六脈輪）
有黯淡的點

能量索導致
一個人的信念
或行動可能會導致
有問題的課題

腫瘤有白色、
黑色及紅色的點

指向胸部的陰影

卵巢
（第二脈輪）
有黯淡的汙點

圖表17.9　乳癌的能量徵兆

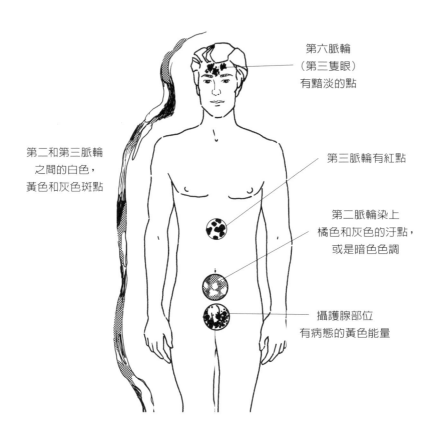

第六脈輪
（第三隻眼）
有黯淡的點

第三脈輪有紅點

第二和第三脈輪
之間的白色，
黃色和灰色斑點

第二脈輪染上
橘色和灰色的汙點，
或是暗色色調

攝護腺部位
有病態的黃色能量

圖表17.10　攝護腺的能量徵兆

在攝護腺部位出現病態的黃色、微微的白色能量，在第二層靈光和第三層靈光之間出現白色、黃色和灰色的汙點，這都是攝護腺癌的徵兆（參閱圖表17.10）。就心理層面而言，黃色代表對於權力有不適當的理解，無法清楚認知如何才能最佳利用男性的能量。這個男人是否被養育成為一個「好人」？他是否會對於自己的第一脈輪的能量覺得羞恥？他是否在某些時候誤用自己的性慾，或是因為性慾成為受害者（例如，透過性虐待）？諸如此類的課題可能會反映成第三隻眼內的一個黯淡的點（第六脈輪）。

我們可能在第二脈輪看到橘色和灰色的汙點，或是暗色色調，這可能代表未被整合或羞恥的感覺。我們可能在第一脈輪周遭的第二層靈光和第三層靈光之間，或是這兩層靈光之中發現變色。我們也可能在第三脈輪偵測到紅點，這代表被排擠的熱情。

● **憂鬱**

憂鬱的原因有數百種，至少從能量的層面看是如此的。整體而言，憂鬱象徵壓抑感覺的回應，或是壓抑自我隱藏的面向，這一面的感覺對自己或別人而言是不能接受的或危險的。

就整體形式而言，在能量層面上，憂鬱是最容易發現的問題。我總是能在頭部發現有一個黯淡的點或一個房間，通常都位於大腦的深處（參閱圖表17.11）。當事人有些很重要的部分被鎖在自己心智的一個角落裡。而保留憂鬱課題的能量體或脈輪的外輪，也總是逆時鐘旋轉得太慢。

解決憂鬱的關鍵在於，觀察這個角落或盒子的內部。我通常都會引導個案進入這個角落或盒子。有時候，我也向內觀看自己，然後有以下的發現：

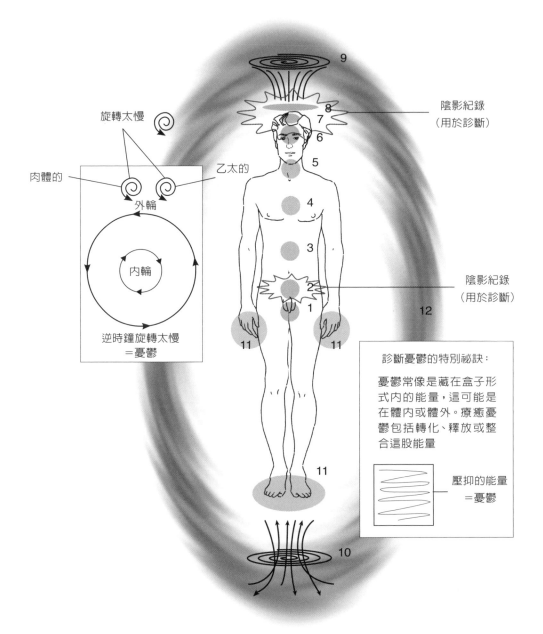

旋轉太慢

肉體的

乙太的

外輪

內輪

逆時鐘旋轉太慢
＝憂鬱

陰影紀錄
（用於診斷）

陰影紀錄
（用於診斷）

診斷憂鬱的特別祕訣：

憂鬱常像是藏在盒子形
式內的能量，這可能是
在體內或體外。療癒憂
鬱包括轉化、釋放或整
合這股能量

壓抑的能量
＝憂鬱

圖表7.11　憂鬱的能量徵兆（以第二脈輪為例）

● 感覺，會由它們相關的顏色呈現。

● 個案發生創傷或與恐懼有關經驗的相關年齡的畫面（我想要看到原始的傷口，不只是最初反應依附的傷口。）

● 符號或呈現已經被鎖住隔離的天賦（這比你認爲的更常見；例如同情或直覺這些天賦，常會被認爲太危險或無法接受，因此不被承認或沒有使用。）

● 靈魂的碎片，這一面的靈魂在這一世從未被整合，或是從來沒有眞正地誕生。

　　我也會追蹤把這個盒子連結到其他位置的能量線。有時能量會從這個盒子延伸到身體的部位，提供一個線索，可以推測創傷的時間、地點或原因，而這也可以讓我看到哪個器官可能對這個人產生化學性的影響。你要記得，經過一段時間後，憂鬱會變成一種化學狀況。如果源自於四歲的感覺一直被隱藏，第三脈輪的器官就可能被影響，因此對身體帶來化學性的改變。這些能量線可能還會連結至大腦的一個部位，這個部位已經因爲憂鬱的狀態而改變。有些個案的憂鬱其實只是一種化學性失衡導致的結果。對這些個案而言，更重要的是追蹤這些能量線連結的身體器官和腺體。

　　就靈光層而言，憂鬱的人的感覺通常都來自於別人。這會導致情緒靈光層（第二層靈光）的變色或沈悶，也可能導致心智靈光層（第三層靈光）出現空洞，而這可能會吸引來自別人的「汙物」或負面感覺。有時候，這些感覺是來自連結至一個或多個脈輪的能量索。

　　會在免疫系統或免疫系統器官周遭出現灰色，例如胸腺和脾臟，象徵耗盡的免疫系統。

● 頭痛

頭痛有許多類型，也有許多原因，但第一脈輪一定會順時針旋轉太快，這代表對某件事感到焦慮。這種加速的生命能量會迅速湧上脊椎，常會被一種能量索或某些類型的能量約束而收縮，這通常是在第五脈輪。能量會留在這裡，直到能量索讓路，能量就會突然衝上頭部，導致頭痛。

一種心智或情緒的據點也會導致第七脈輪出現一種壓抑的、過慢的逆時針旋轉。第一脈輪和第七脈輪代表的相對的力量，會導致頭部的「疼痛」。

最有趣的是這種能量的詮釋，也符合最近一些針對偏頭痛的科學研究發現。腦部掃描發現導致偏頭痛的原因之一就是流往頭部的血液突然增加，實際上增加了約有三倍之多。偏頭痛曾被認為是一種血管或血液系統的疾病，但現在有些研究人員認為偏頭痛跟腦幹有關，這是位於後頸部邊緣系統的一部分。[1] 圖表17.12的能量徵兆會出現在科學研究人員提到的同樣的身體部位。

● 心臟病

心臟病常會反映有關愛的課題，因為心臟位於關係的脈輪內（第四脈輪）。心臟病發作時，常會反映在乙太靈光層或第十脈輪內，這裡可能有一些天生的疾病，或是保留一些疾病的模式，直到這種模式變得太強烈為止。

這些課題之後就會被傾倒至身體裡。就整體而言，心臟課題的關鍵就是找到針對關係的、以恐懼為基礎的反應。恐懼會造成一個人無法給予或接受愛。

---

1 Dodick, "Why Migraines Strike," 56-63.

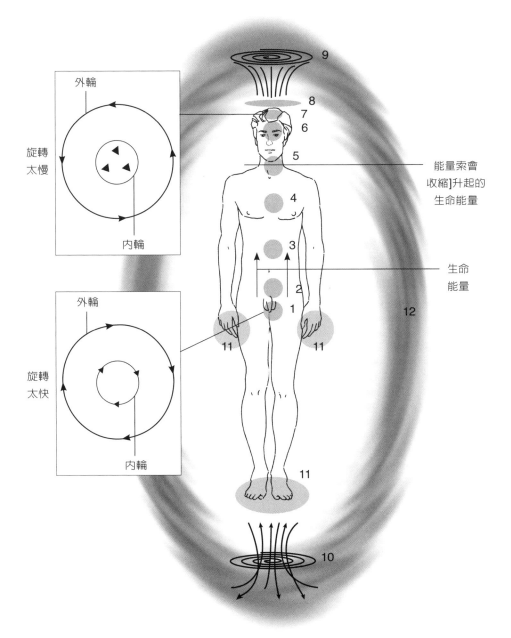

圖表17.12　頭痛的能量徵兆

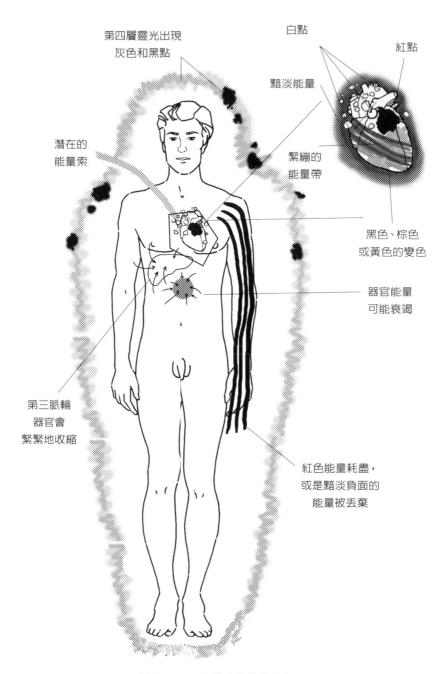

第四層靈光出現
灰色和黑點

白點

紅點

黯淡能量

潛在的
能量索

緊繃的
能量帶

黑色、棕色
或黃色的變色

器官能量
可能衰竭

第三脈輪
器官會
緊緊地收縮

紅色能量耗盡，
或是黯淡負面的
能量被丟棄

圖表17.13　心臟病的能量徵兆

　　心臟病有幾種徵兆。一種是在第四層靈光出現灰色或黑點（參閱圖表17.13）。另一種是在一個或一個以上的心室內發現黯淡的能量，或是就位於心臟之外（位於心包的某一處）。隨著病程的進展，這種黯淡會變得更明確，最後就會變成一連串的緊繃的能量帶，會在心臟病發作之前或發作時壓縮心臟。

　　我也可能在心臟部位看到一個或更多的強烈的紅點。因為這些紅點代表心臟在此集中收縮，或是試圖保留能量，之後隨著能量帶越來越緊，顏色就會越來越深。此時心臟就是在試著保留本身的生命能量。

　　我們時常也在心臟部位看到白點。這些白點，如果是健康又明亮的，就代表靈魂的存在。這可能是靈魂試圖對心臟或心臟的課題發揮作用，或是準備切斷聯繫（就發生在死亡之前）。如果這個白色看起來是不健康的，我就會讓個案檢查自己有哪些靈性的誤解。這些可能就是導致問題的課題。

　　當有慢性心臟疾病時，健康的心輪的綠色可能會變色，變得帶有黑色、棕色或黃色。

　　我們也常看到黯淡或明亮的紅色能量從左手出現。這是一種能量的洩漏，代表心臟沒有正常地循環能量。這個紅色是從身體排出的生命能量；黯淡的紅色是身體試圖丟棄的負面能量。

　　當一個人越接近心臟病發作時，身體內的其他器官會緊縮。舉個例子，肝會變得僵硬，會向內衰竭。

　　一個人在處理心臟病時，應該也要在心輪部位尋找其他的能量索。這些能量索可能連結至一個比較低的身體部位，或是之前一種造成困難的經驗，或是一個人（可能在世或已逝世），這個人在關係中會對愛產生以恐懼為基礎的反應。

● 腸躁症症候群

症候群指的是一些症狀，與已知或未知的原因有關。腸躁症的症狀包括腸的腫脹、疼痛或排便不完全，有殘便感。女性腸躁症的機率是男性的三倍，腸躁症與童年時期身體或性的侵犯有明顯的關係。腸躁症也與焦慮、心理壓力和性格缺陷有關。

腸躁症是第二脈輪的疾病，也與一種情緒的據點有關，或是第二脈輪的壓抑（逆時針旋轉太慢）或充滿焦慮（順時針旋轉太快）（參閱圖表17.14）。腸躁症受害者通常會與某件事或某個人之間有至少一種能量約束，通常是一種互相依賴的約束。

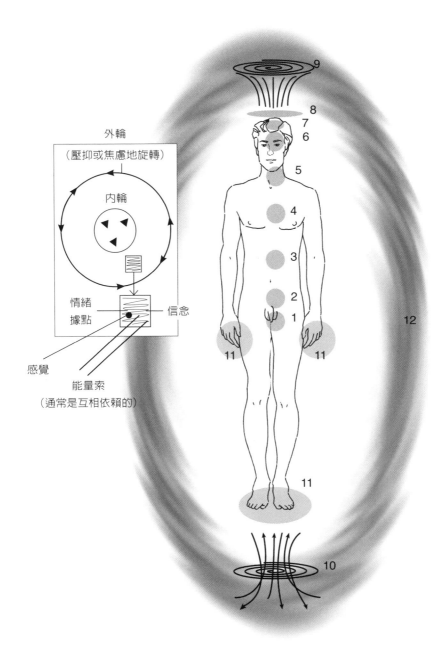

圖表17.14　腸躁症症候群的能量徵兆

● 微生物

● 細菌

細菌只能存在於扭曲或未被承認的恐懼之中，而且看起來像是在一個旋轉太快的脈輪內（或器官或器官系統內）的黯淡的能量污損（參閱圖表17.15）。每個人的恐懼不盡相同，但恐懼看起來都像是黃色的能量。你可以憑著直覺凝視進入任何細菌，理解這種狀況會造成恐懼，而且根據相關的狀況，決定該如何向前或向後移動，用更健康的方式來處理恐懼。

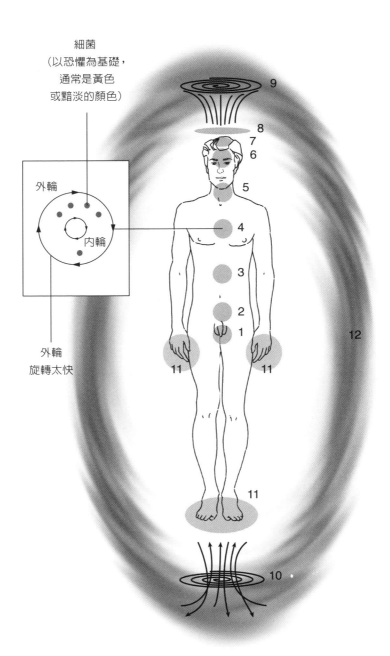

圖表17.15　微生物―細菌的能量徵兆（舉第四脈輪為例，就像是黴漿菌肺炎）

● 真菌（也包括酵母和黴菌）

　　真菌存在於扭曲的悲哀中，通常是遺憾，這是堅持認為你已經永遠失去一個愛的機會。這可能是關係中的愛，也可能是與工作、嗜好或任何其他機會有關的愛。悲哀是一種「濕的」能量，會鼓勵滋生真菌、酵母、寄生蟲和黴菌，也可能與自體免疫系統性質的疾病有關，包括多發性硬化症和巴金森症；環境的毒性；酵母和念珠菌感染；對糖、乳製品和麩質的過敏及渴望；某些心臟疾病（特別是與心臟阻塞有關的）；菸癮；腸道問題；子宮內膜異位；靜脈竇問題；耳朵感染；出血問題；組織漿菌症（由土地和鳥類感染）；粗球黴菌；類流感；肺囊蟲（常出現在愛滋病患者或免疫功能不足的人身上）；隱球菌（常出現在霍奇金淋巴瘤患者身上）；以及淋巴問題。

　　真菌常會與寄生蟲結盟，這種想法是也許一個干涉的個體也能算是夥伴，會比獨自一人「表現更好」。

　　找出真菌最簡單的方法就是憑直覺檢視第二或第三脈輪，這分別就是腸道或肝臟。這很像灰色物質的污漬，常會被像水一樣的影片包圍（參閱圖表17.16）。也可能會有能量索或其他的能量約束，這會從真菌微生物開始，或是從相關的脈輪或器官開始，連結至引起遺憾的處境、人或事件上面。如果想療癒與真菌有關的微生物，最重要的就是重新檢視事件本身，打破所有的約束，原諒自己或別人。取用第八脈輪的「生命之書」也會極有幫助，因為它會顯示如何用正面的觀點詮釋一種「負面的」或與失去有關的處境。

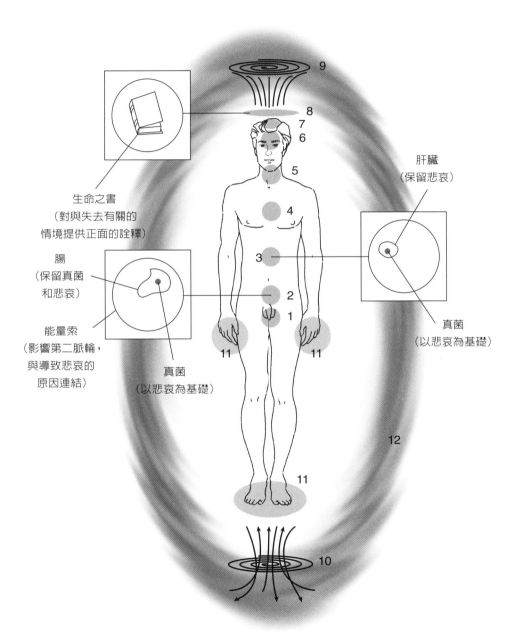

生命之書
（對與失去有關的
情境提供正面的詮釋）

腸
（保留真菌
和悲哀）

能量索
（影響第二脈輪，
與導致悲哀的
原因連結）

真菌
（以悲哀為基礎）

肝臟
（保留悲哀）

真菌
（以悲哀為基礎）

圖表17.16　微生物─真菌的能量徵兆（標示的是最常感染的脈輪）

● 寄生蟲

　　寄生蟲是入侵者，會吞噬我們的能量。牠們會建立單向的約束，通常都會進入已經存在的能量約束中，吸乾我們的能量，然後毫無回報。牠們看起來很像微小的存在或個體，附著在一個已經建立的能量約束上面，存在於能量系統某些部分或靈魂內（參閱圖表17.17）。能量只會單方向地通過寄生蟲的能量索，方向是從我們到牠們身上。

　　有些身體的寄生蟲其實是來自任何層面的現實的個體代表，這些個體會透過寄生蟲，從我們身上吸取能量。最重要的是要檢查寄生蟲的起源。

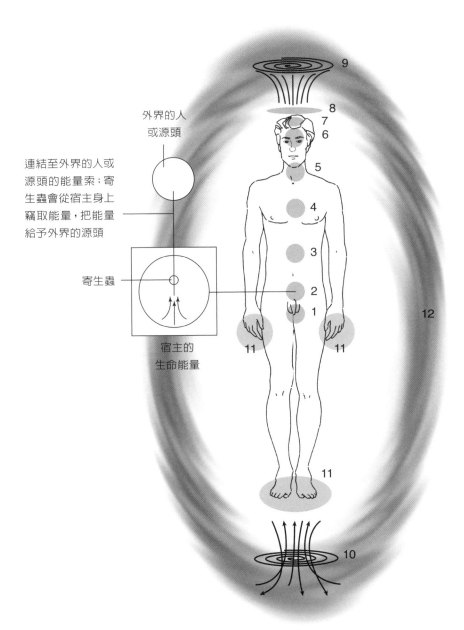

圖表17.17　微生物──寄生蟲的能量徵兆（以第二脈輪為例，例如腸寄生蟲）

● 病毒

　　病毒通常都是不屬於身體內的實體，或是根本不屬於地球。它們會構成數百種主要或輕微的疾病，代表我們很容易擁有不適合自己的能量。病毒通常都存在於扭曲或未被承認的憤怒或情緒據點裡面，與無力感有關。基於某些原因，我們會相信我們理應被一些不屬於我們的東西入侵，而我們沒有必須的力量，足以防止這種充滿敵意的接管/佔領。

　　就生理層面而言，一種病毒其實沒有自己的DNA，它其實會複製我們的DNA，讓我們的免疫系統很難辨識出一種病毒，所以病毒能夠發動攻擊。這種偽裝的策略也讓我們很難透過能量的方法辨識一種病毒，除非你能在靈光場內，看到身體之外的事物。身體內的病毒其實是由更大的集體智慧控制，這就直覺來看，很像一種卡通形狀、不斷搏動的一團能量（參閱17.18）。這個形狀會依附在身體感染病毒的主要部位。

　　原始的能量索或病毒母體也可能流出次要的細絲。治療一種病毒的最好方法就是將它從身體拔除，讓脈輪能開放接受真實的力量源頭（通常透過第一脈輪），然後充滿愛意地將病毒母體送回它真實的家。

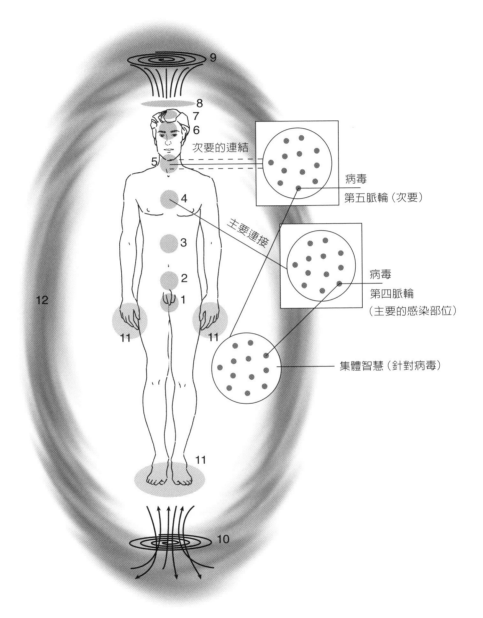

圖表17.18　微生物─病毒的能量徵兆

(以第四和第五脈輪為例,例如一條能量索)

● 疼痛

　　對於系統性或是區域性的疼痛，最重要的就是找到源頭，還有附近的脈輪，才能清理疼痛（參閱圖表17.19）。你可以從第一脈輪開始搜尋，這裡會用生命能量助長疼痛（或者這裡就是疼痛的原因）。你發現會從第一脈輪出現能量索或細絲，然後分裂進入兩個位置：

　　疼痛體，可能會穿越它，還有紅色區域。這兩個能量中心或其中一個可能就是疼痛的源頭。疼痛體會保留溢出的疼痛，也許是從目前受傷的位置抽取疼痛，或是實際地把疼痛傾倒在疼痛體裡，這個疼痛體是由之前比較早的狀況中就保留至今。紅色區域會保留來自前世的殘餘情緒，還有這一世未被感受到的感覺。它也可能保留溢出的疼痛，這可能是來自目前的問題，或是扔掉身體內過多的情緒能量。

　　身體內的疼痛源頭。這個位置可能代表疼痛的真正起點，或是成為疼痛體或紅色區域釋放的疼痛的儲存倉庫。

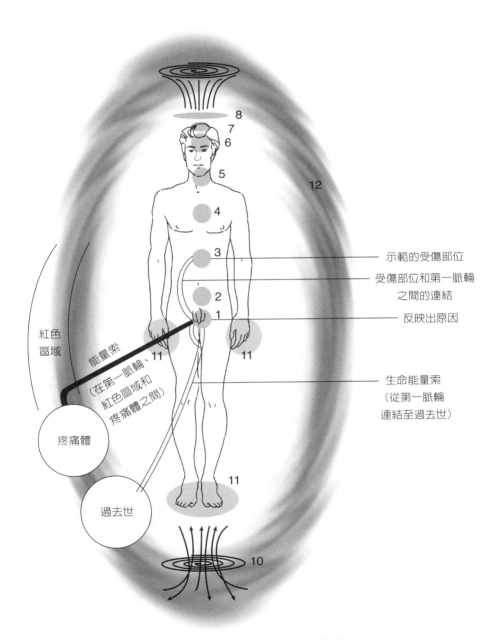

圖解17.19　疼痛的能量徵兆

● 恐慌症

　　人們認為恐慌症是沒道理的恐懼，會讓當事人極力避開他所畏懼的刺激。就能量層面而言，這種恐懼是合理的，並不是毫無道理可言。這些恐懼通常來自於過去世的經驗，舉例來說，一個人如果在過去世有溺斃的經驗，就可能無來由地害怕溺死。害怕火的人，可能在另一世中有心愛的人死於火裡。

　　我們如果要追查一種以靈魂為基礎的過去世的恐慌，可以尋找一種黯淡的顏色或能量球；外輪可能旋轉過快或過慢（焦慮或憂鬱；參閱圖表17.20）。你可以在保留恐慌症的脈輪中發現這些徵兆。

　　如果不能偵測到能量球，你可以檢視第八脈輪的阿卡西紀錄，這常會映照出恐慌的能量。這個「恐慌球」也可能流出黯淡或黃色的細絲。

　　在某些時候，這常會從與保留恐慌的脈輪有關的靈光層流出來，這些細絲會聚集在一起，形成單一的能量索。

　　我們可以透過這條能量索追蹤到引發恐慌的那一世的時空。有時恐慌症是來自於一位祖先的經驗，恐慌的能量體大部分最可能從第十脈輪射出。

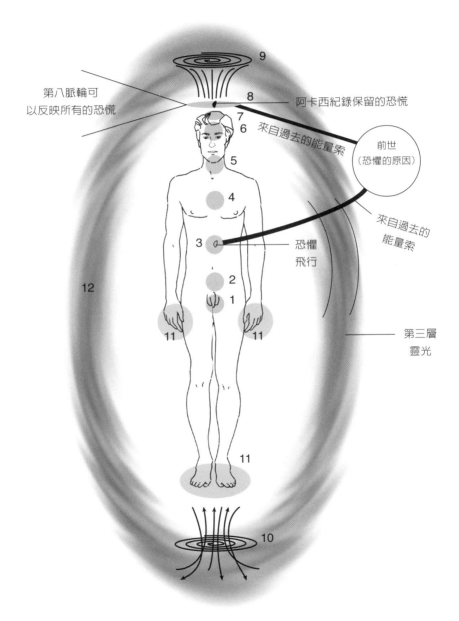

圖表17.20 恐慌症的能量徵兆

(恐懼飛行的案例：恐慌症可能源自於任何脈輪)

BF6031

脈輪療癒全書　啟動人體能量中心，轉化身心疾病之源

The Complete Book of Chakra Healing: Activate the Transformative Power of Your Energy Centers

作者──辛蒂‧戴爾（Cyndi Dale）　　　版權──翁靜如、黃淑敏
譯者──韓沁林　　　　　　　　　　　行銷業務──闕睿甫、黃崇華
審訂──羅美華　　　　　　　　　　　總編輯──何宜珍
企劃選書、責任編輯──韋孟岑　　　　總經理──彭之琬
　　　　　　　　　　　　　　　　　　發行人──何飛鵬

法 律 顧 問──元禾法律事務所 王子文律師
出　　　版──商周出版
　　　　　　　臺北市中山區民生東路二段 141 號 9 樓
　　　　　　　電話：(02) 2500-7008　傳真：(02) 2500-7759
　　　　　　　E-mail：bwp.service@cite.com.tw
發　　　行──英屬蓋曼群島商家庭傳媒股份有限公司城邦分公司
　　　　　　　臺北市中山區民生東路二段 141 號 2 樓
　　　　　　　讀者服務專線：0800-020-299　24 小時傳真服務：(02)2517-0999
　　　　　　　讀者服務信箱 E-mail：cs@cite.com.tw
劃 撥 帳 號──19833503　戶名：英屬蓋曼群島商家庭傳媒股份有限公司城邦分公司
訂 購 服 務──書虫股份有限公司客服專線：(02)2500-7718；2500-7719
　　　　　　　服務時間：週一至週五上午 09:30-12:00；下午 13:30-17:00
　　　　　　　24 小時傳真專線：(02)2500-1990；2500-1991
劃 撥 帳 號──19863813　戶名：書虫股份有限公司
　　　　　　　E-mail：service@readingclub.com.tw
香港發行所──城邦（香港）出版集團有限公司
　　　　　　　香港灣仔駱克道 193 號超商業中心 1 樓
　　　　　　　電話：(852) 2508-6231 傳真：(852) 2578-9337
馬新發行所──城邦（馬新）出版集團【Cité (M) Sdn. Bhd】
　　　　　　　41, Jalan Radin Anum, Bandar Baru Sri Petaling,57000 Kuala Lumpur, Malaysia.
　　　　　　　電話：(603)9057-8822　傳真：(603)9057-6622
商周出版部落格──http://bwp25007008.pixnet.net/blog
行政院新聞局北市業字第 913 號

美 術 設 計──Copy
印　　　刷──卡樂彩色製版印刷有限公司
經 銷 商──聯合行銷股份有限公司 客服專線：0800-055-365
　　　　　　　電話：(02)2668-9005　傳真：(02)2668-9790

2018 年（民 107）10 月 08 日初版
2023 年（民 112）09 月 01 日初版 9 刷
定價 650 元　Printed in Taiwan
ISBN 978-986-477-530-9　著作權所有，翻印必究

城邦讀書花園
www.cite.com.tw

國家圖書館出版品預行編目 (CIP) 資料

脈輪療癒全書 / 辛蒂.戴爾(Cyndi Dale)作 ; 韓沁林譯. -- 初版. --
臺北市 : 商周出版 : 家庭傳媒城邦分公司發行, 民107.10　488面 ;17*23公分
譯自 : The complete book of chakra healing : activate the transformative power of your energy centers
ISBN 978-986-477-530-9(平裝)　1. 另類療法　2. 心靈療法
418.995　107013942

FUTURE

FUTURE

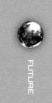

FUTURE

FUTURE